AF356628

VOYAGE D'ÉTUDES MÉDICALES AUTOUR DU MONDE

———

CONTRIBUTION A LA GÉOGRAPHIE MÉDICALE

et à l'Hygiène des Colonisateurs

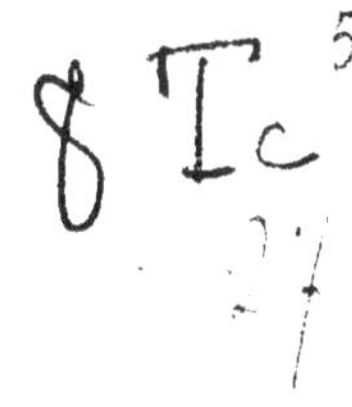

Dr Honoré LOUVAU

Ex-Interne du Sanatorium de Saint-Pol-sur-Mer
Médecin sanitaire maritime
Médecin colonial de l'Université de Paris
Inspecteur du Bureau municipal d'hygiène de la ville
de Papeete
Chargé de mission du Ministère des Colonies
Membre de la Société de médecine et d'Hygiène
tropicales

Voyage d'Études médicales autour du Monde

CONTRIBUTION

A LA

GÉOGRAPHIE MÉDICALE

ET A

L'HYGIÈNE DES COLONISATEURS

LILLE

LE BIGOT FRÈRES, Imprimeurs - Éditeurs

25, rue Nicolas-Leblanc, 25

—

1909

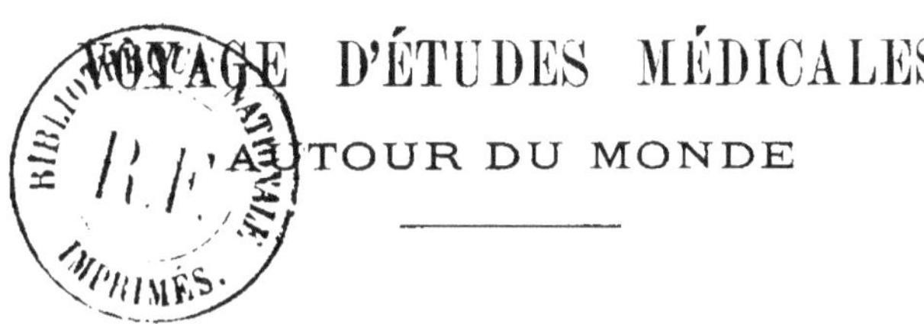

VOYAGE D'ÉTUDES MÉDICALES
AUTOUR DU MONDE

CONTRIBUTION A LA GÉOGRAPHIE MÉDICALE
ET A L'HYGIÈNE DES COLONISATEURS

> « *On a pendant longtemps accusé, non sans*
> *raison, les Français d'ignorer la Géogra-*
> *phie; il faut le reconnaître, nous nous con-*
> *finions jadis volontiers assez chez nous, et cette*
> *tendance de notre esprit se manifestait dans*
> *toutes les sciences auxquelles nous nous*
> *appliquions. Une expérience acquise à nos*
> *dépens nous a, tout à coup, corrigés, et,*
> *depuis.... 1871, toutes nos études se sont*
> *ressenties du besoin, nouveau pour nous, de*
> *comparer les phénomènes qui se produisent*
> *dans notre pays, sur notre sol, sous notre*
> *ciel, dans notre société, en un mot, dans*
> *notre milieu, avec ceux, de même ordre, qui*
> *se produisent dans les autres pays.*
> *La médecine ne devait pas être privée du*
> *bénéfice de ces mœurs nouvelles; aussi, la*
> *Géographie médicale, jusqu'ici négligée, pour*
> *ne pas dire plus, a-t-elle cessé d'être pour*
> *les médecins un domaine sans intérêt. Beau-*
> *coup d'entre eux se prennent plus souvent*
> *que par le passé, à se demander quelle est*
> *l'influence du climat et de la race sur la*
> *production, la marche et la répartition des*
> *maladies.... dans l'aptitude que certaines*
> *races présentent, et dans l'immunité que cer-*
> *taines autres semblent jouir pour quelques*
> *affections.*
> *La Pathologie comparée des races humaines*
> *fournit ainsi, contre le monogénisme, des*
> *arguments tout aussi puissants que ceux qui*
> *sont empruntés à l'anatomie des organes*
> *profonds ou à l'étude des formes et des*
> *proportions.... »*
>
> Docteur BORDIER,
> *Professeur de Géographie médicale*
> *à l'École d'anthropologie de Paris.*

Grâce à la grande facilité des déplacements et à la connaissance plus répandue de la Géographie, il est aujourd'hui

peu de Français qui ignorent les ressources de notre vaste empire colonial, et les débouchés nombreux que les pays d'outre-mer peuvent offrir à notre surproduction industrielle et commerciale.

Et, malgré cela, le nombre de nos concitoyens qui vont occuper des situations à l'étranger ou dans nos colonies est de beaucoup inférieur à celui des Allemands et des Anglais qui s'expatrient.

Cette faiblesse de notre caractère national est le fruit de près de deux siècles d'attachement au sol natal ; mais, devant la concurrence étrangère et les progrès de la machinerie qui supprime une quantité d'emplois, la lutte pour l'existence devenant plus difficile, un mouvement d'émigration commence donc à se produire à l'époque actuelle et se dessine chaque jour davantage.

Mais si l'on connaît assez exactement aujourd'hui les avantages qu'on peut retirer de la colonisation, beaucoup de personnes subissent l'influence déprimante de cette opinion encore très accréditée chez le Français : « que tous les pays situés en dehors de l'Europe sont, pour la plupart, placés dans une atmosphère de maladie ou même de mort. » Il s'en faut pourtant de beaucoup qu'il n'y ait au-delà de notre vieux continent que des contrées insalubres ; l'innocuité bien connue du climat des îles du Pacifique (Tahiti, Nouvelle-Calédonie, îles Hawai, l'Australie), de l'Asie septentrionale, du Japon et du Sud africain, etc...., démontre que les agents météorologiques, lorsqu'ils sont seuls en cause, ont une part moins grande qu'on ne le supposait jadis dans la production des maladies.

Et ceci est tellement vrai que, dans certaines contrées, sans qu'aucune modification climatérique ne s'y soit produite, on a constaté des changements considérables dans leur nosologie. C'est ainsi que le Brésil et Cuba, de sinistre réputation, ont à peu près rayé de leur statistique les décès par la fièvre jaune et le paludisme.

La Ire partie de notre travail, la Climatologie, aura trois objets :

Tout d'abord : 1° détruire une prévention fâcheuse ; 2° réhabiliter nombre de pays réputés jadis insalubres, du fait d'endémies meurtrières disparues aujourd'hui, devant les applications

de l'hygiène instruite par les récentes découvertes de la pathologie exotique ; 3° indiquer le régime particulier imposé cependant à l'Européen dans certaines de ces régions pour se faire
à leur température élevée, et essentiellement déprimante.
Ensuite, indiquer un modus vivendi qui permette de résister
aux agents infectieux de certaines contrées, où la science n'a
encore pu vaincre des forces malsaines naturelles dominant
les moyens de l'homme, ou gardant opiniâtrement le secret
de leur essence ; indiquer, pour le cas d'impuissance de la
prophylaxie, les remèdes empiriques locaux dont quelques-uns
ont fait leurs preuves, déconcertant parfois singulièrement
notre orgueil scientifique ; indiquer les méthodes de traitement
les plus récentes et généralement admises ; et, en dernier lieu,
mettre à l'index les terres meurtrières où la santé et la vie
sont impossibles pour nous ; c'est, pensons-nous, accomplir une
œuvre qui pourra être de quelque profit pour ceux qui auront
le désir d'émigrer dans des régions où la fortune pourrait
souvent leur être plus favorable.

ITINÉRAIRE DU VOYAGE

Après avoir quitté l'Europe pour l'Australie, traversant la Mer Rouge entre les côtes brûlantes de ses déserts de sable et l'Océan Indien aux terribles moussons, il nous restait à parcourir l'Atlantique et l'immense Pacifique pour avoir fait le tour du Globe.

Notre désir de connaître l'Amérique et les divers archipels des Mers tropicales fut bientôt satisfait car, au 1er décembre 1903, nous eûmes la bonne fortune d'être envoyé à Tahiti, la plus lointaine, mais aussi la meilleure de nos Colonies.

Pour y arriver, il nous fallut traverser les Etats-Unis de New-York à San Francisco, gravissant à travers ses déserts rocailleux, les montagnes rocheuses et la sylvestre Nevada aux cimes neigeuses, pour nous arrêter à la riante Californie qui nous apparut comme un oasis enchanteur avec son climat marin et printanier.

De San Francisco à Tahiti, sur un Océan toujours calme, aux eaux d'un bleu saphyr, la traversée du Pacifique est des plus agréables ; la chaleur y augmente à mesure qu'on descend vers le Sud, mais cette température est très supportable, grâce aux vents alizés qui soufflent de chaque côté de l'équateur.

Après 12 jours d'un voyage maritime idéal comme cure d'air et de repos, c'est un véritable enchantement des yeux d'apercevoir la « Perle du Pacifique » émergeant de l'onde comme une gerbe de fleurs, avec ses montagnes dentelées aux vives couleurs de rubis et d'émeraude qui se découpent comme un décor de féerie dans la pureté d'un ciel d'azur.

Cet Eden lointain n'est séparé de l'Australie que par 17 jours de traversée ; un service de vapeurs de l'Union Steam Ship C. J. fait le voyage de Tahiti à la Nouvelle Zélande en 12 jours, et de là à Sydney en 5 jours.

Nous vécûmes près de 3 années dans ces contrées hospitalières, et c'est à regret qu'il nous fallut quitter ces îles merveilleuses pour satisfaire l'impérieux désir de connaître l'Afrique et l'Asie.

La ligne Colombo-Marseille déjà parcourue et peu attrayante, il nous parut plus agréable de retourner par l'Amérique, ce jeune pays de progrès où les activités sous toutes leurs formes semblent s'être donné rendez-vous dans des conditions si complexes de climats et de races.

Après avoir visité en détail les Etats-Unis et une partie du Canada, nous résolûmes de mettre à profit notre séjour sur le Nouveau-Continent, pour connaître ces immenses pays neufs, le Mexique, le Brésil et la République Argentine, ces trois puissances d'avenir de l'Amérique latine, si accueillantes aux Français.

Notre séjour à la Libertad de San-Salvador, à Costa-Rica, à Panama, à Guayaquil, à Lima, à Santiago du Chili, fut malheureusement trop court ; cependant il nous permit de constater combien la pathologie de ces régions avait été peu étudiée, même parmi les médecins résidents ; seules, quelques publications éparpillées dans des périodiques espagnols ou de langue anglaise nous ont permis de compléter les renseignements puisés dans les statistiques des services sanitaires qu'il nous avait été possible de nous procurer sur place.

Au Mexique, dans la République Argentine, au Brésil, en Colombie, à Haïti et à Cuba, nous avons recueilli de nombreux renseignements auprès d'aimables confrères, pour la plupart anciens élèves de la Faculté de Paris (1).

Les Archives de Médecine Navale et les Annales d'Hygiène et de Médecine Coloniales nous furent précieuses pour mettre au point nos observations sur la pathologie de nos possessions coloniales.

Mais tous ces travaux sont épars dans de trop nombreux

(1) Nous avons fait, à l'I.M.C, notre profit du cours si documenté de M. R. Wurtz ; les ouvrages spéciaux de MM. A. Le Dentec, Patrick-Manson, Scheube, Firket, Davidson, Rho, Corre et Laveran, les meilleurs parmi les travaux de Pathologie et d'Hygiène des pays chauds, nous ont fourni de précieux renseignements pour la rédaction de notre travail.

périodiques pour pouvoir être mis utilement à profit par ceux qui, en voyage, ont intérêt à les consulter. Pour combler cette lacune, nous nous sommes proposé de réunir en un ouvrage d'ensemble, aussi succint et aussi complet que possible, sous forme « d'Étude Géographique Médicale », tous les renseignements pouvant intéresser le Médecin, comme le voyageur et toute personne ayant besoin de connaître la Nosogéographie des pays d'outre-mer.

La première partie sera consacrée à la Climatologie et à l'acclimatement. Les notions de Géographie Médicale formeront la deuxième partie de ce travail, dans laquelle sera exposée la pathologie spéciale à chacun des pays que nous avons visités : Amérique, Océanie, Australie et Afrique septentrionale.

Quelques notes sur l'Afrique et l'Asie, en donnant un aperçu des divers climats et des affections spéciales à ces pays, viendront compléter la nosologie générale des pays exotiques.

Enfin, sous forme de conclusions, nous examinerons les conditions les plus favorables à l'établissement de l'Européen aux Colonies ; nous lui donnerons quelques notions sommaires d'hygiène et de prophylaxie les plus appropriées à chaque climat et, pour lui éviter les ennuis que nous avons éprouvés au début de notre carrière coloniale, nous ajouterons quelques renseignements pratiques à l'occasion de son départ, de son arrivée et de son séjour dans un pays nouveau pour lui.

Notre modeste travail n'a pas la prétention de renseigner sur toutes choses de la vie coloniale, encore moins d'être un manuel de pathologie exotique ; mais il a l'avantage d'avoir été vécu et pourra de la sorte rendre quelques services en indiquant sommairement et pratiquement ce qu'il faut savoir pour vivre utilement et sans trop d'encombre cette vie bien spéciale des Coloniaux.

CLIMATOLOGIE

Bien que la Climatologie n'occupe plus actuellement, en Pathologie générale, la place si large qu'on lui attribuait avant les découvertes de Pasteur, et cela particulièrement dans le génie épidémique des maladies coloniales, il n'est pas sans intérêt d'étudier, au moins sommairement, l'influence modificatrice des climats sur l'organisme humain.

Les facteurs de l'action d'un climat sont complexes : les uns proviennent de l'atmosphère, les autres du sol ; leur combinaison influe plus ou moins favorablement sur notre économie.

Les climats peuvent être calmants jusqu'à l'accablement, ou toniques jusqu'à l'excitation. Au nombre des facteurs déprimants, il faut placer l'extrême chaud comme aussi l'extrême froid, l'humidité, la brume ; au nombre des facteurs toniques, l'air vif, la température modérée, avec une atmosphère traversée par des radiations lumineuses suffisantes et balayée par les vents de la mer ou par ceux des montagnes. La configuration du sol, la végétation occupent une large place en climatologie et en hygiène, la culture est un modificateur qui n'est pas sans importance ; les plantations, les forêts tempèrent la chaleur, atténuent la sécheresse, tamisent la lumière ; elles sont un abri contre les vents desséchants des régions avoisinant les déserts. Les forêts sont cependant malsaines si elles sont trop épaisses et surtout inondées comme celles du Matto grosso brésilien.

Il n'est pas indifférent d'habiter les îles, les côtes, les continents, les montagnes ou les hauts plateaux ; aussi a-t-on divisé les climats en climats principaux et en climats secondaires.

Les climats principaux sont torrides, chauds, tempérés, froids et glacials. Parmi les climats principaux, les seuls qui soient favorables à un séjour constant, qui permettent de créer des Colonies de peuplement pour la race blanche, sont les terres situées dans la zone des climats chauds, tempérés et froids.

Les autres ne permettent qu'un court séjour, soit pour y diriger des entreprises agricoles, soit pour y chasser, pêcher ou faire commerce avec les indigènes.

Les climats secondaires sont des climats d'altitude, maritimes ou de plaines. Les climats d'altitude possèdent les caractères suivants :

1º Diminution de la pression barométrique, mais diète oxygénique, ne se montrant, d'après P. BERT, que lorsque la pression a diminué de 190 millimètres (correspondant à une altitude de 2.500 mètres).

2º Sécheresse de l'air au dessus de 1.500 mètres (le brouillard étant surtout fréquent dans les zones moyennes, au voisinage de 1.000 mètres).

3º Abaissement de la température moyenne qui diminue de 1 degré par 170 mètres d'élévation.

4º Augmentation du rayonnement nocturne, de l'insolation, de la luminosité.

5º Grande pureté de l'air qui renferme une quantité importante d'ozone.

Entre 1200 et 2000 mètres, ce climat convient aux malades atteints d'affections pulmonaires chroniques, aux anémiques, aux neurasthéniques, aux surmenés ; il accroît passagèrement le nombre des globules rouges, facilite le développement du thorax, facilite le dégagement de l'acide carbonique et de la vapeur d'eau ; il augmente le nombre des pulsations cardiaques et, d'une façon permanente, leur énergie ; il procure le sommeil et enfin, d'après JACQUET, diminue la secrétion azotée. Mais quand il dépasse 2000 mètres, il devient dangereux pour les cardiaques.

Plus haut, déjà à 3000 mètres, on souffre du mal des montagnes qui devient presque constant au-dessus de 4000 mètres. Le travail musculaire (marche et surtout efforts d'ascension) aggrave le malaise ; le premier phénomène est un sentiment de fatigue extrême, puis surviennent des nausées, souvent des vomissements avec ou sans coliques et diarrhée ; sueurs froides, dyspnée, pouls irrégulier, rapide et faible, puis vertiges avec maux de tête, bourdonnement d'oreilles ; enfin perte de mémoire et besoin impérieux de dormir. Certains ascensionnistes se sont ainsi endormis pour ne plus se réveiller, malgré tous les efforts de leurs guides.

La mort résulte du fait de l'anémie du cerveau. P. Bert et Jourdanet ont montré que le mal des montagnes est dû à la raréfaction de l'air, c'est-à-dire à la diminution de l'oxygène.

Ce phénomène se produit surtout chez les touristes et les nouveaux habitants d'un pays de montagne ; mais, après un certain temps, l'acclimatement s'opère. Il se produit dans la composition du sang trois ordres de modifications : augmentation de la capacité d'absorption pour l'oxygène, augmentation du nombre des globules rouges et enfin augmentation de la teneur en fer.

Cependant les habitants des hauts sommets de la chaîne des Indes sont chétifs, apathiques, à démarche lente ; ils procréent peu et les femmes y sont exposées à de terribles hémorragies au moment de leurs couches.

Le climat maritime est caractérisé par une température moyenne plus basse que dans l'intérieur des terres, avec de faibles différences entre le jour et la nuit et entre l'été et l'hiver ; par une pression atmosphérique élevée, subissant rapidement des changements considérables ; par une humidité forte, des vents souvent violents ; par une forte insolation ; enfin par la pureté de l'air qui renferme très peu de bactéries et beaucoup d'ozone, du sel marin, de l'iode et du brome. C'est un climat fortifiant, mais trop excitant pour les nerveux.

Le climat de plaine est sédatif, il varie beaucoup suivant la direction des vents, la nature du sol, la présence de forêts, de lacs, etc...

De tous ces facteurs climatologiques, les uns ont été utilisés par l'homme dans un but thérapeutique ; les autres, encore qu'ils soient parfois contraires au bon fonctionnement des organes, ne sont pas un obstacle insurmontable au génie colonisateur des Européens.

Seuls les grands fléaux pestilentiels qui décimèrent les premiers Colonisateurs des régions tropicales, pouvaient s'opposer à la marche envahissante des Conquérants. Ces barrières sont rompues maintenant, les endémies reculent devant les progrès incessants de la science médicale.

Nous n'en sommes plus à considérer les terres chaudes des Colonies comme des foyers de mort inévitable. L'exemple de Panama est là pour nous démontrer que les pays notoirement connus pour leur insalubrité ont vu, grâce à des mesures énergiques, leurs endémies diminuer dans des proportions considérables. L'application de toiles métalliques sur tous les récipients à eau potable. la suppression des ordures ménagères dans les cours des habitations, l'assèchement et le pétrolage fréquent des mares en empêchant les moustiques d'y pondre et de s'y multiplier. y firent pour ainsi dire. totalement disparaître en cinq ans toute trace de fièvre jaune. etc.

Grâce aux découvertes contemporaines dans le domaine de la pathologie exotique. il est permis aujourd'hui de prétendre à l'assainissement des régions réputées jadis impropres à toute colonisation.

Pour atteindre ce but, il est certaines règles de prophylaxie et d'hygiène que l'Européen doit connaître, pour faciliter son acclimatement dans les pays qu'il veut coloniser, jusqu'au moment où son organisme se sera mis en équilibre avec les influences diverses, du milieu nouveau.

On admet aujourd'hui que la transmission des maladies contagieuses par l'air sont plutôt rare (1); c'est par son état

(1) Cependant les dernières expériences de M. KELSCH sur la variole-vaccine, viennent de donner lieu à des observations d'un très gros intérêt en montrant, pris sur le vif, un des modes, probablement plus communs qu'on ne le pense, de la transmission des maladies infectieuses, le mode aérophore. En effet. au cours d'expériences nombreuses entreprises à l'Hôpital d'Aubevillers par M. KELSCH et ses collaborateurs les Drs CAMUS, TISSIER et TANON, ces expérimentateurs se sont rendu compte, qu'en inoculant des génisses avec du virus-variolique, aucun des animaux d'expérience ne rendait de la vaccine, *s'ils étaient placés dans des conditions d'absolu isolement*. Mais si dans la même étable, au contraire, avaient habité des animaux ayant eu des pustules vaccinales. les génisses variolisées présentaient quelques jours après, à la grande stupéfaction des expérimentateurs, les pustules vaccinales classiques.

L'atmosphère de l'écurie avait suffi pour déposer dans les sacrifications assez de germes virulents pour faire pousser ces pustules de vaccine.

de sécheresse ou d'humidité, de froid ou de chaleur que l'atmosphère agit sur les individus.

La chaleur la plus intense se fait sentir au niveau de l'équateur : elle diminue à mesure qu'on va vers les pôles, les rayons solaires frappant la terre perpendiculairement à ce niveau, tandis qu'ils n'atteignent les parties du globe qui s'en éloignent que suivant une ligne de plus en plus oblique ; c'est aussi au niveau de l'équateur qu'on rencontre les plus vastes étendues d'océans et partant d'humidité.

On sait, en physique, que plus l'air est dilaté par la chaleur, plus il peut contenir de vapeur d'eau ; en effet, au niveau de l'équateur, l'état hygrométrique de l'air est à son maximum.

A cet endroit, la moyenne de la température est de 30°, et l'atmosphère est tellement saturée d'humidité qu'un mètre cube d'air contient 30 grammes d'eau. Cette eau, en s'accumulant, forme un vaste écran nuageux de 5 degrés de largeur, que les marins appellent « le pot au noir ». Il suit la marche du soleil dans son mouvement apparent d'oscillation du Tropique Sud au Tropique Nord et détermine, au moment de son passage au-dessus de la Terre, la saison des pluies humide et chaude.

Cet écran nuageux, en allant d'un tropique à l'autre, puis en redescendant, passe deux fois au niveau de l'équateur, avec lequel il reste toujours plus ou moins en contact, d'où deux grandes saisons de pluies, tandis qu'il ne se trouve qu'une seule fois au niveau du Tropique Sud et inversement : dans ces dernières régions, il n'y aura qu'une saison de pluies, suivie d'une longue saison sèche.

Le 21 décembre il arrose les contrées du Tropique du Capricorne, et le 21 juin il est à l'autre extrémité, au Tropique du Cancer.

Cette zone du « pot au noir », comprise entre les deux tropiques, est appelée zone torride ; elle se subdivise en trois zones secondaires : la zone équatoriale, à cheval sur l'équateur, s'étendandant de chaque côté jusqu'au 5e parallèle, au Nord et au Sud de laquelle se trouvent les zones tropicales Nord et Sud, limitées par les 24es degrés.

Des 24es jusqu'aux 36es degrés de latitude Nord et Sud, s'étendent des climats chauds, qui ne reçoivent jamais la visite du « pot au noir » ; ils sont. pour la plupart. d'une aridité désertique.

Au-delà du 36e parallèle jusqu'au 60e, dans chaque hémisphère, ce sont les climats tempérés auxquels font suite les climats froids et polaires.

Ces derniers, ne permettant aucune culture, n'attireront que quelques chasseurs, pêcheurs ou explorateurs.

Dans l'hémisphère boréal, les Européens du Nord (Islandais, Norwégiens, Danois), paraissent seuls pouvoir s'entraîner à subir les effets des climats très froids ; aussi pourraient-ils coloniser la Sibérie, le Kamchatka, l'Alaska. la Nouvelle-Bretagne, le Labrador, le Haut-Canada. — Dans l'hémisphère austral les terres sont rares, peu connues. inhabitées, il ne semble pas qu'elles deviennent jamais de grands centres de colonisation.

Les climats moyennement froids, au contraire, sont facilement supportés par l'Européen ; l'acclimatement y est assez facile. Le froid, quand il n'est pas extrême, ne déprime pas, il stimule l'appétit, facilite les échanges nutritifs et donne une certaine vigueur et de l'activité. La Sibérie, à peine peuplée de 60 000 habitants en 1891, comptait 6 ans après 7.038 000 habitants ; le Canada, qui n'avait que 8 millions d'habitants en 1800. dépasse cette année plus de 75 millions d'habitants : l'Alaska voit sa population également augmenter de jour en jour.

Dans la zone tempérée de l'Amérique du Nord ou du Sud, dans celles de la Chine septentrionale ou de l'Australie, l'Européen trouve des conditions climatériques à peine différentes de celles auxquelles il est accoutumé ; tout au plus doit il s'habituer à quelques climats locaux secondaires assez semblables à ceux qu'il rencontre dans l'Europe méridionale.

Mais si le Français veut coloniser les régions soumises aux climats chauds et torrides, il se trouve dans des conditions tellement différentes de celles de l'Europe, qu'il lui faut suivre une hygiène spéciale appropriée à ce milieu nouveau et aux agents morbides particuliers qu'on y rencontre.

Dans la zone de l'équateur thermique, s'étendant jusqu'au près du 12ᵉ degré de latitude, la température est toujours supérieure à 28 degrés centigrades, avec des variations du jour à la nuit de 2 à 4 degrés ou de 3 à 7 degrés suivant les saisons ; l'humidité y est excessive, la pression atmosphérique y est basse avec des moyennes de 759 à 761 millimètres de mercure. la luminosité y est intense et les orages y sont fréquents ; il y a deux longues saisons de pluies. à peine séparées par deux petites saisons sèches intermédiaires. le pluviomètre donne une moyenne annuelle d'environ 1ᵐ80.

Du 12ᵉ degré au 24ᵉ environ. il y a une seule saison de pluies et une longue saison sèche séparées par de très courtes saisons intermédiaires.

Ces climats tropicaux présentent plus de variations que les climats équatoriaux ; la température y est de 20° en moyenne en saison sèche ; de 29° en saison humide avec des maxima de 32 à 40° (Tonkin) ; des variations saisonnières de 9° pouvant aller jusqu'à 20° (Soudan) ou 30° (Tonkin), des variations du jour à la nuit de 12 à 20° en saison sèche (Soudan).

L'humidité varie de 56 à 87 centimètres avec une tension de vapeur d'eau variant de 12 millimètres d'une saison à l'autre ; les variations barométriques atteignent 17 millimètres.

La zone sus tropicale du 24ᵉ au 32ᵉ degré. se fait remarquer par l'établissement de petites saisons intermédiaires entre la saison sèche et la saison humide rappelant le printemps et l'automne des régions tempérées. Certaines contrées situées dans cette zone. ne reçoivent jamais la visite du pot au noir, aussi sont-elles asséchées continuellement par les alizés.

Sous l'action combinée de la chaleur élevée et de l'humidité considérable des climats chauds. les fonctions organiques se modifient ; à l'excitation passagère du début, succède un alanguissement progressif qui va jusqu'à l'anémie dite « essentielle » pour peu que l'hygiène y soit négligée. ou que l'organisme soit entâché de tares antérieures.

La respiration devient plus profonde et plus rapide, de 18 à la minute elle passe à 21-22 ; la capacité pulmonaire augmente également ; de 3950 elle atteint 4175 cc.. et l'évacuation de la vapeur d'eau des poumons est diminuée.

La circulation est modifiée, le cœur bat plus rapidement et la pression sanguine s'abaisse : il y a une prédispositon marquée aux congestions.

Les fonctions digestives, après une période d'excitation, subissent des perturbations d'autant plus graves que, pour réveiller l'appétit et lutter contre le dégoût des viandes, l'Européen est tenté d'user d'épices, de condiments qui ne tardent pas, à leur tour, à compromettre le bon fonctionnement du foie. La contispation, l'entérite muco-membraneuse et la cholémie en seront les suites fréquentes.

L'excrétion urinaire est moins abondante, du fait d'une transpiration cutanée toujours exagérée et d'une pression sanguine diminuée.

Le système nerveux subit lui aussi des alternatives d'excitation et de dépression augmentées par les nuits d'insomnie, lors des fortes chaleurs, elles conduisent chez certains prédisposés à cet état voisin de la folie, counue sous le nom de « soudanite » ; dans tous les cas, elles irritent le caractère, affaiblissent la mémoire et préparent à des états voisins de la neurasthénie, parfois même à l'hypocondrie simple non vésanique. L'action excitante des climats tropicaux est pour le colon ce qu'est pour l'Européen la vie trop active des grandes villes du vieux continent.

La menstruation est constamment troublée et la lactation à peu près impossible. La nutrition générale, compromise sous l'influence des troubles digestifs, du ralentissement de la circulation et de la respiration, ainsi qu'à la suite de la sudation continuelle, prépare un terrain propice à l'action des agents infectieux, c'est ce qui explique la fréquence plus grande aux pays chauds des maladies à caractères particulièrement grave.

On pensait autrefois que les courants atmosphériques pouvaient propager les maladies : mais il est à peu près démontré que la plupart des agents microbiens ne résistent pas à l'insolation et à l'oxydation de l'air extérieur ; c'est par d'autres modes de dissémination, que nous étudierons plus loin, que se propagent la plupart des maladies épidémiques.

Le tension électrique et la pression atmosphérique, abstraction faite de l'état hygrométrique, ne semblent pas avoir une grande influence sur la santé. Il n'en est pas de même de l'action solaire.

Le spectre solaire est formé de 3 espèces de rayons : 1° les rayons chimiques, placés dans le violet et l'ultra-violet ; 2° les rayons lumineux dans la partie moyenne du spectre et 3° les rayons caloriques placés dans le rouge et l'infra-rouge.

Chacun de ces rayons produit une certaine catégorie d'accidents, et ces accidents sont différents, suivant que l'action est rapide ou lente.

Les rayons caloriques déterminent, si leur action est rapide, le coup de chaleur ; si elle est lente, l'anémie tropicale, l'embarras gastrique à calore, les bourbouilles, la furonculose, etc. ; pour les rayons lumineux, si l'action est rapide, ce sera le coup de lumière ; et si l'action en est lente, l'héméralopie (pour cette dernière affection, les mauvaises conditions hygiégiques, le paludisme, etc., sont des facteurs préparants). Enfin les rayons chimiques, si l'action est rapide, produiront le coup de soleil, et si l'action est lente, la pigmentation de la peau.

L'accident le plus important est l'insolation, qui se traduit par un sentiment d'angoisse, de contriction de la poitrine, de maux de tête et de vertiges. La face est habituellement injectée, la peau brûlante, la température atteint 42 à 43° ; la respiration est précipitée ; les hallucinations ou l'état comateux surviennent ensuite dans un court espace de temps ; l'insolation étant le résultat de l'action solaire sur le crâne, sur la colonne vertébrale et même sur les yeux ; pour y remédier, on lui opposera un traitement prophylactique et symptomatique.

Comme prophylaxie, on protègera la tête au moyen d'un casque ou d'un cache-nuque, d'une ombrelle, etc. ; la colonne vertébrale sera protégée par une bande doublant le vêtement au niveau du dos ; les yeux seront défendus par des verres d'urane à coloration jaune ou rouge ; les vêtements seront amples, légers, laissant le cou et la poitrine bien dégagés (pas de corset surtout). L'alcool prédisposant aux insolations, sera proscrit, de même que les repas copieux, les longues marches et les travaux pénibles.

Le traitement de l'insolation consistera à placer le malade à l'ombre et dans un endroit frais, à le débarrasser de ses vêtements, puis à faire des pulvérisations d'éther ou des ablutions froides sur la tête. le visage et la poitrine. suivies d'une ventilation énergique. de l'application de sinapismes aux jambes. de lavements purgatifs. de tractions rythmées de la langue, d'application sur la région précordiale d'un marteau de Mayor ou de tout autre instrument métallique trempé dans de l'eau bouillante, afin de déterminer une légère vésication de la peau à ce niveau : enfin. 2 à 3 injections d'éther et 1 à 2 injections de caféine de o gr. 25 chacune. suffiront généralement à sauver le malade. Le Dr FOULDS. aux Indes. recommande l'administration d'un lavement d'un litre d'eau glacée toutes les dix minutes. jusqu'à ce que la température tombe à la normale ; il assure que, traités ainsi, tous ses malades guérissent.

A part l'insolation, tous les accidents imputables au séjour dans les climats chauds. ne sont. en somme. la plupart du temps, que la conséquence d'imprudences ou d'états maladifs antérieurs, mettant l'organisme en état de moindre résistance. Il en est de même pour la débilitation progressive. car à l'état spécial d'affaiblissement et d'anémie qui constitue la crise d'acclimatement de l'Européen à son premier séjour aux colonies. fait suite un retour à la santé, surtout si l'organisme est robuste, non entâché de tares héréditaires ou acquises. s'il n'est pas fatigué par des travaux pénibles. s'il n'est pas intoxiqué par les alcools. les épices et autres agents morbides.

Refroidissements. — Après un certain temps de séjour aux colonies, l'organisme devient plus sensible aux refroidissements. des températures de 12 à 15° que l'on trouvait agréables à l'arrivée finissent, après un an ou deux de séjour, à devenir assez pénibles à supporter ; et si, par hasard. un brusque changement de température se produit. on est exposé aux pneumonies, aux dysenteries. ou même à des morts rapides. (Le 28 mars 1879. en l'espace de quelques heures, pendant une étape ordinaire. dans un simple changement de garnison. la pluie et le vent suffirent à tuer par le froid 19 hommes sur 350 en Algérie.)

Mal de mer. — On distingue deux sortes de mal de mer : le mal de mer d'imagination (T. REGNAULT). justiciable de la suggestion !! et le mal de mer somatique, strictement subordonné au gros temps.

Les sujets qui craignent le mal de mer feront bien de choisir une couchette située longitudinalement par rapport à l'axe du navire et, si possible, en face d'un hublot dans une cabine centrale. mais éloignée des machines et des cuisines ; il y aurait avantage à faire munir le hublot d'une manche à air.

Un des moyens les plus efficaces contre le mal de mer consiste dans la compression du ventre avec une ceinture de flanelle (Glénard si possible): on assure ainsi l'immobilisation du tube digestif.

Aussitôt à bord, le mieux est de se coucher et de se faire servir ses repas au lit; si les vomissements se produisent, le meilleur moyen de les arrêter est de sucer continuellement des petits morceaux de glace et de s'alimenter avec des biscuits d'équipage (biscuits de mer) ou des petits gâteaux secs au beurre; soulagé, il y aura lieu d'essayer le lait glacé, le champagne frappé ou le bouillon froid.

Les liquides ne doivent être pris qu'en petites quantités, toutes les heures 1/2, puis progressivent on arrive aux petits repas légers et enfin au régime normal (pas trop vite à la table commune); enfin, dès qu'on se sentira valide, on s'efforcera de séjourner en plein air sur le pont à l'abri du vent, dans le décubitus dorsal, la tête assez basse (il existe à bord des chaises longues très confortables).

Les médicaments sont habituellement inutiles, sinon dangereux; tout au plus. lorsque nous avons à traiter un sujet à hyperacidité gastrique habituelle (c'est généralement le cas), nous saturons l'hyperacidité par le carbonate de chaux et de magnésie (aa 2 à 3 gr.) et bismuth.

Enfin, chez certains nerveux, la médication de choix est un mélange de :

    Bromure de potassium . . . . .   2 gr.
    Sp. de chloral. . . . .   20 gr.
    Eau glacée . . . .   50 gr.

Une cuillère à café tous les cinq minutes dès le début; habituellement le malade s'assoupit à la cinquième prise.

GÉOGRAPHIE MÉDICALE

Dr Havre a New-York. — Actuellement, la traversée de
l'Atlantique se fait, en moyenne, en six jours, dans une direction E. N. O. qui varie quelque peu suivant les saisons.

Après avoir franchi le canal de la Manche, les dernières
terres d'Europe apparaissent à environ 3o milles marins à
l'ouest du cap Lizard. Les vagues, plus fortes à cet endroit,
annoncent qu'on est en plein Océan. Vers le quatrième jour,
le navire passe par le grand banc de Terre-Neuve et la
première terre en vue est ordinairement l'île de Feu ; le
paquebot atteint Sandy-Hook-Bar, puis pénètre par le canal de
Gedney pour atteindre l'île des Etats, station quarantenaire
où tous les vaisseaux mouillent pour attendre la visite de la
santé. L'examen sanitaire y est fait avec beaucoup de soins
par deux médecins qui se rendent à bord : chaque passager,
de la première à la dernière classe, est tenu de répondre par
écrit et sous la foi du serment, au questionnaire suivant :
« Vos noms, prénoms, âge, sexe. — Etes-vous marié ou céli-
bataire ? — Profession, instruction, nationalité, dernière résidence, destination, dernier port d'embarquement ? — Quelle
somme portez-vous ? Est-elle supérieure à 32 dollars ? — Avez-
vous des parents aux Etats-Unis, leurs noms et adresses ? —
Etes-vous déjà venu aux Etats-Unis, quand et où ? — Avez-vous
été en prison, à l'hospice ou dans une maison de secours ? —
Etes-vous polygame ? — Jouissez-vous d'une bonne santé ? —
N'êtes-vous pas atteint d'aliénation mentale (!) — Etes-vous
estropié ou difforme ; si oui, les causes de cette difformité ? »

Cette formalité accomplie et l'examen individuel terminé,
la libre pratique est accordée.

Les émigrants sont l'objet d'une grande attention, car on
n'admet pas de non-valeurs sur le sol américain ; ils sont

débarqués à Ellis Island et parqués dans un vaste bâtiment en fer et en briques, en groupes d'une vingtaine d'individus, séparés les uns des autres par des barrières et des grillages ; puis ils défilent successivement devant une commission d'enquête médicale et administrative. L'examen des médecins porte tout particulièrement sur les yeux, pour y déceler le trachoma, véritable obsession de tout médecin sanitaire américain.

Les passagers refusés sont logés et nourris aux frais des Compagnies de navigation qui les ont amenés et, en attendant le réembarquement pour le retour, ils sont placés dans des dortoirs clairs et propres, où ils trouvent chacun un lit en fer, du linge bien lavé, des lavabos et des lavoirs avec séchage à vapeur, pour leurs hardes qui sont désinfectées avant leur départ. Les réfectoires sont confortables et munis chacun d'une enseigne écrite en cinq langues pour éviter la confusion et l'encombrement. Des gardiens veillent constamment afin d'empêcher le vol et l'incendie.

Ces milliers de misères forment un véritable troupeau hébété et docile, chaque émigrant, portant un numéro sur une fiche attachée à la poitrine, obéit au moindre geste des autorités, et tout se passe presque brutalement et d'une façon automatique qui paraît excessive à première vue : mais, en y réfléchissant, on se rend compte à quel point toute cette sévère organisation est strictement utile, si l'on considère le nombre colossal des immigrants (800.000 environ) qui passent chaque année par ce port.

Cette foule grouillante de miséreux, ignorante des règles les plus élémentaires de l'hygiène, n'ayant pour toute ressource que les 160 francs exigés par le Gouvernement, serait bientôt un danger, non seulement pour l'ordre social, mais encore pour l'hygiène publique, si l'administration n'avait pris toutes ces précautions pour se défendre d'un envahissement qui deviendrait toujours de plus en plus grand.

L'AMÉRIQUE

Cet immense Nouveau-Monde, entouré de puissants Océans, s'étend du Nord au Sud sur plus des 4/5 d'un méridien terrestre, touchant d'un côté le pôle glacial arctique et de l'autre atteignant le 55° degré de latitude sud dans les eaux de l'Océan glacial antarctique ; l'énorme portion intermédiaire se trouve dans la zone tropicale.

Très simples de contours, les deux grands triangles qui se succèdent sont surtout découpés au niveau de la Mer des Antilles et du Golfe du Mexique, où les vents des deux Océans sont à peine arrêtés par une imposante chaîne de montagnes qui constitue presque à elle seule l'étroite bande de terre de l'Amérique centrale. Ailleurs, dans l'Amérique du Nord, la plus grande portion du continent est formée de vastes plaines, sans pentes bien marquées, parcourues par d'immenses fleuves ; les vents froids du pôle y soufflent, sans qu'aucune barrière montagneuse leur fasse obstacle et les vents humides de l'Atlantique, s'arrêtant peu sur les Monts Alléghanys, se font sentir jusqu'aux Montagnes Rocheuses ; aussi l'hiver y est-il long et rude, surtout au Nord et au Centre, et, assez fréquemment, des « vagues froides » pénètrent très loin dans le Sud tout le long du Mississipi. Par contre, l'été est torride, et sur le versant oriental des Rocheuses, la sécheresse est parfois extrême. Vers le Sud, la Floride et la Louisiane ont un climat chaud, trop constamment humide qui rappelle celui du Soudan maritime.

A l'Ouest, la puissante masse montagneuse dont certains sommets dépassent 4000 mètres, ne laisse pas passer les nues du Grand Océan ; aussi, l'étroit littoral Pacifique jouit-il d'un climat humide et chaud, extrême dans l'Orégon, mais agréable, sans rudesse, dans la Californie, où les vallées jouissent d'un perpétuel printemps.

L'Amérique du Sud, dont le relief présente la même disposition que celui de l'Amérique du Nord, subit les mêmes influences océaniennes, avec cette différence toutefois que sa partie septentrionale, au lieu de recevoir comme l'Amérique du Nord, les vents polaires, se ressent de l'influence du pot au noir. A cheval sur l'équateur, l'Amérique présente une zone torride (Amérique centrale), deux zones chaudes (jusqu'au Mexique au Nord et au Brésil au Sud), deux zones tempérées (Etats-Unis, République Argentine), deux zones froides (Canada et Terre-de-Feu) ; aussi observe-t-on une extrême variété de climats avec une prédominance marquée des influences maritimes.

Une telle étendue de pays, sous des latitudes si différentes, avec une telle inégalité du sol, une flore et une faune si variées, entourée d'océans si vastes, doit nécessairement présenter dans ses climats des contrastes violents, une pathologie des plus complexes et une grande dissemblance dans les manifestations morbides résultant des influences climatériques. Aussi, dans les régions polaires, observe-t-on les phénomènes occasionnés par l'action du froid sur les organes et les tissus, et très peu de maladies endémiques ; au Canada et aux Etats-Unis où le climat est tempéré et en grande partie continental, on rencontre des maladies analogues à celles que l'on connaît en Europe ; dans les régions humides et marécageuses du Golfe Mexicain, ce sont des fléaux pestilentiels, perpétuelle menace pour l'Univers ; dans les régions du Centre et de l'Amazonie, le climat tropical favorise le développement des maladies endémo-épidémiques ; dans les Cordillères et les Andes, la pathologie spéciale aux altitudes et dans le Sud enfin, toute la pathologie des climats tempérés et froids se trouve représentée.

CANADA

De New-York à Montréal, le trajet s'effectue en 15 heures : on a la sensation de se rendre dans une province française, non que le paysage y soit pareil, mais parce que nombreux voyageurs y échangent des propos dans notre langue, et cela suffit pour donner cette illusion ; illusion bien rapide, il est vrai, car à peine a-t-on passé quelques jours au milieu de la population Canadienne, qu'on s'aperçoit qu'il ne subsiste pas grand chose de l'influence française, hormis notre idiome. La majorité des Canadiens n'éprouvent pour la patrie de Jacques CARTIER et de CHAMPLAIN qu'un souvenir des plus détachés.

La Dominion du Canada est un pays très froid mais généralement sain, et les Français qui vont y coloniser font leurs affaires; l'acclimatement y est d'autant plus facile que dans certains départements le climat est le même que dans le Nord de la France ; les froids sont extrêmes dans les régions du Grand Nord et dans les plaines exposées aux vents glacés des Mers Polaires, c'est la Sibérie américaine. Elle comprend les bassins du Great fish River, de l'Atabasca, du Mackensie et la partie anglaise du Yukon : des vents violents et glacés venant du Nord-Est y soufflent sans obstacle et, pendant 9 mois, une épaisse couche de neige recouvre le sol ; l'été ne dure que 3 mois, aussi la végétation est-elle réduite à quelques baies et à un peu de mousse. Terre de l'éternel hiver où le thermomètre marque en novembre —36°, et en décembre — 47° (on a même noté jusqu'à — 5°). La population est clairsemée : quelques Nomades Esquimaux, les Tchiglits, au teint olivâtre, aux yeux bridés, y vivent de pêche et font le commerce de fourrures.

C'est dans cette région, où il demeura près de 5 années, que PETITEAU écrivit : « En dépit d'un poêle toujours rouge, de doubl portes et de doubles fenêtres, l'eau se congela dans notre demeure et les carreaux de vitres se revêtirent d'une carapace de glace de 3 centimètres d'épaisseur qui y intercepta tout à fait la lumière du jour. Par ces froids intenses, l'haleine bruisse en s'exhalant ; ce phénomène se produit au-dessous de —40°, mais jamais en dessus ; elle sort de la bouche et des narines comme 3 jets de vapeur blanche qui s'échapperaient des tuyaux d'une machine à vapeur, et produit le pétillement du champagne qui est cause de la cristallisation immédiate de la vapeur humaine dans l'air densifié. »

Plus au Sud et à l'Est de ce pays, la région des Monts Caribout et des lacs d'Atabaska et de Buffalo, à un hiver glacial mais moins rigoureux ; c'est la région des forêts ; l'hiver y dure de novembre à mai avec une température moyenne de —26° en décembre, —33° en janvier, et —7° en avril. Pendant ce dernier mois, les vents d'ouest « le chinook » adoucissent l'atmosphère ; en mai, il survient de grandes variations diurnes, et dans une même journée, il arrive de noter —34° le matin, et + 4° l'après-midi. Le printemps n'y existe pas ; l'été survient brusquement avec 11° en juin, 16° en juillet et 14° en août. Des myriades de moustiques harcèlent l'homme et l'obligent à ne travailler que la nuit. L'automne y est la plus belle saison ; les premières gelées surviennent à la fin de septembre et sont en général suivies de 2 à 3 semaines de jours clairs, c'est « l'Eté des Indiens » auquel succède rapidement l'hiver.

Dès le mois de novembre, les rivières sont prises par les glaces pour une durée de 5 à 7 mois, avec une épaisseur de 2m50 au grand lac de l'ours et de 1 mètre au lac Atabaska.

Il y existe des forêts inépuisables, de très beaux arbres ; la chasse y est très abondante et les mines de charbon, avec les sources de pétrole, y attirent les Européens qui viennent s'y fixer pour exploiter ces richesses, en dépit du froid, de la solitude, des dangers nombreux, des privations et des fièvres.

Au Sud-Ouest de cette zone forestière, c'est la région des prairies, le climat y est déjà plus supportable l'hiver, quoique rigoureux (—22° en janvier) finit en mars, et l'été chaud (+19° en juillet) permet la culture des légumes et des céréales. Malheureusement, les Blizards ou vents froids viennent souvent y exercer des ravages.

L'abondance de la chasse et de la pêche, et les grandes facilités de l'élevage, ont permis une colonisation rapide dans le département d'Assiniboia et de Manitoba.

Manitoba qui avait 60.000 habitants en 1881, en a maintenant plus de 180.000. Winnipeg, 42.000 habitants, est munie de tout le confort américain (hôtels, tramways électriques, etc...) Le chemin de fer de Montréal à Vaucouver facilite le commerce de ces régions qui sont, malgré la rigueur du climat de l'hiver, appelées à une très grande prospérité.

A l'Est, la Colombie anglaise s'étend du 49me au 60me degré de latitude occidentale ; sa superficie est de 885.944 k. c. Sa population dépasse 190.000 habitants, dont au moins 100.000 blancs, 22.000 Indiens et 10.000 Chinois.

Elle comprend les montagnes rocheuses avec leurs chaînes secondaires, leurs plateaux et leurs fertiles vallées, tout le bassin du Fraser, les bassins supérieurs du Sticken et de la Columbia, ainsi que la côte anglaise du Pacifique, avec les îles de la Reine Charlotte et Vancouver.

Le climat est assez âpre dans la montagne et dans l'intérieur, avec des hivers aux vents violents et d'épais brouillards ; les étés y sont secs, mais vers la côte, où la température s'adoucit, tempéré par les brises de mer et les courants chauds, le climat est assez comparable à celui du Nord de la France, et les vents du Pacifique lui amènent par endroits jusqu'à deux mètres d'eau par an.

Les forêts de pins et de cèdres, les prairies avec leurs grands troupeaux de bœufs et de chevaux, le poisson abondant des rivières et des côtes, ainsi que les mines, y ont attiré un grand nombre d'émigrants qui se concentrent sur les bords du Fraser.

Vancouver est le principal port de la Colombie anglaise ; il est très fréquenté et sa population dépasse actuellement 20.000 habitants.

Le climat y est tempéré et le thermomètre varie d'un bout à l'autre de l'année de — 4° à + 25°. — En général, l'hiver est préféré à un été court et trop brusquement brûlant.

Dans la région des Grands Lacs (Ontario, Érié, Huron et Lac Supérieur) la province d'Ontario (263.463 k. c. et 168.000 h.), séparée de la province de Québec par le fleuve Ottawa, et située au nord du fleuve St-Laurent, jouit d'un climat généralement salubre, avec des automnes et des printemps très courts, des étés chauds et des hivers longs et rigoureux. Pendant 4 mois, la neige couvre le sol, cependant c'est un pays de grande culture et d'industries prospères.

Toronto (208.000 h.), centre universitaire renommé, possède un collège de médecine et de dentistes. C'est une ville salubre et bien bâtie au bord du lac Ontario, sur un terrain sablonneux, légèrement en pente vers le lac. Cependant, on note quelques cas de paludisme dans ses faubourgs.

La température y est de — 4° en hiver et + 19° en été.

Hamilton (53.000 h.) également sur le lac, mais située plus au Sud, ne jouit pas d'une célébrité aussi grande.

Au nord, Ottawa, sur la rivière du même nom, est la capitale de la Dominion et le lieu de résidence du Gouverneur Général ; elle est le siège de la principale Université, et sa population est de 60.000 h. le climat, froid en hiver —6°, est assez chaud en été (+ 16°).

Enfin dans le Nord-Est, la région du lac supérieur a comme moyenne — 14° en hiver, et + 15°5 en été.

La province de Québec, aux longs et rigoureux hivers de septembre à avril, est recouverte de neiges abondantes de décembre à mars ; les mois de septembre, octobre et novembre sont caractérisés par un froid sec et vif, et l'été y est court et brûlant ; il devient plus agréable vers le mois d'août, cependant les Canadiens redoutent moins le froid de leur hiver rigoureux, que la saison des chaleurs. L'hiver est pour eux la saison salubre, l'air sec et piquant ne déprime pas et donne au contraire de la vigueur et de l'activité. La moyenne de la saison froide est de — 10°, et celle de l'été + 17°.

On compte dans cette région une moyenne de 1 m. 50 à 1 m. 80 d'eau par an. C'est une contrée prospère, à recommander à l'émigration des Européens du Nord

Le chef-lieu, Québec, est une ville assez saine de 68.000 habitants, située sur la rive gauche de Saint Laurent, à 70 mètres au-dessus du niveau du fleuve ; ses rues sont étroites, bordées de trottoirs en bois, souvent coupées d'escaliers ; elle possède de beaux hôpitaux et une maison d'aliénés.

Montréal, 266.800 habitants, bâtie sur une île du Saint-Laurent, est à la tête de la navigation du grand fleuve, elle possède plusieurs hôpitaux, des hospices, des asiles divers et un institut de sourds-muets.

Dans cette province on vante de nombreuses sources minérales sulfureuses ou salines ; celle de Calédonia, non loin d'Ottawa, est fréquentée par les rhumatisants, nombreux dans ces pays froids et humides.

Les autres provinces situées sur le littoral de l'Atlantique : New-Brunswick, la Nouvelle-Ecosse et l'Ile du Prince-Edouard, ont un climat maritime qui bénéficie du voisinage du Gulf-Stream. Les froids de l'hiver et les chaleurs de l'été y sont moins extrèmes que dans les autres provinces du Canada.

Les brouillards de Terre-Neuve envahissent tout le littoral de mars à juin, la moyenne annuelle de température est de 5° avec un minimum de —20° en janvier, et un maximum de + 25° en août. Toute cette zone reçoit environ 1^m80 d'eau par an.

PATHOLOGIE DU CANADA

C'est dans la partie orientale du lac Ontario, dans la baie d'Hudson et dans les territoires de l'ouest, qu'on rencontre les *fièvres paludéennes* qui sévissent plus particulièrement de mai à octobre ; on y observe également de fréquentes épidémies de *fièvre à forme typho malarienne*.

A Québec, au contraire, la *fièvre typhoïde* présente franchement la forme européenne.

La *dysenterie* et le *choléra infantile* règnent sur toute l'étendue du territoire de la Dominion, avec une ténacité plus grande dans les états septentrionaux et du centre que dans la province de Québec et de la Colombie britannique.

La mortalité infantile au-dessus de 5 ans est encore considérable : outre le sevrage précoce et une alimentation souvent indigeste, il y a lieu d'incriminer la scrofule. l'hérédité alcoolique, le rachitisme et les fièvres infectieuses.

Les maladies habituellement observées dans les pays froids d'Europe présentent, au Canada, un caractère de gravité plus accentué.

Les *fièvres éruptives*, et particulièrement la *scarlatine*, y causent souvent des épidémies meurtrières.

L'*influenza* existe à l'état endémique, et devient souvent plus grave à Québec et à Montréal que dans les autres provinces.

Les *affections de l'appareil respiratoire*. en particulier les *pneumonies*, s'observent davantage sur le versant atlantique ; de même pour les *bronchites* et le *croup* ; Québec, Ontario et Manitoba sont les centres où la *diphtérie* sévit le plus.

La *phtisie* est rapidement meurtrière sur le versant oriental ; la côte occidentale semble lui payer un moindre tribut.

Le *rhumatisme et la sciatique* ont une prédilection marquée pour la région des Grands Lacs, bien qu'ils s'étendent cependant avec une extrême fréquence à tout le territoire.

Le *goître* est signalé chez certaines tribus de la partie orientale de la baie d'Hudson ; les terres de cette région sont restées célèbres par leurs épidémies de *scorbut*.

Les *maladies cancéreuses* sont nombreuses dans les vieilles provinces du Canada.

La *syphilis* semble plus fréquente et plus grave dans la Colombie britannique et dans la province d'Ontario.

Les *manifestations scrofuleuses*, les *affections ganglionnaires*, les *tuberculoses de la peau et des muqueuses* sont, comme dans tous les pays froids, assez souvent observées.

La *lèpre* s'est plus particulièrement localisée dans le territoire de New-Brunswick, mais on prétend qu'elle est en décroissance depuis 1880 ; les émigrants européens seuls en seraient atteints.

L'alcoolisme est un des plus grands fléaux canadiens : cependant la majorité des femmes y échappent encore.

Les *maladies spéciales aux Indiens du Canada* sont : la *phtisie*, la *scrofule*, la *malaria* surtout à forme *rémittente bilieuse*, la *diarrhée* et la *dysenterie*. Ces Indiens sont également victimes de fréquentes épidémies de *variole*, de *scarlatine* (?) et de *rougeole*.

La *syphilis* y est moins répandue dans le centre que dans les pays voisins du Pacifique.

Les Esquimaux souffrent souvent de la *maladie des gencives*, qu'ils attribuent au vice de leur nourriture, et qu'ils combattent par l'huile de poisson, par le mouvement et par l'exercice (Mahé).

Le *choléra asiatique*, introduit à Québec en 1832, envahit la région du sud-est du St-Laurent aux Grands-Lacs, mais jamais le choléra ne s'étendit aux régions du centre, ni dans le grand nord.

Québec, Halifax et Strattford lui payèrent également leur tribut.

La *rage* est assez rare à l'est, mais elle est endémique au centre et surtout à l'ouest.

LE LABRADOR

A peine peuplé de 2000 Esquimaux et d'une population flottante de 24.000 pêcheurs qui viennent de Terre Neuve, ce pays a un climat inhospitalier ; la moyenne annuelle de la température est de 5 à 6 degrés au-dessus de zéro.

Les *fièvres paludéennes* et la *dothiénentérie* y règnent à l'état endémique ; la *dysenterie* n'épargne pas plus les Esquimaux que les rares Européens qui y séjournent.

Les *pneumonies*, les *pleurésies* et toutes les *affections catarrhales* déterminées par le froid sont les malades habituelles de ce pays.

En 1845, le village d'Okak fut décimé par le *choléra*.

LE GROENLAND

Seuls les fiords de la rive occidentale sont habités par quelques rares Européens et des Esquimaux, les Innoït. Le climat est extrêmement rigoureux, le thermomètre marque souvent — 40° en hiver et le soleil se cache au-dessous de l'horizon pendant plus de 3 mois.

La *fièvre typhoïde*, les *diarrhées* y règnent constamment ; la *tuberculose* et l'*influenza* y font de nombreuses victimes. De fréquentes épidémies de *variole* y sont signalées ; le *rhumatisme* atteint la plus grande partie des habitants : le *paludisme* y est inconnu. Le *choléra* y a été plusieurs fois importé.

TERRE NEUVE

Cette terre des Morues n'a pas comme sa voisine, le Labrador, l'extrème rudesse d'un climat semi-polaire et la pauvreté d'un sol granitique et gelé ; elle possède des vastes forêts et c'est un centre des plus importants pour la pêche de la morue.

Les endroits propres à la culture ne manquent pas; cependant il est peu probable que cette grande île soit jamais autre chose qu'un lieu de pêche.

Les marais nombreux peuplés de moustiques semblent être la cause des fièvres diverses, toutes plus ou moins d'origine paludéenne qui y sévissent constamment.

Le climat est froid et brumeux, quoique l'île soit située sur la même latitude que Paris.

Les vents qui soufflent des régions polaires et les neiges qui couvrent pendant 6 mois le sol, lui font des hivers très rudes.

Dès le mois de Mars, les brumes épaisses apparaissent, formées par la rencontre des courants chauds de l'Atlantique avec les eaux froides des régions polaires ; elles envahissent toute la contrée pour ne disparaître qu'en Juillet. Encore l'été, de Juillet à Septembre, est-il souvent coupé par des jours de brouillards. Le thermomètre ne monte jamais au-dessus de 25° pour descendre à — 16° en hiver.

Saint-John est une ville pittoresque de 29.000 habitants peu salubre; le séjour n'y est pas enviable, quoique le port soit très fréquenté au moment du passage des bancs de poissons.

La côte occidentale est réservée par traité aux pêcheurs français.

La *pathologie spéciale* de cette île est celle de toutes les régions froides et humides : le *rhumatisme* et l'*anémie* tiennent la tête de la liste, la *tuberculose* et les diverses *affec-*

lions des voies respiratoires viennent ensuite chez le pêcheur surmené, peu nourri, alcoolisé, mal logé et malpropre, tout contribue à créer les diverses manifestations du *scorbut*, depuis la *gingivite ulcéreuse* jusqu'aux *œdèmes généralisés* et les *purpuras hémorragiques* : mais la forme classique y est rarement observée, tandis que tous les cas frustres, souvent très difficiles à diagnostiquer, se rencontrent chez les 3/5 des morutiers : ces divers états morbides sont appelés mal de la mer, mal de terre ou mal de bois.

Ces organismes déprimés, en état de misère physiologique sont encore la proie du *béribéri*, du *paludisme*, et souvent on ne saurait déterminer la part qui revient en premier à l'une de ces deux maladies.

SAINT-PIERRE ET MIQUELON

Sur ces îlots légèrement montueux et à peu près incultes, une population de 6.000 h. vit de pêche. Chaque année, 8.000 à 9.000 marins bretons, normands et flamands « les Morutiers », viennent y faire campagne. Le climat est généralement froid, brumeux et malsain ; les hivers sont très longs, et décembre, janvier, février sont des mois terribles, le thermomètre descend parfois jusqu'à 26° degrés au dessous de zéro. Des vents changeants soulèvent des tourbillons d'une neige fine qui obscurcit fréquemment l'atmosphère, pénètre partout, gênant le libre jeu de la respiration et occasionnant parfois des décès.

Par contre, août et septembre, ont des chaleurs de 22° et 25°, qui, jointes à l'humidité continuelle de ces îles, rendent l'été insupportable, d'autant plus que les nuits sont généralement trop froides, et exposent aux affections des voies respiratoires.

Par suite de la fonte des neiges, de nombreux marécages s'établissent sur le littoral, contribuant à l'insalubrité de ces pauvres pays.

St-Pierre le chef-lieu (2.000 h.), s'étend en amphithéâtre sur le versant d'une petite montagne et se prolonge en pente douce vers le port ; dans les environs, ses marécages en partie comblés, favorisent le développement des moustiques.

Les maisons sont généralement construites en bois et sont, pour la plupart, exposées aux rafales. Habituellement composées de deux pièces, ces demeures sont encombrées de familles nombreuses ; une odeur de goudron, de poissons et de fumée, empeste l'atmosphère.

Les rues inclinées vers la mer sont assez larges et munies de bornes fontaines ; mais l'eau est de mauvaise qualité et le service de la voirie est trop primitif.

Il y a un hôpital suffisant qui peut recevoir une centaine de malades, une maison de santé et deux lazarets (un à l'île aux Etrangleurs, l'autre à Savoyard).

La seule industrie de ces îles est la pêche de la morue (pêchage. séchage, salaison, etc.), elle serait suffisamment rénumératrice pour la majorité des marins et des ouvriers, s'il n'existait un vice généralisé à toute la population : l'abus de l'alcool ; l'alimentation y est sacrifiée aux frais de l'ivrognerie.

Les repas se composent de mets grossiers. plus spécialement de soupe à la graisse de poisson, de pommes de terre, de tartines et de thé.

La bière de spruce et les alcools très ordinaires d'importation contribuent à délabrer les meilleures santés.

Les armateurs passent pour favoriser l'alcoolisme ; en tous cas ils ne font aucun effort pour améliorer le sort de leurs employés.

Le climat de Saint-Pierre est sain, mais il ne convient pas aux tempéraments délicats, par suite de la longueur des hivers et de la grande humidité.

PATHOLOGIE

Les maladies épidémiques inconnues autrefois se montrent maintenant fréquentes : la *fièvre typhoïde* et la *diphtérie* y font de cruels ravages, surtout en avril et mai. *Les affections afrigores*, et plus particulièrement les *bronchites chroniques*, les *pneumonies*, la *tuberculose pulmonaire*, le *rhumatisme* ; puis l'*alcoolisme*, l'*anémie*, la *grippe*, la *rougeole*, le *scorbut* (surtout chez les marins), les *entérites* et la *dysenterie*, les *névralgies*, les *sciatiques*, les *névrites* et *la gale*, sont les maladies dominantes.

Les *maladies vénériennes* sont entretenues par une prostitution non réglementée, la *syphilis* y est répandue. Les cas de *folie* et de *paralysie générale* sont relativement nombreux.

Pendant la campagne de pêche, la malpropreté et l'encombrement à bord, l'alcoolisme et l'alimentation au moyen de conserves, occasionnent un état de dépression qui facilite l'éclosion de la *fièvre typhoïde*, du *scorbut* et des *cachexies* qu'on attribue au *paludisme* ou au *béribéri*, sans qu'il soit possible de l'affirmer.

Les marins, pendant plusieurs mois, vivent jour et nuit dans l'eau ; ils ont leurs effets toujours mouillés, aussi font-ils presque tous du *rhumatisme* et des *pneumonies grippales*, et il en meurt un très grand nombre.

L'hôpital a encore à soigner des *arthrites*, des *Kérato-conjonctivites*, des *plaies contuses*, des *ulcères*, *fractures*, *panaris*, abcès et *phelgmons par piqures d'hameçon*.

La *punaise* est une sorte d'éruption bulleuse qui siège à la face dorsale des doigts des mains et aux poignets et qui rend les mouvements pénibles ; elle est accompagnée de fièvre et d'embarras gastrique : cette maladie est occasionnée par le maniement des morues et des saumures.

La mortalité pendant une campagne de pêche est de 44 à 45 pour 1000. Une Société privée : l'Œuvre de la Mer, avec un navire-hôpital, le *Saint-François d'Assise*, et une maison de refuge à Saint-Pierre, secoure les marins malades ou blessés sur les lieux de pêche.

Il est regrettable que les œuvres semblables ne soient pas plus nombreuses, le *Saint-François d'Assise* étant insuffisant, malgré les louables efforts de son personnel médical.

LES ÉTATS-UNIS

Situé dans la zône tempérée, tout le territoire des États-Unis est utilisable (même le désert des plateaux de l'ouest). La majeure partie est salubre, propre à la culture et à l'habitant humain ; sa grande variété de climats et de productions explique le rapide développement de la puissance politique et économique de cette République. Si dans son ensemble, le climat des États-Unis est sain et tempéré, il est peu de pays où l'on parle autant de la température et où les questions de climat soient aussi souvent agitées. Cela tient à la largeur massive de ses terres, à la forme de leur relief et à leur exposition aux vents des immenses océans qui l'entourent.

Au Nord, la frontière canadienne est dépourvue de montagnes ; la large échancrure de la baie d'Hudson formant entonnoir jusqu'au cœur du continent, l'expose aux influences des vents froids de la mer polaire ; au sud, le peu d'élévation du littoral de l'Atlantique et la plaine basse du Golfe du Mexique permettent aux vents chauds et humides des tropiques de pénétrer profondément jusque dans les régions du centre et dans les plaines de l'est.

Sous l'influence des vents extrèmes, le climat abonde en contrastes, fortes chaleurs l'été, froid intense l'hiver ; il se fait remarquer par l'absence de transition entre les saisons, par le passage brusque des grands froids aux chaleurs torrides.

A l'ouest, deux grandes chaînes de montagnes barrent le passage aux nuages apportés par les vents des océans : entre elles, le pays, tout en hautes montagnes et en plateaux élevés, présente un climat à caractère continental des plus marqués : les hivers y sont rigoureux, les étés fort chauds. « Dans ces régions soustraites à l'influence modératrice de la mer, dit RECLUS, les alternations du climat journalier présentent des extrèmes analogues à celles du climat annuel ; toutes les conditions s'y trouvent réunies pour produire chaque jour de grandes variations de température. La rareté des nuages, la teinte grise du sol aride facilitent l'accumulation de la chaleur dans les couches basses de l'atmosphère aux heures où le soleil est au-dessus de l'horizon. L'inverse se produit pendant les nuits où les mêmes causes activent au contraire le rayonnement. Le manque d'humidité dans ces terres «californiennes» est d'autant plus remarquable que les vents soufflent ordinairement de la mer et sont par conséquent chargés d'une quantité de vapeurs considérable ; mais en passant sur les plateaux et les déserts du bas Colorado, ces vents se réchauffent encore davantage, dissolvent une proportion de vapeurs plus forte et leur humidité ne se décharge en pluies que sur les montagnes de l'intérieur ».

Par contre le littoral du Pacifique abrité des vents du Nord et de l'Est par les Cascades Ranges et la Sierra Nevada, ne recevant que les vents du Sud-Ouest que lui amène le Kuro-Sivo du Pacifique équatorial, jouit d'un printemps perpétuel. En Californie principalement et dans l'état de Washington, les hivers ne sont jamais froids ni les étés brûlants ; le ciel est toujours pur C'est la meilleure terre d'acclimatement pour le Français.

On a prétendu que sous l'influence de ce climat aux contrastes violents, les Américains du Centre et de l'Est étaient en train de dégénérer et de périr lentement ; on a dit aussi que sous l'influence de la sécheresse de l'air, l'Américain de l'ouest avait perdu le tempérament robuste de ses ancêtres européens pour se transformer en un type maigre et nerveux, voué à la neurasthénie et à la dyspepsie.

Tout en reconnaissaut que le type américain de l'Est s'est transformé à son désavantage. que la proportion des dyspeptiques, des nerveux et surtout des neurasthéniques augmente chaque année, nous ne pouvons croire qu'il dégénère à ce point et surtout pour ces causes climatériques ; la transformation du type tient plutôt à des causes sociales : l'énergie, la principale force de l'Américain, traduite par une activité fébrile usant ses forces prématurément, est la cause de la fatigue nerveuse ; les repas pris trop rapidement et surtout l'abus des alcools, dont la consommation est plus grande ici que partout ailleurs, créent des troubles gastriques profonds.

Si l'on joint à cela, l'abus de la machinerie et en particulier de la locomotion mécanique qui supprime l'usage des muscles et que les sports n'arrivent pas à suppléer, on aura expliqué en certains points les causes de cet état morbide complexe dans lequel le surmenage mental habituel tient la plus grande part.

Les hivers rigoureux rendent le climat défavorable aux poitrinaires, la chaleur extrême des étés, d'autre part, est pour beaucoup dans l'énorme mortalité des enfants emportés par la diarrhée verte.

Mais ce que l'on peut reconnaître sans conteste, c'est l'heureuse influence du climat égal et doux sur le Californien du Littoral, dont le caractère est plus affable, plus simple et plus vif aussi ;

dont la gaieté est presque gauloise, la santé plus robuste et le teint magnifique (surtout chez la femme).

Hommes et femmes, en Californie, ont, en général, le type méridional de la France ou de l'Espagne.

Dans ce pays presque méditerranéen, les affaires sont faciles, la fatigue moindre ; le vin remplace les alcools frelatés du Nord ; les fruits de l'Europe et des tropiques, ainsi que les végétaux de toutes sortes y abondent ; partant, l'alimentation est plus saine.

DÉMOGRAPHIE

Grâce à l'immigration toujours plus grande et à une nativité progressive dans les contrées agricoles, les États-Unis voient à nouveau leurs populations s'accroître d'une manière rapide ; cependant, la densité n'est encore que de 10 habitants par kilomètre carré, alors qu'en Europe elle dépasse 39.

La race anglo-saxonne, la plus ancienne dans la colonisation des États-Unis, occupe encore le 1er rang, mais elle se voit jalousement envahir par des éléments nouveaux. Le nombre sans cesse croissant des gens de couleur lui paraît constituer un danger national, dont elle voudrait se défendre ; aussi cherche-t-elle, depuis quelques années, à entraver par tous les moyens l'immigration de certaines catégories d'individus, qu'elle considère, à tort ou à raison, comme de civilisation inférieure et qui pourraient compromettre le type ancestral.

Cette lutte de protectionniste ne se limite pas seulement au boycottage des asiatiques et des nègres ; elle s'étend aux Italiens du Sud, aux Croates, aux juifs de Russie, aux Hongrois, aux Polonais et aux Turcs.

Pourtant les peuplades du Sud et de l'Est de l'Europe forment déjà, aux États-Unis, des colonies compactes et prospères, et il ne serait pas impossible que la distinction intellectuelle et la délicatesse morale, que l'on rencontre actuellement dans les jeunes générations américaines, ne se ressentent pour beaucoup de la pénétration et de la fusion d'éléments latins dans la vieille population.

Quelles que soient les dispositions que prendra l'élément anglo-saxon aux États-Unis dans cette lutte de races, la victoire restera à l'invasion étrangère ; l'Américain, après quelques générations, ne se reproduit plus ; il est comme tous les peuples qui croient avoir atteint la perfection dans la civilisation et qui ont acquis une situation financière importante ; ils considèrent comme indigne ou contraire à leur bien-être d'élever un grand nombre d'enfants. Les doctrines malthusiennes ont pénétré dans la vieille population blanche des États-Unis ; l'augmentation de la population américaine vient de l'immigration de ces gens qui n'ont rien à perdre et chez lesquels aucun calcul n'entrave l'acte de la procréation.

La natalité est énorme aux endroits où récemment se sont établies les colonies allemandes, croates, russes et latines.

Mais une race plus redoutée encore et traitée avec mépris s'accroît d'une façon prodigieuse, malgré une immigration absolument fermée et une mortalité très grande : c'est la race nègre.

Le nombre des noirs était inférieur au million en 1800, actuellement on en compte 9 millions. Ils occupent en maîtres les superbes Etats du Sud-Est (Louisiane, Mississipi, Alabama, Floride, Carolines) au climat chaud, au sol fertile. Mais avec leur paresse, leur esprit futile accru par l'ivrognerie, ils constituent plutôt une plaie qu'un véritable danger.

Ils sont loin de ressembler à leurs frères noirs de nos colonies françaises ; ici ce sont des « Nègres Américains » à mentalité pervertie, au contact de la civilisation trop active des Etats-Unis, qui prennent tous les défauts et très peu des qualités du Yankee.

Un autre élément se dresse plus dangereux dans la concurrence économique, c'est l'Asiatique que la découverte des mines d'or de Californie introduisit pour suppléer à la pénurie des travailleurs de race blanche, et dont l'envahissement rapide et incessant semble constituer un véritable « Péril Jaune » toujours de plus en plus grand (leur nombre dépasse 200.000).

Les Célestes font baisser les taux des salaires et, n'ayant pas comme les ouvriers européens des besoins de bien-être à satisfaire, emportent leurs économies dans leur patrie ; ils deviennent, surtout depuis les récentes victoires nippones, un danger local et national.

Les Américains disent avec raison : — « Pourquoi laisserions-nous envahir nos terres par les Japonais, alors qu'il nous est interdit au Japon, d'acheter des terres et de faire librement du commerce! »

De plus on accuse les Asiatiques de propager la lèpre, ce qui n'est pas démontré, car la lèpre, bien loin d'augmenter aux Etats-Unis, semble s'éteindre avec ceux qui en sont porteurs.

Nous avons recherché en vain dans « China Town » et aux abords de San-Francisco, des cas d'Européens ayant contracté la lèpre au contact des Asiatiques ; nous n'en avons pu trouver aucun bien évident. Deux fils d'un Français, atteints tous deux de lèpre et signalés comme ayant été infectés au contact de Chinois, étaient les petits-fils d'une lépreuse originaire d'une de nos colonies françaises.

A notre avis, la lèpre s'éteint sur place aux Etats-Unis, même dans l'élément asiatique ; nous n'en voulons pour preuve que le rapport du Docteur GRUNSVALD au congrès de Buenos-Ayres en 1892.

Il en est de même pour les cas de lèpre importés avec l'immigration norvégienne. « Au Nord-Ouest de l'Amérique, les colonies norvégiennes, établies aux États Unis, comptaient en moyenne 60 lépreux.

Il n'y eut qu'isolement de lits et des services et comme règlement leur personnel bon sens pour assurer leur propre sécurité. Bien que le conseil de santé n'usât pas du pouvoir d'ordonner le strict isolement, la lèpre resta limitée aux émigrés, sans paraître chez les descendants pas plus que chez tout autre individu né dans les Etats-Unis » (Lancet March 26, 1892).

Il n'y avait à New-York que 5 lépreux en 1896.

         à Winnipeg que 7 lépreux (norvégiens) en 1883.

         dans le Minnesota, 5 lépreux (norvégiens) de 1870 à 1880.

         dans le Wisconsin, 4 lépreux en 14 ans.

         dans l'Illinois, 2 lépreux en 1870, et il n'y en eut plus depuis.

La non contagion dans le population blanche en Amérique nous semble réelle. C'est aussi l'avis du savant léprologue Zambaco-Pacha. « Les norwégiens lépreux, dit-il, émigrés aux Etats-Unis, ne propagent pas la lèpre et leurs enfants ne deviennent pas lépreux ».

Nous serions tenté, pour notre part, d'étendre cette remarque aux Asiatiques.

Quant aux Aborigènes, peuplades nomades vivant dispersées et mal armées, ils furent rapidement refoulés et détruits par la colonisation blanche. A mesure que l'envahisseur s'est avancé vers l'Ouest, que les terrains de culture ont empiété sur les prairies, que l'alcool est venu aider le fusil des spoliateurs, que la variole et les fièvres éruptives se propageaient dans les tribus, que les besoins de défense avaient groupées, les Indiens ont fini par n'être plus qu'une race infime, dégénérée, obligée d'accepter l'aumône de la vie dans une contrée inclémente, au centre des Montagnes Rocheuses. Il en reste à peine 300.000 qui se sont enfin mis à la culture et à l'élevage ; quelques tribus ont progressé en civilisation, les Creeks, les Choetaws et les Cherokees s'administrent bien ; ces derniers ont même un journal imprimé dans leur langue. Ils commencent à manufacturer la laine et le coton et exploitent depuis peu des mines de sel et de minerais divers.

ALASKA

A l'extrême-Nord du nouveau Continent, la Colonie d'Alaska possède un climat affreux dans l'intérieur des terres ; le thermomètre descend jusqu'à — 45°, et la moyenne annuelle de la température est de — 5°.

Mais les eaux tièdes du Kouro-Sivo viennent réchauffer toute la côte occidentale, permettant aux forêts de s'y développer ; c'est dans cette dernière région que s'est réfugiée la plus grande partie de la population formée de 70.000 habitants, dont 30.000 Européens, les autres, sont des Esquimaux, Aléoutes, Indiens et créoles.

Sitka la capitale, dans l'île Baranoff, jouit d'un climat relativement froid ; la température de l'hiver varie de — 10° à — 26°, cependant l'été trop court et trop chaud, apporte une température atteignant au mois d'août + 25°. Il y pleut environ 250 jours par an. Cette ville toute bàtie en bois est peu confortable, malpropre, humide et malsaine ; la *fièvre typhoïde* y est endémique ; *le rhumatisme*, *l'influenza*, les *catarrhes*, les *pneumonies*, les *pleurésies* sont avec la *phtisie* les maladies dominantes. On note quelques cas de *paludisme* dans la région de Sitka.

La *cariole*, introduite par les Russes en 1838, supprima la moitié de la population des îles aléoutiennes. La *lèpre* sévit chez les indigènes de Sitka avec une violence extrème ; c'est la forme nerveuse qui est la plus commune.

ETATS DU NORD ET DU NORD-EST

Le Maine, le New-Hampshire, le Vermont ont un climat sévère qui rappelle le bas Canada. Le Massachusett, le Rhode Island et le Conneticut sont plus salubres, les hivers y sont encore rudes, sujets à de brusques variations de température et en été la chaleur y est parfois intense. Le New Jersey, le Delaware, le Maryland et la Virginie jouissent d'un climat maritime aux hivers courts et aux étés jamais excessifs.

Plus en arrière dans les terres, des Etats de New-York et de Pensylvanie, ont un climat très variable d'un point à un autre, l'hiver y est long et très froid, et en été les chaleurs sont intenses, particulièrement à New-York, où les cas d'insolation sont fréquents. Cette année, le thermomètre montait, le 6 juillet à midi, à 35° à l'ombre, il marquait encore 26° à minuit.

La ville de New-York, la plus formidable des agglomérations américaines, 4.266.000 habitants est assez salubre ; son service d'hygiène, d'une extrème sévérité, est probablement le meilleur et le mieux organisé du monde, il ne coûte pas moins de 85 millions par an. Cette ville neuve, tracée au cordeau, avec ses rues vastes, possède de superbes parcs. Les appartements y sont disposés avec un tel souci du confort intérieur, et présentent des commodités inconnues de notre vieille Europe, qu'ils font oublier l'aspect disgracieux des immenses bàtisses New-Yorkaises, ainsi que la trépidation continuelle de l'affreux chemin de fer aérien qui ébranle le sol et remplit l'atmosphère de son éternel bruit de mécanique.

C'est surtout dans le quartier financier, à Wall Street, désigné par les Américains eux-mèmes du nom expressif de « *quartier de la congestion* » que ces gigantesques gratte-ciel (maisons à 20 ou 30 étages) présentent le maximum d'inconvénients. Les rues, bordées de ces falaises à pic, ont l'apparence de véritables boyaux au fond desquels le soleil ne pénètre jamais ; où le vent pendant l'hiver souffle en véritable tempête et où, l'été, la chaleur s'accumule et les transforme en fournaises.

A force de vouloir utiliser le terrain et regagner sur le ciel ce que l'on ne trouve pas en superficie, on a créé l'impossibilité de se mouvoir ; il est des endroits où la circulation devient impossible ; où l'air est irrespirable ; aussi, l'administration s'efforce-t-elle de mettre un terme aux inconvénients qui s'attachent à ce genre de construction. Elle cherche à donner de l'air ; en ce moment, on prolonge la superbe avenue de Riverside au dehors de la ville jusqu'à l'Ile de Manhattan, essayant de rejoindre le Central Park, par une série de jardins au centre même de la vieille cité. Ce sera bientôt la ville qui possédera le plus d'espaces libres et de verdure. Cependant les gratte-ciel et le chemin de fer aérien s'opposeront toujours à l'insolation des principales rues.

De nombreux Instituts et des collèges particuliers où l'on enseigne les diverses spécialités se rattachant à l'art médical, assurent avec le Colombia University, le Collège of Physician and Surgeons, l'hôpital Roosevelt, la Maternity Hospital et l'hôpital Bellevue, un centre d'enseignement médical des mieux ordonnés. Citons également la Rockfeller Institut, modèle du genre, l'hôpital Bellevue, bâtie en 1826, et complétée par l'Institut Loonis (avec ses nombreux laboratoires) est le 1er hôpital des États-Unis ; il peut disposer d'un crédit de plus de 500.000 fr. par an.

Tous les services de médecine et de chirurgie y sont réunis, à l'exception des services de maladies contagieuses qui se trouvent à North Brother Island.

La descriptions de ces services hospitaliers et de ces établissements d'enseignement a été donnée dans des ouvrages spéciaux ; il n'est pas possible dans cette étude de Géographie médicale de faire ressortir toutes les perfections que les Américains ont apportées à l'art de soigner les malades. Les services de chirurgie notamment sont incomparables.

Enfin le personnel infirmier est admirablement organisé ; c'est le seul pays au monde où ce personnel secondaire soit vraiment digne d'éloges.

Aux services hospitaliers, il faut ajouter l'Emergency Hospital (223 th street), le Governor Hospital, le Fordham Reception Hospital et la House of Relief, le New York hospital (le plus ancien et le second par son importance), le Saint-Luck's Hospital, le Presbyterian, Saint-Vincent, Saint-Francis, Saint-Joseph, le Mont Sinaï hospital (trop luxueux mais admirablement perfectionné quant aux exigences de l'hy-

giène moderne); le Womens hospital, Sainte-Elisabeth, l'hôpital
Français, de nombreuses institutions charitables, des asiles d'aliénés,
les hôpitaux des îles de la East River (charity hospital, spécial
hospital, etc.) et les hôpitaux flottants pour tuberculeux du 2° et
3° degrés.

LES ÉTATS DU SUD

La Caroline du Nord et du Sud, la Géorgie et la Floride ont des
côtes basses, sablonneuses, bordées de lagunes, et sont pour la plupart
des pays admirables, d'éternels jardins des tropiques, mais en
général insalubres. Le groupe des Etats riverains du golfe du
Mexique : Alabama, Mississipi, Louisiane et Texas ont un climat
subtropical, mais trop amollissant, la moyenne annuelle de la température est de 16°, avec des étés de 27° à 38°, et des hivers
de 5° à 10°.

En arrière de ce pays et plus dans les terres, on trouve des
plateaux tempérés et reposants avec des hivers de 2° à 5°, et des
étés de 23°.

Le long du Mississipi et de ses affluents, les températures sont
inégales, des vents froids y rendent le séjour dangereux, les
maladies catarrhales y sont fréquentes et le paludisme y fait de
nombreuses victimes.

« C'est le pays des oiseaux moqueurs, des lianes, des beaux
chênes, des bayous où dorment les crocodiles, des plantations de
coton et de canne à sucre, le pays des serpents et des fleurs »
(J. Huret). C'est aussi le pays des mouches et des moustiques, de
la malaria et de la fièvre jaune.

LES ETATS DU CENTRE

L'Ohio, cette vaste plaine ondulée qui s'incline au Nord vers le
lac Ecrié et au Sud vers les fleuves Ohio et Mississipi, a un climat
rude, cependant vers le Sud il devient plus tiède et plus salubre
(moyenne annuelle 11°, maximum 39°, minimum 7°).

L'Indiana, l'Illinois, le Michigan, le Visconsin, le Minnesota ont
un climat froid l'hiver, très chaud l'été, généralement insalubre. Le
Kentucky, le Tennessee, l'Arkansas, le Missouri, l'Oklohama, le territoire Indien, et le Kansas ont un climat plus régulier et doux,
avec ça et là des districts marécageux insalubres.

Le North et South Dakota, la Nebraska, l'Iowa ont un climat
relativement tempéré trop sec ; le ciel y est trop lumineux, c'est
un climat fatigant et excitant.

Le Montana, le Colorado, le Wyoming et le New-Mexico dans les montagnes Rocheuses ont un climat moins sec et plus tiède, en général tonique ; les hivers sont sévères dans les hauteurs, avec de nombreuses variations dans les vallées et les plaines.

LES ETATS DU PACIFIQUE

Sur le littoral, Washington, Orégon et Californie ; sur le plateau intermédiaire aux Rocheuses et à la chaine occidentale, l'Idaho, la Nevada et l'Utah ; enfin sur les plateaux presque désertiques vers la frontière mexicaine, l'Arizona.

L'état de Washington a un climat uniformément tiède dans la zone du littoral ; il est plus sec sur les plateaux de l'Est. L'Oregon entre deux chaines de montagnes, a un climat variable, doux et humide à l'ouest il a dans les montagnes de l'Est des hivers très froids et des étés torrides. L'Idaho, la Nevado, et l'Utah ont un climat continental aux saisons bien tranchées, très chaudes en été, très froides en hiver. L'air y est pur, souvent trop sec et chargé de poussières.

L'Etat d'Arizona continue jusqu'à la frontière mexicaine par ses plateaux presque déserts, une succession de climats secs et lumineux où les poitrinaires semblent renaître pour peu que l'on sache, à l'occasion, les diriger dans quelques unes des vallées tempérées et reposantes qui sont nombreuses dans le pays incomparablement pittoresque de la région du Grand Cañon du Colorado.

L'Etat de Californie est le paradis terrestre des Américains ; le climat y est doux et égal, l'atmosphère sèche et claire et la moyenne de température à San-Francisco est de 12°7 (maxima 37°5, minima — 1°).

L'été est la saison la moins chaude ; une brise de N.-O. souffle de juin à septembre pendant lesquels il n'y a aucune pluie ; mais la température remonte vers la fin d'août ; en septembre la chaleur est à son maximum et dure jusqu'en octobre, puis la brise du Sud amène des pluies de novembre à avril, c'est la saison la plus agréable. Mais en tout temps les soirées sont assez fraiches et l'on ne peut sortir sans un léger pardessus,

Cette « côte d'azur » présente des stations fleuries très fréquentées : Santa Clara, San José, Los Angeles et la Marseille américaine, San Francisco, ville cosmopolite si riche et si animée où la population française s'élève à près de 20.000 habitants. L'hôpital français qui avait échappé au terrible tremblement de terre de 1906 est admirable, et nous y avons rencontré nombreux médecins compatriotes.

PATHOLOGIE

Presque toute la pathologie européenne s'observe aux États-Unis ; toutefois, elle s'en distingue par la *fièvre jaune* qui y est encore endémique dans les États du Sud et sur les bords du Golfe du Mexique ; mais, depuis les découvertes de Finlay, une incessante campagne d'assainissement a été entreprise ; on espère ainsi que ce fléau sera rayé de la statistique de ces régions.

L'*alcoolisme* est général ; les classes riches n'en sont pas plus épargnées que les classes pauvres, et l'élément masculin n'en a plus le triste privilège, car les femmes dans les États du Nord-Est ne dédaignent pas le whisky, hypocritement insinué dans les nombreux et alléchants coktails.

Les attaques de *Paludisme* et de Choléra infantile y sont fréquents. et si l'on joint à cette énumération les *dyspepsies* et les *troubles neurasthéniques*. on a donné à peu près toute la liste des maladies qui distinguent la pathologie de ce pays, de la pathologie européenne. Enfin. il y aurait peut-être à rechercher si la *tuberculose pulmonaire* n'y revêt pas un caractère plus rapidement meurtrier qu'en Europe septentrionale.

On dit que le *Paludisme* est encore répandu dans tout le territoire des États-Unis et qu'il y est aussi dangereux qu'à la Guyane ; telle n'est pas l'impression que nous en rapportons, et si l'endémie atteint la généralité des territoires, il est certaines régions qui n'en comptent plus, dans la statistique annuelle, que quelques rares décès. Toutes les formes s'y rencontrent depuis la forme intermittente classique jusqu'à la *pernicieuse :* par contre, la forme cachectique y est rare et la *forme hématurique* demande à y être mieux étudiée.

Tout le long de la Côte Atlantique. au fur et à mesure

qu'on descend vers le Sud, les cas de mortes occasionnés par le paludisme l'emportent snr ceux déterminés par les autres maladies : ceci tient surtout à ce que ces régions étant de plus en plus chaudes à mesure qu'on descend vers le Golfe du Mexique, deviennent aussi plus marécageuses. C'est dans les « terres à cotons », terres inondées une bonne partie de l'année, que la malaria sévit avec le plus d'intensité et de gravité.

Dans le Nord, pays des Grands Lacs, les vastes étendues de terrains marécageux, les nombreux cours d'eau et les immenses forêts vierges, contribuent pour beaucoup à entretenir également l'endémie. Celle-ci atteint son maximum en mai dans l'État de Connecticut ; en juin dans celui de Maryland ; en juillet dans le Michigan ; en septembre dans le Mississipi, la Virginie et le Tennessee, et enfin en octobre en Louisiane.

Dans les États du Sud (Géorgie, Floride, Mississipi, Louisiane et Texas) on a surtout noté les accès à *formes congestives* et *hémorragiques*, particulièrement pendant les mois de juillet à octobre ; les *formes rémittentes* y sont, généralement dès le début, *compliquées de phénomènes bilieux* en dehors de tout accès de bilieuse hémoglobinurique.

Dans l'Ouest, Vallée du Sacramento, ce sont plutôt les formes compliquées et la *cachexie paludéenne* qui prédominent.

Mais c'est dans le Dakota, la Montana, l'Iowa, les vallées du Missouri et de l'Arkansas que le paludisme parait le plus meurtrier.

Enfin les formes *typho-malariennes* sévissent dans les vallées du Mississipi, du Potomac, de l'Ohio et du Chickasawhy Rivers.

Une autre affection épidémique, bien curieuse et encore peu connue, s'observe dans le Montana, dans l'Idaho, le Wyoming (à Fort-Bridger 700 pieds d'altitude), dans l'Utah (à 475 pieds d'altitude au camp Floyd) et dans les districts élevés de la Californie, de la Nevada et du Colorado, pendant la saison chaude : c'est la *fièvre des Montagnes «mountain fever»* à mortalité très élevée. Pour certains, elle serait provoquée par un hématozoaire totalement différent des Plasmodies de Laveran. D'autres auteurs ont voulu la rattacher à une *piroplas-*

mose transmise par les tiques : mais, d'après les renseignements que nous avons pu nous procurer lors de notre séjour dans la Nevada. nous sommes porté à croire qu'il s'agit là d'une forme particulièrement grave du Paludisme : de plus. la quinine à haute dose, quand elle est administrée dès le début, paraît donner les meilleurs résultats.

La *fièvre typhoïde* fait des victimes sur tout le territoire américain ; mais elle est endémique. surtout dans les grandes villes de la Côte atlantique (New-York, Philadelphie. Boston. Baltimore) ainsi que dans les villes situées au bord des Grands Lacs (Buffalo, Chicago, Cleveland) ; les particularités qu'elle présente dans ces contrées sont les suivantes : la constipation est la règle, et la pneumonie la complique souvent.

Elle est plus fréquente dans les États du Nord et du Centre que dans les États du Sud.

La *dysenterie* se rencontre par ordre de fréquence dans la région des Grands-Lacs. Utah. Kentuchy, Californie, New-Mexico, Orégon, Washington, New England, New-York, Centre Ouest. Alléghanys. Sud Atlantique, Texas, Floride et États du Golfe du Mexique.

La *fièvre récurrente* n'y est pas inconnue ; mais elle n'a jamais une grande extension. Les épidémies de *diarrhée*, y compris la *dysenterie*. font à chaque instant leur apparition surtout dans les grands centres ; la population blanche paie un plus lourd tribut que la population noire.

Le *choléra infantile* est très meurtrier. surtout en juillet, et cela en dépit des soins les plus assidus et d'une alimentation généralement bien comprise.

La *diphtérie* est peut-être plus fréquente qu'en Europe ; les régions qui en souffrent le plus sont surtout celles situées au Nord, notamment le Maine. la Pensylvanie. l'État de New-York. le Vermont et tous les Etats riverains des Grands Lacs ; puis, à un degré moindre, l'Iowa et les États du Nord-Ouest. le Washington et l'Orégon ; ceux qui sont moins éprouvés sont : la Nevada. la Californie, l'Arizona, le New-Mexico et le Texas ; il y aurait peu de cas dans l'Ohio et le Mississipi.

L'*érysipèle* se développe parfois avec des allures épidémiques très meurtrières ; depuis 1826, on compte plus d'une centaine de ces épidémies, et les régions les plus éprouvées furent, dans l'Est et le Centre, les États de New-York, de New-Jersey et de *Pensylvania*, l'Ohio, l'Indiana, l'Illinois, le Michigan, le Wisconsin, le Missouri et le Minnesota.

De fréquentes épidémies d'*influenza* visitent chaque année le territoire ; il en est de particulièrement mortelles.

La *dengue* s'observe sur tout le littoral du golfe du Mexique et même jusqu'à Philadelphie.

Le *tétanos* est endémique principalement dans la population noire des États du Sud et tout le long du Mississipi et de ses nombreux affluents ; c'est pendant la saison chaude, de juillet à octobre, qu'il occasionne la plus grande mortalité.

Dans ces mêmes régions, on a noté quelques épidémies de *méningite cérébro-spinale*, plus spécialement dans les troupes nègres.

La *scarlatine* présente les mêmes formes qu'en Angleterre, et la plus grande mortalité se produit aux mois de novembre, décembre et janvier ; c'est surtout la population du Nord-Est qu'elle atteint.

La *rougeole* est principalement meurtrière en mars, avril et mai ; en 1880, elle fit de très grands ravages dans les vallées, le long du Missouri et dans les régions basses de l'Ouest.

Dans un pays aux hivers si rigoureux, il n'y a rien d'étonnant à ce que *le rhumatisme* soit à tout instant observé : toutes les régions du Nord, de l'Est et de l'Ouest souffrent de ses atteintes. Les pays chauds du littoral mexicain ne sont même pas épargnés, il y serait même plus fréquent.

La *fièvre ondulante* s'observe de temps à autre dans la vallée du Mississipi notamment.

Il en est de même pour les *affections catarrhales*, particulièrement les *bronchites*, les *pneumonies* et les *pleurésies*, auxquelles succède fréquemment la *tuberculose pulmonaire*. Les territoires qui accusent la plus grande mortalité par la *phtisie* sont les États du Nord, les plaines du Kentucky et toute la région Ouest du Tennessée (plus particulièrement le long du cours de la rivière Ohio) : les plaines du Texas et du Kansas, les régions froides du Nebraska, la partie O. du

Dakota. les Cordillères. le littoral du golfe du Mexique sont moins touchés. La population noire est. comme en Afrique, très sensible à la *pneumonie*.

Les *maladies de cœur* sont partout fréquentes, au Nord. elles compliquent le rhumatisme, tandis qu'au Sud, au rhumatisme vient s'ajouter la malaria.

La *lèpre*, comme nous l'avons déjà dit plus haut. se développe peu dans ce pays ; elle tendrait plutôt à rétrocéder, et les quelques cas observés chez les émigrants d'origine scandinave ou chinoise. s'éteignent sur place : c'est à peine si l'on peut relever 4 ou 5 cas d'enfants lépreux.

A New-York. malgré la grande affluence des émigrants. le nombre des lépreux est de beaucoup inférieur à celui de Paris.

Dans le Minnesota. le Wiscontin. l'Iowa et le Nebraska. les quelques lépreux qu'on peut y rencontrer sont des émigrants ayant contracté leur affection en Norwège. En Californie. les lépreux sont également des adultes asiatiques pour la plupart. En Louisiane. il y aurait un foyer lépreux assez important dans la population nègre ; on ne peut pas faire intervenir ici le rôle de l'émigration qui est absolument fermée ; on est bien forcé d'admettre un foyer endémique actif. La contagion y a été maintes fois observée ; cela n'a rien d'étonnant dans un tel milieu si dédaigneux des règles de l'hygiène, où les mariages consanguins sont constants et, où par suite. l'hérédité offre un terrain tout préparé à la contagion.

La *fièvre jaune*, qui s'était établie à l'état endémique, dans les superbes régions riveraines du Golfe du Mexique est-elle définiment disparue ? La Nouvelle-Orléans était encore, il y a peu d'années, la ville la moins salubre des États-Unis.

Les épidémies de *variole* sont fréquentes dans la race indienne et la race noire. la vaccination étant presque impossible à pratiquer chez eux.

Depuis 1832. le *choléra*, transporté d'Angleterre à Québec par des émigrants irlandais, s'est propagé dans de nombreux ports américains, jusqu'au Pacifique à l'Ouest et au Golfe du Mexique au Sud (toujours d'importation).

Le *cancer* n'est pas plus fréquent qu'en France, il s'observe surtout dans les régions froides ou tempérées.

Le *goître* endémique et le *crétinisme* se rencontrent sur les bords de la baie d'Hudson et du lac Érié, dans le Maine, le Connecticut, le Massachusett et la Pensylvanie, dans nombreuses localités montagneuses, notamment les vallées des monts Appalachians, Alléghanys, dans les montagnes rocheuses, dans le bassin supérieur du Rio Grande del Norte et sur le versant californien de la Nevada.

Le *Frambœsia* aurait été signalé comme assez fréquent aux États-Unis ; cela demande de nouvelles recherches ; nous croyons qu'il s'agit, dans les cas observés en Caroline, de lésions syphilitiques.

L'*aïnhum* existe dans les races colorées des États du Sud.

Indiens. — Les Indiens souffrent moins du *Paludisme* et de *Pneumonie* que les nègres et les blancs : ils payent un lourd tribut aux *maladies diarrhéiques*, particulièrement à *la dysenterie* et à la *fièvre typhoïde*. Ils sont très sensibles au *rhumatisme*. La *variole* les a terriblement éprouvés ; actuellement, ils refusent encore pour la plupart à se laisser vacciner. La *rougeole* et la *tuberculose* contribuent également à accroître parmi eux une mortalité toujours très élevée.

Les Indiens présentent de nombreux stigmates de *scrofule* et de *syphilis*. Le *cancer* semble n'avoir jamais été observé dans les tribus des réservations. La *morsure des serpents* occasionne de nombreuses morts, surtout dans les pays de l'Ouest et du Sud.

Tout le long du littoral atlantique, des *poissons vulnérants* et *toxicofores* y sont signalés : l'acanthure chirurgien (Golfe du Mexique et Floride), le talassophrine maculosa sont les plus dangereux par leur piqûre, qui produit d'atroces douleurs accompagnées de vomissements, de défaillance et de gangrène.

Le méron, le mésoprion, la grande bécune, le scorpène, le tassard, le hareng de la Martinique, la fausse carangue sont vénéneux lorsqu'ils sont consommés, même à l'état frais.

Enfin, il convient de signaler une maladie parasitaire qui tend à envahir les États-Unis et être une menace même pour l'Europe. C'est l'*Anémie cermineuse*, analogue à notre anémie des mineurs. Elle est produite par l'*Ankylostome Nécator* ; endémique dans les États de Géorgie, Floride, Virginie, Caroline du Nord et du Sud. On y signale également l'*hémato-chylurie*.

En octobre 1907, une épidémie de *peste bubonique* aurait occasionné 80 décès environ à San Francisco.

LE MEXIQUE

C'est le seul État véritablement indien de tout le Nouveau-Monde ; sur 14 millions de sujets, on compte au moins 12 millions d'Indiens Peaux-Rouges ; le reste est surtout composé de créoles espagnols.

A l'encontre de la généralité des terres habitées du globe, ici c'est la montagne qui possède le plus d'habitants ; ceux-ci fuient les régions basses, pour la plupart humides et très malsaines. Ce pays montagneux a la plus grande partie de ses terres tempérées salubres à des altitudes de 1.000 à 2.000 mètres.

En venant des États-Unis, dès que l'on a franchi la station frontière, le contraste est frappant ; d'un côté El Paso, ville américaine commerçante, propre, active, peuplée, aux avenues larges et gaies, aux habitations confortables ; passé le pont du Rio del Norte (fleuve misérable en été, au lit trop large toujours vaseux, avec un tout petit filet d'eau au centre) c'est la ville mexicaine de Ciutad Juarez. Celle-ci est pauvre, avec ses rues étroites, tortueuses, à peine pavées ; ses maisons fabriquées en adobe (terre sèche), ses boutiques sombres, toujours en désordre, sa place sordide et poussiéreuse avec une église délabrée tout au fond. L'intérieur des habitations est, en général, très sale, le sol y est fait de terre sèche, impossible à nettoyer, la moindre goutte d'eau répandue y formant de la boue.

Pour la première fois, on voit des Mexicains du peuple, ils semblent incarner la misère et la paresse : leur figure brune est triste, leur corps grêle aux mouvements lents est enveloppé dans des espèces de couvertures multicolores ; les hommes portent sur la tête un énorme chapeau à larges bords (sombrero) surmonté d'une calotte qui le fait ressembler à un pain de sucre ; des pantalons de cuir élargis à la base et des sandales nouées aux chevilles par des lanières leur font des pieds d'éléphant. Les enfants et les femmes bronzés sont affublés de vêtements de couleurs voyantes, la tête est généralement nue ou couverte d'un châle, quelques jeunes filles portent une fleur dans des cheveux noirs, luisants de graisse.

L'hygiène et la propreté ne sont pas les qualités essentielles de l'Indien mexicain : le Rio del Norte est si souvent à sec que, pour sa toilette, l'habitant de ses rives semble pouvoir se suffire de quelques gouttes d'eau limoneuse recueillie à même du fleuve dans le creux de la main : aussi les affections parasitaires sont-elles fréquentes sur la peau colorée de ces Indiens paresseux ayant puisé leur éducation hygiénique à l'École de la vieille Espagne !

Les formalités de la douane accomplies, le train roule à une altitude qui varie de 1100 à 2000 mètres, sur un vaste plateau triangulaire, sec, aride et monotone; les « remolinos » ou trombes de sable impalpable, tourbillonnent dans l'air, formant des dunes mouvantes d'une aveuglante blancheur qui se succèdent dans ce désert où seules quelques Cactées (Yuccas, Organos et Agaves) peuvent pousser.

A droite et à gauche, les chaînes de montagnes, la Sierra Madre du Pacifique à l'ouest, et celle du Golfe du Mexique à l'est, limitent l'horizon. La Sierra Madre occidentale s'incline rapidement et plonge presque toujours son pied dans les flots du Pacifique ; la Sierra orientale, aux pentes également rapides et aux gorges profondes, est séparée des eaux du Golfe du Mexique par une bande étroite de terres alluviales, basses et marécageuses.

Aux approches de Mexico, les deux chaînes de montagnes se rapprochent et les difficultés du terrain deviennent plus nombreuses ; le chemin de fer continue à monter et à descendre continuellement à travers de hauts plateaux riches en minerais argentifères, de vastes plaines sillonnées de beaux champs de maïs, d'orge et de froment, auxquelles succèdent de fertiles vallées et de profonds ravins. Cette zone, située entre 1800 à 2500 mètres, est celle des « terres froides » ; la végétation y est plus diversifiée et la population moins clairsemée. C'est au centre de cette région qu'est bâtie Mexico, la capitale, à 2.270 mètres d'altitude, sur le plateau d'Anahuac où dorment des lacs encaissés dans une ceinture de volcans aux pics neigeux, le « Popocatepelt » (5420 mètres) et « l'Ixtaccihuatl » (4700 mètres).

Dès lors, c'est la descente vertigineuse le long des flancs des massifs montagneux, au-dessus des précipices, au milieu des sites les plus grandioses, pour aboutir aux terres luxuriantes de la « région tempérée », placée entre 1000 et 800 mètres. Puis, c'est la forêt vierge avec sa température humide et lourde des « terres chaudes » jusqu'au littoral où s'élève la Vera-Cruz, au milieu des Medrano (savanes et marais).

Le climat, à ne considérer que la latitude, devrait être à peu près partout tropical, mais l'altitude vient en corriger les effets ; aussi rencontre-t-on de la mer aux plateaux montagneux quatre zones de climats : à l'ouest et à l'est, les zones côtières ou « Tierras Calientes » 30 à 32°, humides et malsaines ; ensuite, de 1000 à 2000 mètres, les « Tierras Templadas » à température presque constante, variant entre 23 et 25° ; puis les « Tierras frias » jusqu'à 2 500 mètres, au climat salubre et agréable, à température égale, ne dépassant guère 15 à 17°, où l'on ne souffre du froid que quand soufflent les vents du Nord.

Enfin sur le grand plateau du Nord « Bolson de Mapimi », la bande nuageuse du pot au noir étant arrêtée par les chaînes de montagnes bordières, la pluie est rare, le climat trop sec, l'été a des températures moyennes de 32 à 34°, et l'hiver de 14 à 12°.

La ville de Mexico, à 2270 mètres, est dominée par le Popocatepelt et l'Ixtaccihualt, et entourée des lacs Tezcuco et Xochimulco réputés dans les récits de nombreux voyageurs comme insalubres. Cette réputation n'est pas méritée, et les épidémies de typhus ont une origine qu'il faut rechercher ailleurs que dans le voisinage des lacs.

La population de cette ville est de 658.740 habitants ; le climat y est chaud en été 30°, il y pleut alors pendant trois mois, tous les jours, et cela presque toujours à la même heure (4 heures du soir). En hiver, la température descend parfois à — 10° de 4 heures à 6 heures du matin seulement. L'acclimatement y est assez difficile au début, à cause de l'altitude, et nombreux habitants du littoral qui viennent à la capitale ne peuvent s'y habituer, ils sont pris de congestions et d'hémorragies.

Le centre de la ville, les environs du Paseo de la Reforma et de l'Alameda, sont des endroits très agréables, très propres ; le service de la voirie y est irréprochable. Une eau d'excellente qualité est, après avoir passé dans des masses filtrantes très bien combinées, distribuée à domicile au moyen d'une canalisation qui l'amène de l'aqueduc de Chapultepec.

Les maisons en briques blanchies à la chaux, avec cour intérieure et galerie du style espagnol, et celles bâties récemment à l'européenne, sont confortables ; mais il n'en est plus de même dans les faubourgs et dans les districts environnants : des cloaques infects faits d'immondices accumulés autour des marchés et des habitations empestent l'atmosphère, rendant plus misérables encore les logis du populaire, logis en torchis plus ou moins blanchis extérieurement, crasseux à l'intérieur, n'ayant pour la plupart qu'une ouverture servant à la fois de porte et de cheminée.

Tous les membres d'une famille couchent là pêle-mêle dans une promiscuité déplorable, véritables nids à tuberculose et riches milieux de culture pour les parasites végétaux et animaux de toutes sortes qui y pullulent.

Quand on a visité de telles habitations, on ne peut plus être étonné que le typhus exanthématique, véritable fléau de Mexico, se soit installé à l'état endémique. La commission d'hygiène cherche en vain le moyen de débarrasser la capitale de son terrible typhus, elle n'y parviendra qu'en rasant le quart au moins des habitations de ses faubourg. Il y a assez de capitaux dans ce riche pays pour organiser les maisons économiques et hygiéniques, comme on les fait actuellement en Europe.

Les hôpitaux sont nombreux (Conception Beistigui, Divin Sauveur,

Jesus Nazareno, Juarez, la Casa de Maternidad, La Cuna et hospital Morelos ; San Andres et San Hipolito ont été déjà désaffectés). Mais la plupart sont plutôt des foyers d'épidémies, des bâtisses sordides peu dignes d'un grand pays comme le devient de plus en plus la République Mexicaine.

Le Dr Luciaga, le savant directeur du service d'hygiène, vient d'y créer une merveille, il a fait construire un hôpital général, l'un des plus beaux du monde, où le confort le plus moderne rivalise avec les services les mieux organisés. Ce vaste hôpital remplacera tous les vieux bâtiments qui seront bientôt démolis.

Il existe divers instituts de bactériologie, dont un très bien aménagé, celui du Dr Mojaras. Citons encore le superbe hôpital militaire et l'hôpital Chérubini pour les contagieux.

L'École de Médecine est très prospère ; de nombreux médecins mexicains exercent dans la Capitale, ainsi qu'une vingtaine de praticiens français, américains et allemands.

Il y a une société de bienfaisance franco-suisse très bien organisée, qui possède une maison de santé pour ses malades. Les Américains, les Anglais, les Espagnols et les Italiens ont des établissements analogues. En pharmacie, ce sont surtout les spécialités françaises qui ont la faveur du public.

La moyenne de température à Mexico est de 17° ; en hiver, le thermomètre peut descendre à 10°, mais exceptionnellement ; la température habituelle de cette saison est de 3°, sans jamais dépasser en été 26° à l'ombre. Les autres États montagneux sont pour la plupart salubres et ont un climat tempéré ; il faut descendre à la côte du golfe de Mexique pour y trouver les centres de grande endémicité de paludisme et de fièvre jaune. Sur le littoral pacifique, les villes sont rares ; elles ont aussi un climat tropical, mais la fièvre jaune n'est pas endémique et le paludisme y est moins grave.

Sur le Golfe du Mexique, la Vera-Cruz s'assainit ; la mortalité moyenne n'y est plus que de 26 0/00, alors que jadis, ce port avait la triste réputation d'être le plus grand foyer de fièvre jaune des États sud-américains ; lors de notre passage, en février 1907, il n'y avait que 7 cas à l'hôpital.

La ville, 36.000 habitants, possède plusieurs hôpitaux assez bien aménagés, des rues nouvellement pavées et un lazaret tout récent. Il existe sur le port un établissement, dépendant du service de la santé, pour la désinfection des marchandises et effets des immigrants, avec des chambres pour malades, des étuves à vapeur, etc.; nous ne croyons pas que l'emplacement soit bien choisi, car il n'est séparé de la ville que par une plaine encombrée de matériaux du port, de détritus nombreux, et nous y avons vu des rats en abondance et des nuées de moustiques. Viennent des marchandises d'un navire ayant la peste, ou une autre épidémie à bord, ces rats et autres agents de propagation du fléau transporteront les germes jusqu'au cœur de la ville. Ce local eût été mieux placé sur l'une des îles qui se trouvent à l'entrée du port et où il existe déjà un lazaret.

Dans l'intérieur de la ville, le service de la voirie est négligé ; il est fait surtout par les vautours (Zofülotes aura) qui traînent les détritus un peu partout, pouvant ainsi disséminer les infections.

La température moyenne est de 25° (max. 36° et min. 18°). En été, on souffre horriblement d'une chaleur humide et de la piqûre des moustiques.

Plus au Sud, sur le Golfe de Campêche, Tlacotalpam et nombreux petits ports sont très malsains ; on ne peut se défendre contre les moustiques et insectes de toutes sortes ; c'est pourtant une région des plus jolies avec des sites magnifiques, au milieu d'une végétation tropicale. Dans cette zone, on rencontre non seulement le plus de paludisme, mais encore le vomito negro, la lèpre et l'éléphantiasis ; il en est de même pour les États de Tabasco et Yucatan. Ce dernier souffre particulièrement de la fièvre jaune, du paludisme, de la dysenterie et surtout de la phtisie incomparablement meurtrière.

Si l'on quitte la côte du Golfe du Mexique, après avoir traversé les plaines de sable et les marécages qui forment la campagne veracruzienne, on arrive à Médelin, petite bourgade verdoyante et charmante, lieu de villégiature des habitants de Vera Cruz. Tout autour, les collines de 500 à 800 mètres sont encore en terre caliente, les moustiques pullulent et la fièvre jaune s'y montre de temps en temps; mais plus haut, vers Orizaba, jolie petite ville de 50.000 habitants, dans une plaine fleurie, au milieu de nombreuses plantations, c'est la terre tempérée où l'on commence à mieux se porter.

En partant de Mexico pour Vera Cruz, le train se dirige sur Puébla, mais tout d'abord, c'est San Juan Teotihuacan, au milieu des champs d'agaves ; ensuite Soltepec à 2.508 mètres, puis la ligne descend en pente douce jusqu'à Puébla à 2.162 mètres ; tout le long du parcours la massive montagne fumante, le Popocatepelt et l'Iztaccihnatl, tous deux couverts de neiges éternelles, dominent de leur majestueuse blancheur un paysage très pittoresque.

Puébla, avec ses 100.000 habitants, l'une des plus belles villes du Mexique, est aussi salubre que propre, sous un climat fort agréable; des sources sulfureuses jaillissent dans les plaines fertiles qui l'environnent.

De Puébla, la descente est vertigineuse, effrayante même, au milieu d'un paysage féerique, à travers des tunnnels longs de plusieurs kilomètres, sur des rails perchées au sommet de crêtes aiguës à 2400 m. le long des parois du rocher, en véritales nids d'aigles, puis le train passe sur des ponts les plus hardis au-dessus d'abimes insondables, de précipices au fond desquels bouillonnent les torrents, pour arriver à Orizaba, qui n'est plus qu'à 1200 m.. et dont la température moyenne est de 16°.

PATHOLOGIE

Deux époques de l'année sont principalement à craindre : 1° la saison des ramolinos, de janvier à mars, caractérisée par les grands vents et les trombes de poussière, pendant laquelle il y a une aggravation manifeste de toutes les maladies en cours ; 2° celle de septembre à décembre où sévissent des *pneumonies* très graves qui ne cèdent qu'à la quinine. Ces *pneumonies* ne sont pourtant pas d'origine paludéenne, puisqu'on les rencontre même dans les agglomérations montagneuses où les moustiques sont inconnus ; nous inclinerions plutôt à leur supposer une origine grippale à forme particulièrement virulente.

A part quelques grandes villes comme Gualadalajara, Puébla et Orizaba, les Européens qui vont coloniser, ont peu de régions où l'acclimatement leur soit facile, les conditions de milieu étant très différentes de celles de l'Europe : dans les régions cotières ils éprouvent des difficultés du fait d'un climat tropical et humide et dans les montagnes, du manque d'oxygène et tous les accidents de l'*anoxémie*. Enfin, quelle que soit la région où ils habitent, ils payent chacun leur tribut à des maladies asthéniques dont la plus commune, l'*anémie*, qui atteint indistinctement tous les individus.

Les Métis et les Indiens, s'ils résistent mieux que les Européens à la *fièvre jaune* et à l'*anoxémie*, sont par contre plus sensibles aux diverses *affections respiratoires*, telles que les *catarrhes bronchiques*, les complications de la *grippe*, les *pneumonies lobulaires* qui aboutissent chez la plupart à la *tuberculose pulmonaire*

Cette dernière revêt une forme à évolution rapide, du fait du climat congestif des hauteurs ou de la grande humidité du climat côtier. C'est surtout dans le Yucatan qu'elle paraît la plus meurtrière.

Dans les montagnes (comme à Mexico) les maladies prennent un caractère inflammatoire à forme *typhoïde* se localisant surtout au système respiratoire et digestif : les *entérites catarrhales* et les *hépatites* (amibiennes et autres) reconnaissent comme facteurs aggravant les changements brusques de la température nocturne. L'*albuminurie* et le *diabète*, y sont fréquents et semblent liés à un défaut de combustion. provenant de l'abaissement barométrique.

La *variole noire* et le *typhus exanthématique* sont observés à l'état endémique, la *diphtérie* est plutôt rare sur tout le territoire ; elle ne se montre sous forme d'épidémies que dans les districts montagneux. La *scarlatine*, la *rougeole*, comme la plupart des *fièvres éruptives*, empruntent également aux complications congestives, leur caractère de gravité (1).

Sur le versant et dans les vallées, le *rhumatisme* atteint la majorité des habitants, de même le *goître* et quelques cas de *géophagie* y sont signalés, et plus spécialement dans les états méridionaux. Le *crétinisme* serait plus fréquent dans l'état de Tabesco.

La *scrofule* et les *maladies vénériennes* sont partout aussi communes qu'en France ; mais mal soignées, elles présentent des accidents plus graves : cependant les manifestations parasyphilitiques, telles que le tabès et la paraysie générale y sont rares.

Dans toutes les provinces maritimes, surtout le littoral du Yucatan et de Véra-Cruz, de sérieuses épidémies de *dysenterie*, de *variole* y sévissent généralement en mai avec une très grande intensité, occasionnant une forte mortalité, d'autant plus que la vaccination, rendue obligatoire depuis 1880, ne peut y être appliquée, la population indienne cherchant par tous les moyens à s'y soustraire.

L'*hématochylurie* et l'*éléphantiasis* règnent dans toutes les régions qui avoisinent le Golfe de Campèche ; c'est aussi dans ces contrées qu'on trouve le plus de *lépreux*. Enfin, dans les États du Sud. surtout dans celui de Guerrero, le *mal del*

(1) Dans la partie montagneuse, la scarlatine frappe aussi bien les indigènes que les blancs : dans certaines tribus indigènes, elle aurait même occasionné jusqu'à 1 5 du nombre total des décès.

Pinto est tellement commun que dans beaucoup de villages il est des familles entières dont tous les membres sont diversement colorés, les uns en rouge, les autres en bleu ou blanc, à tel point qu'on pourrait croire à des tatouages savants si l'on n'en était prévenu.

Lors de notre passage à Manzanillo, en 1907, la *peste* avait infesté ce port, mais l'épidémie fut rapidement enrayée ; de même la *rage*, qui pourtant est exceptionnelle dans les pays équatoriaux, existait pendant notre séjour à Mérida dans le Yucatan.

Sur la côte du Golfe du Mexique, le *tétanos* se montre avec une telle intensité d'octobre à mars, qu'à Vera-Cruz les opérations sont rendues impossibles, même avec les soins d'asepsie la plus minutieuse ; il faut alors profiter de l'époque où soufflent les vents du Nord pour opérer, pendant qu'il y a le minimum de paludisme, de fièvre jaune et de tétanos.

Depuis Vera-Cruz jusqu'à Tabesco, le *paludisme* revêt, de novembre à février, des formes tellement foudroyantes que la température du corps monte d'emblée à 42° et même 45°, les sueurs sont à ce point profuses qu'elles transpercent les matelas, la diarrhée devient si intense que le choléra seul peut lui être comparé.

Il n'y a que les injections intra trachéales de quinine qui arrivent à combattre ces accès pernicieux (on se sert pour cela d'une solution au 1/10°, et on injecte goutte à goutte un centimètre cube dans la trachée, en piquant celle-ci immédiatement au-dessous du cartillage cricoïde).

Enfin, c'est encore dans ces parages qu'on rencontre les « *Colmoyodes* », sortes de petits moustiques, qui passent à travers les moustiquaires les mieux faits, percent la peau et même le cuir des animaux pour y déposer leurs œufs.

Le ver macaque se présente fréquemment au Mexique.

Le Pulque, boisson nationale des Mexicains, est une sorte de bière laiteuse faite de la sève fermentée de l'agave ; son goût n'est pas trop désagréable au début de la fermentation, mais son odeur devient repoussante à mesure qu'il vieillit. Il passe pour stomachique, ce qui est peut-être vrai pour les personnes de la haute société qui le consomment assez frais sans en faire un usage immodéré : mais dans le peuple qui en abuse, il occasionne des *gastrites* et *un état d'abrutissement plus profond que l'alcool* : on lui attribue les *affections hepatiques* si fréquentes dans ce pays (cirrhose athrophique notamment).

Dans les quartiers populeux de Mexico, c'est une véritable horreur de passer devant une Pulqueria (sorte de débit, de bar, où se vend cette boisson). Il en sort une odeur écœurante, les ivrognes hommes et femmes tombent sur le trottoir, la face congestionnée, les yeux hagards, sanglants, donnant l'impression de folie. La police, qui est faite militairement à Mexico, à tôt fait de soustraire ces malheureux aux regards désagréablement étonnés du voyageur, mais ces mêmes spectacles se renouvellent si fréquemment que la pénible impression de ce vice populaire en reste fixée à jamais.

Citons enfin, dans la population indienne de certains districts du Nord, l'usage d'une boisson fabriquée avec le peyote, cactacée de petites dimensions qui croit en abondance dans les hauts plateaux ; cette boisson détermine, chez ceux qui en usent, une ivresse avec surexcitation très vive, des visions colorées souvent effrayantes qui poussent aux crimes ; l'ivresse dure trois jours environ pour faire place à une tristesse profonde.

Gavino, de Mexico, a communiqué de Madrid (1898) les recherches qu'il a faites sur une affection de la peau qu'il appelle *maladie des taches*. Cette maladie s'observe chez les enfants de 4 à 5 ans au Mexique, dans les pays d'altitude où l'on cultive le riz. Elle est caractérisée par des taches d'un bleu foncé qui naissent aux points où la peau est soumise aux frottements des organes génitaux. Les taches augmentent lentement et, au bout de quelques années, deviennent franchement blanches. L'auteur a isolé un bacille sporulé qu'il croit spécifique. »

Les *carcinomes* sont assez rares : mais les *sarcomes* plus fréquents.

Les *crotales* et autres *ophidiens* occasionnent de nombreux accidents

YUCATAN ET CENTRE AMÉRIQUE
(BELIZE ET LES RÉPUBLIQUES)

Le Honduras britannique est inclus dans la presqu'île mexicaine du Yucatan, elle en a la pathologie et la climatologie.

Bélize, sa capitale, est une ville mal située au point de vue sanitaire, mais très proprement entretenue. Les environs sont marécageux et très insalubres, les moustiques et l'atmosphère constamment humide et chaude y rendent le séjour pénible ; cependant la température moyenne n'est que de 27° et ne dépasse guère 30° en été.

Si les Anglais veulent jamais rendre leur Colonie salubre, il leur faudra abandonner l'emplacement de Belize et se fixer dans les vallées fertiles et tempérées du Sud. Dans cette région légèrement montueuse, riche en minerais et en productions agricoles, les Colons pourront y prospérer et jouir d'un climat délicieux.

TERRE CALIENTE DE L'AMÉRIQUE CENTRALE

Ce qui a été dit pour la terre caliente du Mexique, peut se répéter pour toute l'Amérique centrale jusqu'à Panama. Le Guatemala, le Salvador, l'Honduras, le Nicaragua et le Costa Rica, peu colonisés à cause de la fréquence de leurs ouragans, de leurs éruptions volcaniques et des tremblements de terre, possèdent sur les côtes un climat chaud et humide, et dans les vallées, des régions tempérées, salubres et productives à l'excès.

La population se porte de préférence sur le versant Pacifique, et partant plus salubre ; on y trouve des plateaux délicieux qui ne connaissent jamais la terrible fièvre jaune ni le paludisme.

Le versant Atlantique présente une humidité très pénible : ses côtes basses, encombrées de lagunes, couvertes de forêts vierges et pourtant si riches en caoutchouc et en minerais de toutes sortes en font, en maints endroits, un foyer de mort ! Le *paludisme*, les *dysenteries* et la *fièvre typhoïde*, la *phtisie galopante*, le *rhumatisme*, la *pneumonie*, les *affections catarrhales inflammatoires* sont, avec la *lèpre*, les maladies dominantes.

Des épidémies de *variole*, de *scarlatine*, de *rougeole* et de *coqueluche* se montrent de temps en temps.

La *Dengue* est endémique dans l'Amérique intertropicale sur le versant de la mer des caraïbes, elle envoie deux pointes épidémiques jusque dans les pays tempérés du Nord et du Sud.

Bien que la *fièvre jaune* ne soit pas endémique (chaque fois qu'elle éclate elle est importée de Panama), de nombreux ports du littoral atlantique ont eu à souffrir de ses atteintes.

Le *goître* et le *mal del Pinto* s'observent dans beaucoup de villages indigènes, soit dans les vallées, soit le long des cours d'eau.

L'inobservance des règles les plus élémentaires de l'hygiène, la grande promiscuité sexuelle et un appétit génital très développé par le climat excitant, toutes causes éminemment favorables à la diffusion des *maladies vénériennes,* se trouvent réunies dans les milieux indigènes. Toutefois, au Costa-Rica et au Salvador, la *syphilis* a les mêmes caractères de gravité qu'en France ; il n'en est pas de même pour le Nicaragua, le Guatemala et le Honduras notamment, où elle semble extrêmement répandue, mais par contre d'une bénignité étonnante.

Il est d'opinion courante en Amérique Centrale, que plus le sang indien est pur, c'est-à-dire moins il été modifié par le metissage, plus les accidents syphilitiques sont bénins. La salsepareille et le gaïac forment le fond principal des remèdes employés par les guérisseurs indigènes : ils en font une consommation très grande, non seulement pour le traitement de la syphilis, mais encore pour la plupart de leurs maladies. Le *rhinosclérome* est une affection très commune dans l'Amérique centrale, plus particulièrement au Cotta Rica. De même, de fréquentes épidémies *d'orchi-épididymite* y sont signalées, notamment à Panama.

Le Dr Samuel DARLING vient d'étudier une maladie l'Amérique tropicale analogue au Kala-Azar, qu'il nomme *histoplasmosis*.

PANAMA

Cette république microscopique, tour à tour le théâtre de guerres civiles et de désastres financiers, qui s'est à peine séparée de la Colombie, pour se jeter dans les bras des Yankees, s'étend depuis le Casta Rica jusqu'à la sierra de DARRIEN, limite du bassin de l'Atrato.

Elle est intéressante par son canal interocéanique qui finira tôt ou tard, par laisser passer toute la flotte de l'univers. Les Nord-Américains, qui ont succédé aux entrepreneurs français, paraissent plus actifs et mieux ordonnés ; leur esprit pratique et persévérant saura triompher des difficultés chaque jour plus grandes.

Il n'est pas sans intérêt pour le médecin de penser déjà aux conséquences qui résulteront du percement de l'isthme, non seulement pour les colonies que la France possède dans le Pacifique, colonies qui ont pu demeurer relativement saines, mais encore pour l'Europe, ainsi rapprochée des pays asiatiques, foyers de grandes épidémies.

Pour le présent, qu'il nous suffise de constater que le climat y est plutôt malsain, le terrain en grande partie marécageux, la température torride atteignant souvent dans la journée 3o° et 35°, tandis que les nuits y paraissent assez fraîches ; les brusques variations de la température exposent aux bronchites.

De nombreux marais où pullulent encore les moustiques y entretiennent le *paludisme*.

La *phtisie*, la *dysenterie*, les *maladies du foie*, les *ulcères* des pays chauds, le *Béribéri* et nombre d'affections européennes sont les maladies courantes, sans parler des dangers de la forêt, *serpents* et *caïmans*.

La chirurgie a une statistique très fournie en *accidents du travail*.

En entrant dans la baie de Panama, abritée du large par une série d'îles dont certaines servent de sanatoria aux Européens, on pourrait supposer un séjour agréable ; mais, à peine est-on débarqué sur le vieux port aux émanations vaseuses, que la triste cité espagnole, qui s'avance en mer comme une forteresse des anciens temps, avec ses maisons basses et sombres dans des rues trop étroites. ne retient plus l'Européen qui s'y arrête le moins possible, attiré par la nouvelle cité que les Américains du Nord élèvent au flanc de la colline Ancon.

Là tout est sacrifié au confort et à l'hygiène ; des maisons en planches haut perchées sur leurs pilotis, ne craignent point l'invasion des rats et des insectes de la brousse ; les portes et fenêtres grillagées défendent contre la voracité des moustiques. convoyeurs de fièvre jaune et de paludisme ; les salles d'hydrothépie reposent le corps brûlé par un soleil de feu.

Qui ne se souvient de la terrible réputation de Panama, terre chaude presque constamment saturée de vapeur, empestée par l'exhalaison des marécages, foyer intense de fièvre jaune et de paludisme, véritable tombeau des tropiques où personne n'était certain de voir le lendemain !

Le Français avait le jeu, le vin et la vendeuse d'amour qui lui suçaient la vie, et le stégomyia fasciata qui lui injectait la mort.

Mais sous les louables efforts des hygiénistes américains, la ville commence à s'assainir ; une superbe canalisation assure maintenant une eau potable, une guerre sans trêve est faite aux moustiques par le drainage et le comblement des marais, et les malades sont isolés sous moustiquaires dans les salles de l'hospice général, dont toutes les ouvertures furent rapidement garnies de grillages.

Ce n'est pas encore une contrée salubre, le climat y est toujours déprimant ; cependant le paludisme est en décroissance et l'on prétend même que depuis 1906 la fièvre jaune n'a plus fait de nouvelles victimes.

Un chemin de fer franchit l'isthme à travers une végétation exubérante ; on peut suivre les progrès assez lents des travaux de canalisation ; çà et là se montrent des entrepôts et des habitations de style colonial qui servent de logis aux ouvriers et agents de la nouvelle Compagnie.

Après trois heures d'un voyage assez monotone, dans une atmosphère d'étuve, Colon (Aspinwall). qui se trouve à l'autre bout de la ligne, apparaît dans toute sa médiocrité, c'est une bourgade en planches et en tôle, bâtie en partie sur pilotis, au bord d'une baie mal protégée. A marée basse, le port dégage des odeurs infectes, les moustiques y rendent le séjour désagréable et dangereux, malgré les grandes améliorations qui y sont apportées chaque jour.

Des rues macadamisées, des acqueducs, le drainage des terres environnantes, un hôpital moderne, des maisons nouvelles, plus confortables, des grillages aux appartements, constituent un réel progrès; mais les rues sont encore encombrées de nègres batailleurs et d'émigrants de toutes les parties du monde, mélange cosmopolite que la police doit tenir toujours en mains.

LES ANTILLES

L'archipel des Antilles, situé dans les eaux de l'Atlantique, entre l'Amérique du Nord et l'Amérique du Sud, forme au devant du Golfe du Mexique une chaîne d'innombrables petites îles, pour la plupart volcaniques, qui étalent au soleil des tropiques, sous un climat délicieux, leur verdoyante végétation.

Semblant prolonger la pointe de la Floride, Cuba, la Jamaïque, Haïti, Saint-Domingue et Porto-Rico forment avec les îles Lucayes et les Bermudes (plus au Nord) le groupe important des grandes Antilles.

Les petites Antilles qui nous intéressent plus particulièrement par nos possessions de la Guadeloupe et de la Martinique, leur font suite : elles s'échelonnent en arc de cercle, comme le morcellement d'une ancienne terre, au devant des côtes vénézolanes.

L'aspect général de l'archipel est montueux, quelques cratères jettent encore çà et là leurs fumerolles, des eaux thermales jaillissent en abondance dans leur voisinage et, sur les versants accidentés, une multitude de torrents bondissent à travers une végétation impénétrable, pour venir se perdre en fins ruisseaux et lagunes sur des plages basses et marécageuses

Le climat de ces îles serait torride s'il n'était tempéré par de nombreux vents qui viennent rafraîchir constamment l'air : dès le lever du soleil souffle une tiède brise de mer, à laquelle succèdent, vers 4 heures du soir, les vents de terre tout chargés d'une abondante rosée procurant la reposante fraîcheur des soirées et des nuits.

L'année comprend deux saisons : la saison sèche qui s'étend

d'octobre a avril, et l'hivernage de mai à novembre, saison la plus pénible par ses chaleurs humides et ses orages fréquents ; au début les légères pluies d'avril et de mai sont vite absorbées par la terre altérée, mais dès le mois d'août, elles deviennent diluviennes jusqu'en octobre, le thermomètre n'atteint pourtant que 36°, mais sous l'influence de cette humidité excessive, les chaleurs deviennent accablantes, le tonnerre gronde à tout instant, c'est l'époque des tremblements de terre, des ouragans, des raz de marée ; c'est la saison des maladies pestilentielles !...

L'hivernage passé, les vents d'Est reprennent leur cours, l'air devient frais et agréable à respirer ; janvier, février et mars sont les mois du « vrai printemps » aussi est-ce la saison la plus propice pour l'acclimatement de l'Européen.

On ne peut rêver ciel plus radieux, végétation plus luxuriante et nuits aussi sereines !

Toutefois, quelle que soit l'époque de l'année, ces nuits sont dangereuses par les brusques refroidissements qui exposent aux *dysenteries* et aux *pneumonies*.

Dans ces îles fleuries, le climat général est amollissant et la main-d'œuvre fait tellement défaut qu'on ne peut espérer jamais en faire des centres d'émigration bien importants ; l'Européen qui se livrerait aux travaux de la terre verrait vite sa santé compromise ; il ne faut pas oublier, ici plus que partout ailleurs, que dans les pays chauds le blanc doit être la tête qui dirige et l'indigène le bras qui exécute.

Mais l'indigène abandonne de plus en plus les plantations, car il existe aux Antilles un préjugé datant de l'émancipation des esclaves qui fait considérer le travail comme avilissant.

Le seul remède à une telle situation serait l'importation de travailleurs indous ou indochinois (pourtant l'expérience a montré que les coolies indous et les anamites ne s'acclimatent pas aussi bien que les nègres).

Les moustiques sont le fléau de ces belles régions ; ce sont eux qui transmettent la terrible *fièvre jaune* et la non moins dangereuse *malaria* (St-Vincent, Antigua et la Barbade, au sol moins marécageux en sont encore épargnées); il n'est pas jusqu'à la *lèpre* et l'*éléphantiasis* qui ne passent pour être inoculées par ces diptères.

La *dysentrie* et les *entérites diverses*, les *abcès de foie*, la *fièvre typhoïde*, la *phtisie*, la *variole*, le *tétanos* et les *ulcères phagédéniques*, formeraient déjà une pathologie assez chargée pour ces pays si l'*alcoolisme*, qui ne respecte même pas l'enfance, et les *maladies vénériennes* follement fréquentes, ne venaient ajouter leurs ravages à cette triste nomenclature.

Le Dr LAHILLE vient d'y signaler la *bilharziose*, L'*hémotochylurie*, l'*ankylotomiase* et de nombreux *parasistes intestinaux* existent dans ces îles.

La *puce chique*, originaire de l'Afrique tropicale, s'est propagée rapidement dans la population nègre des Antilles.

Les *reptiles* n'existent pas partout, cependant il est des colonies comme la Martinique, Sainte-Lucie et Saint-Vincent, qui en possèdent de dangeureuses espèces (Batrops lancéolatus).

Les mers des Antilles passent à bon droit pour provoquer de fréquents accidents par les innombrables variétés de *poissons toxiphores et vulnérants* qui abondent dans ces régions.

Parmi les poissons vulnérants ce sont :

L'Acanthure chirurgien (Acanthurus phlebotomus) qui porte à chaque coté de la queue deux épines mobiles déterminant par ses piqûres, aux pêcheurs, des *panaris* et même du *sphacèle* ; les Bagres à nageoires dorsales armées d'épines, mais peu dangereux ; le Diodon orbiculaire armé, sorte de boule toute couverte d'aiguillons ; le Thalassophrine, portant sur la nageoire dorsale deux rayons épineux qui communique avec une poche à venin et la raie dont la queue est armée d'une longue scie épineuse (les indigènes se servent de queue de raies en guise de fouets ou lanières pour conduire les chevaux).

Les principaux poissons toxicophores sont : la grande Bécune (sphraena barracuda) ; le Méron ouatalibi (serranus ouatalibi' ; le cailleu tassard ou hareng de la Martinique ; la Sarde à dents de chien (Mesoprion) ; la fausse Carangue ; le Scorpène rascasse (Scorpena antennata) ; la sardine dorée.

Il ne nous semble pas que ces poissons, malgré l'opinion courante, soient constamment toxicophores ; nous pensons plutôt qu'ils provoquent des empoisonnements à certaines époques de l'année et plus spécialement au moment du frai.

Le Dantec compare les symptômes d'empoisonnement déterminé par l'ingestion de ces poissons à ceux de l'empoisonnement produit par la fausse oronge.

A rapprocher des poisons toxicophores, l'emploi de la poudre de certains poissons (la galère desséchée particulièrement) qui servirait aux indigènes dans des *empoisonnements criminels*.

Enfin, pour être complet, il nous faut signaler *quelques végétaux* des Antilles qui passent pour déterminer des accidents toxiques : c'est ainsi que le Mancenillier (euphorbiacées) qui croît en abondance sur les côtes, était réputé jadis pour occasionner la mort des personnes qui s'endormaient à l'ombre de son feuillage ; il n'en est rien : tout au plus l'eau de pluie en passant sur ses feuilles, entraîne-t-elle un suc vénéneux qui détermine un *prurit de la peau* suivi *d'éruption vésico-pustuleuse*. Le suc laiteux retiré par broiement des feuilles est *un poison violent*.

L'Hura crepitans, dont les amandes contiennent une huile drastique, occasionne *des accidents gastro intestinaux* chez les enfants qui les mangent. L'herbe de la Brinvilliers pousse également aux Antilles et produirait aussi *un alcaloïde très toxique*.

On n'est pas encore très fixé sur l'étiologie d'une *fièvre dite « bilieuse inflammatoire »* très fréquente, cependant dans toutes les colonies des Antilles ; pour certains, ce serait une fièvre jaune atténuée ; elle se produit toujours à l'époque des fortes chaleurs de l'hivernage et les Européens surtout en sont affectés.

Pour beaucoup, c'est un catarrhe prononcé des voies digestives, un embarras gastrique calorique, avec retentissement plus ou moins grave sur les voies biliaires. Cette bilieuse inflammatoire est surtout grave chez les impaludés ; elle affecte parfois des allures épidémiques.

La *maladie du sommeil* qui avait été introduite plusieurs fois aux Antilles au moment de la traite, s'est toujours éteinte sur place, la mouche tsé-tsé n'existant pas dans cette région.

Le *béribéri* est souvent désigné sous le nom de maladie des sucreries.

LES GRANDES ANTILLES — CUBA

Les grandes Antilles sont au nombre de 4, et la plus étendue est Cuba, avec une superficie de 119.000 km. c.

Cette île montagneuse, dont le plus haut sommet, le pic de Turquino, atteint 2.500 mètres, a un sol très accidenté ; tout le centre du pays est, pour ainsi dire, occupé par des montagnes boisées, par des plateaux tempérés salubres, propres à la culture, et de nombreuses vallées traversées par plusieurs cours d'eau non navigables qui se rendent en jolies cascades à la côte.

Cette dernière est basse, marécageuse et insalubre ; les ports, à l'exception de la Havane (actuellement) sont en général malsains. Sur la côte septentrionale, le magnifique port de la Havane en forme de bouteille, est entouré de toutes parts par une ville peuplée de 250.000 habitants ; celle-ci se transforme rapidement, elle s'embellit et s'assainit depuis l'occupation américaine.

Dans ses rues jadis étroites, malpropres, encombrées d'eau stagnantes et flanquées de maisons basses et sans air, on a percé de larges places et de riches avenues plantées d'arbres. Les habitations luxueuses, quelques beaux monuments et le Malecon, lui donnent un très grand air de confort, de richesse et d'animation.

C'est par les travaux d'assainissement et les mesures d'hygiène, dont le grand mérite revient sans conteste à la savante organisation du Dr FINLAY, qu'elle a pu triompher de la fièvre jaune, qui, depuis plus d'un siècle, lui donnait une sinistre réputation et lui causait près de 500 décès par an.

Les nombreux services d'assainissement comprennent :

1° Le service de terre, composé d'un laboratoire national, d'une commission pour les maladies infectieuses, d'un conseil sanitaire de l'hôpital « Las Animas » ou hôpital d'isolement, et du service de la désinfection.

2° Le service maritime, qui s'occupe plus spécialement de l'arraisonnement des navires du Lazaret de Triscornia, du service des immigrants et de la désinfection des bateaux.

Le 1er groupe assure l'assainissement de la ville au moyen d'équipes d'employés, les uns chargés de combler les mares, de nettoyer les rues, les habitations et les cours ; les autres, d'enlever les récipients, boîtes en fer blanc, baquets, etc., qui pourraient contenir des eaux stagnantes portant des larves de moustiques, puis de détruire tous les insectes au moyen des vapeurs de pyrèthre.

Une autre équipe s'occupe des locaux, literies, effets et tous objets contaminés que l'on désinfecte par les procédés ordinaires.

Le service de terre comprend encore un service d'inspection générale sanitaire composé de 14 médecins, chargés chacun de la visite quotidienne de 15 maisons, et devant fournir un rapport journalier de leurs observations. Outre les cas de fièvre jaune, ces médecins de quartier sont tenus à soigner et à signaler à l'administration les cas de tuberculose, ainsi que ceux de toutes maladies contagieuses ; de plus, ils pratiquent la vaccination et surveillent les femmes qui se livrent à la prostitution.

Le service sanitaire maritime veille à l'immigration, et porte toute son attention sur les maladies qui pourraient lui venir du dehors, en particulier la fièvre jaune et la variole. Les immigrants venant du Mexique et du Vénézuéla, où la fièvre jaune est à l'état endémique, doivent présenter un certificat constatant qu'ils ont eu le typhus amaryl ou qu'ils ont résidé plus de 10 années dans des pays où existe cette endémie ; s'ils ne peuvent produire le dit certificat (ce qui était notre cas) ils sont soumis à une quarantaine au lazaret de Triscornia où ils demeurent 5 jours ; matin et soir leur température est prise, et en cas de fièvre, ils sont évacués à l'hôpital de Las Animas sous moustiquaire.

Les hôpitaux et lazarets sont munis de tout le confort désirable, chaque lit est entouré de moustiquaire, et les portes et fenêtres sont grillagées.

Grâce à ces mesures constantes et à d'autres d'un ordre secondaire, l'état sanitaire de ce grand port s'améliore d'année en année. Le nombre des riches colons, des névropathes et fatigués de la grande vie américaine, s'accroît par milliers.

Mais ce qui manque à une si belle organisation, c'est l'extension de ces mesures sanitaires du côté de l'intérieur qui est profondément insalubre.

A part la Havane, tous les autres ports sont malsains, le climat déprimant, la *fièvre jaune* y règne à l'état constant ainsi que le *paludisme*, les *dysenteries*, les *abcès du foie*, la *fièvre typhoïde*, la *variole*, la *lèpre*, l'*éléphantiasis* et la *dracunculose* ; les *maladies parasitaires* et les *maladies vénériennes* sont fréquentes dans cette population métisse et indigène, peu soucieuse de la propreté du corps et de l'habitation.

La *phtisie* est partout répandue, mais c'est surtout la race colorée qui lui paie un plus large tribut. Dans les régions de l'Est et du Sud, le *croup* revêt un caractère endémique, ainsi que les cas de *pneumonie à répétition*.

En somme, bien que le climat de Cuba soit relativement sain et tempéré sur les hauts plateaux de l'intérieur peu habités, et malgré les travaux d'assainissement de ces dernières années, nous ne pouvons considérer Cuba comme une colonie de peuplement pour la race blanche ; serait-elle à tout jamais débarrassée de sa terrible *fièvre jaune*, qu'elle n'en resterait pas moins pour nous une terre où le travailleur blanc ne pourra jamais s'implanter ; elle ne sera qu'une colonie d'exploitation, et, par dessus tout, une colonie de peuplement pour la race noire et les métis.

LA JAMAÏQUE

Au Sud de Cuba, elle possède un semblable climat : insalubre, chaud et humide dans les parties basses et marécageuses du littoral ; sain et tempéré, quasi méditerranéen, dans la partie montagneuse du centre de l'île. Température moyenne annuelle 24° (max. 34° : min. 19°).

La pathologie est celle de la plupart des Antilles avec prédominance de *paludisme* et de *dysenterie* à Kingston et à Chapeltown, ainsi que dans toute la partie méridionale du littoral ; mais contrairement à ce que l'on observe à Cuba, ici les *abcès du foie* sont rares.

PORTO-RICO

Les mêmes remarques peuvent être faites pour Porto-Rico. en général plus salubre et plus agréable à habiter. C'est une colonie essentiellement formée de colons de race blanche.

ILES VIERGES

Aux Iles Vierges la population est moins soucieuse de l'hygiène, les *maladies infectieuses y ont un caractère toujours plus grave*.

HAÏTI ET SAINT-DOMINGUE

Même pathologie à caractère aggravé par la malpropreté des nègres. Les *bronchites*, la *pneumonie*, le *tétanos*, les *lymphangites*, l'*éléphantiasis*, les *ulcères phagédéniques*, la *lèpre*, la *syphilis* y sont encore plus fréquents.

PETITES ANTILLES

LES ILES DU VENT ET LES ILES SOUS LE VENT

Dans le premier groupe, la Martinique et la Guadeloupe forment deux possessions françaises particulièrement bien étudiées par nos médecins de la marine et des colonies ; les autres : St-Eustache. Saba, St-Martin, St-Barthélemy, la Désirade, Marie-Galante, les Saintes, la Barbade, St Christophe, Nevise, Antigua, Montserrat, la Dominique, Ste-Lucie et St-Vincent sont groupées autour de ces deux possessions, et ont à peu près le même climat et la même pathologie.

Plus bas, Grenade, les Grenadines, Tabago et Trinidad participent aux conditions qui influent sur le climat des îles sous le vent, situées dans le courant équatorial qui longe les côtes guyanaises et vénézolanes.

LA GUADELOUPE

Située entre 15°39' et 16°14' de latitude Nord, et 64°4' et 65°5' de longitude Ouest. au centre du cercle formé par les petites Antilles, la Guadeloupe comprend : la Grande Terre. les îles Marie Galante, les Saintes, la Désirade. St-Barthélemy et la partie française de St-Martin.

Elle est d'origine volcanique, avec des reliefs peu marqués dans la plus grande partie de son étendue ; les autres parties sont calcaires et basses ; les bords sont largement découpés par des ports, des baies et les embouchures des rivières généralement marécageuses.

A l'Est, le pays est très fertile ; c'est dans cette direction que se trouve le magnifique port de Pointe à Pitre dans une rade sure, bien abritée des vents. Mais la ville (18.942 hab.) se trouve dans un bas fond marécageux très insalubre, très paludéen ; insuffisamment ventilée par la brise de terre, la chaleur y est accablante.

Les écoulements des eaux se font difficilement et les égouts sont tout-à-fait insuffisants, les rues trop étroites et dépourvues d'arbres ; l'hygiène rurale est très négligée.

L'eau est distribuée en ville par un système de canalisation assez défectueux, mais la prise en est faite à 20 kil., loin de toute agglomération. La température moyenne annuelle est de 26°, maximum 35° et minimum 17°. La moyenne des pluies est d'environ 2^m22.

On trouve à Pointe-à-Pitre un hôpital militaire, un hôpital civil, l'Hôtel-Dieu, une crèche et un orphelinat, un asile d'aliénés, un hospice de lépreux, un bureau de bienfaisance ; dans la rade un service de désinfection a été organisé.

La partie ouest de l'île est montagneuse, le volcan de la Soufrière s'élève à 1680 m. au-dessus du niveau de la mer, au bas duquel dans un terrain accidenté d'aspect très pittoresque, se trouve la ville de Basse-Terre (7.762 h.) rade foraine peu fréquentée, ville coloniale construite sans ordre et sans service régulier de voirie, ne possédant pas d'égoût ; elle doit sa salubrité relative à la nature de son terrain. L'atmosphère y reste lourde, les habitations ne sont pas suffisamment confortables ; l'eau potable, distribuée en ville, est de deux sortes : l'une de bonne qualité provenant d'une source voisine de la Soufrière, l'autre, de la rivière aux Herbes qui contient de nombreuses matières organiques en suspens.

A 6 kil. de Basse-Terre, un sanatorium bâti à 550 m. d'altitude est d'une grande ressource pour les militaires et les fonctionnaires qui souffrent de l'anémie ou du climat déprimant ; cependant le refroidissements y sont à craindre et les dysentériques y rechutent fréquemment. La température moyenne y est de 21° ; les camps militaires et un hôpital de 120 lits y sont également installés. Mais à cette altitude, on peut encore craindre les attaques de la fièvre jaune.

Un peu plus haut à 700 mètres environ d'altitude, les colons possèdent des habitations de repos qui disparaissent dans la verdure.

A mi-chemin de la Soufrière, on rencontre un établissement thermal dit « des Bains chauds » avec un bon sanatorium.

Un autre sanatorium se trouve aux Saintes sur un des îlots arides ; une léproserie est installée à la Désirade.

La Guadeloupe est riche en eaux minérales qui sont de deux catégories : les sulfureuses et les salines, toutes thermo-minérales. La Climatologie est différente suivant qu'on considère l'intérieur élevé et boisé, frais et salubre ou le littoral bas, humide et accablant. La température moyenne sur les côtes est de 25°, mais dans les mois d'août et septembre, elle atteint 32° et en janvier-février, elle descend à 21°.

Trois saisons bien distinctes se succèdent dans le cours de l'annnée : la saison fraîche de Décembre à Mars (temp. moy. 24°-25°) constitue le printemps ; la saison chaude et sèche d'Avril à Juillet (temp. moy. 26°) l'été ; la saison chaude et pluvieuse ou hivernage de Juillet à Novembre (temp. moy. 27°).

Les vents d'est (alizés) soufflent une grande partie de l'année ; ceux d'ouest sont moins persistants. De nombreux cyclones désolent ces régions.

La population totale est de 182.200 habitants et la natalité égale la mortalité (25/1000 de part et d'autre.

PATHOLOGIE

En plus de sa pathologie spéciale, la plupart des maladies européennes se rencontrent à la Guadeloupe et dans les îles voisines ; la *fièvre typhoïde*, la *grippe*, la *rougeole* et les *oreillons* se répètent plus souvent qu'à la Martinique.

Le *paludisme*, particulièrement grave, aurait une mortalité de 3o %; le littoral et surtout la Grande Terre sont les endroits les plus paludéens. La *forme hémoglobinurique* y est constamment observée.

Les enfants sont atteints d'une *fièvre à vomissements* noirs, tout à fait spéciale et encore peu étudiée, tenant probablement du *paludisme* et de la *fièvre jaune* ; la mortalité en est élevée.

Les *stegomyia* pullulent sur les rivages ; on les rencontre encore à 3oo m. d'altitude : ils entretiennent la *fièvre jaune* dont les épidémies éclatent plus particulièrement de mai à novembre.

La *typho-malarienne* est en décroissance, de même que la *dysenterie*. On sait que les *abcès du foie* reconnaissent la dysenterie amibienne comme origine.

La *tuberculose pulmonaire* cause la majeure partie des décès dans la population colorée : elle se manifeste surtout à la puberté.

Les *maladies vénériennes* s'observent surtout à Pointe-à-Pitre, à cause du mouvement de son port; c'est peut-être à l'absence des soins les plus rudimentaires et au manque d'hygiène corporelle, qu'on doit attribuer *leurs formes phadégéniques*; le *paludisme aggrave la syphilis*. Dans nos colonies des Antilles, le réglement de la prostitution est impossible.

Le contingent des *lépreux* semble augmenter et l'administration qui isole un certain nombre de malades à la léproserie de la Désirade, se trouve impuissante à conjurer le fléau ; la promiscuité des familles favorise certainement la contagion, la plupart de celles-ci vivent entassées dans des cases basses et malpropres en compagnie de *nombreux parasites*.

Une *dermatose* professionnelle. consistant en prurit et éruption papuleuse. sévit très fréquemment dans la population agricole ; elle serait due à un empoisonnement déterminé par la manipulation de la vanille. Nombre de ces malades se plaignent de *céphalalgie et de vertiges* ; il n'est pas jusqu'aux *conjonctivites, rétinites, rhinites, vaginites* et même *métrites hémorragiques* qui ne lui soient attribuées. Les indigènes abusent de la vanille qui passe pour être aphrodisiaque ; elle est emménagogue et favorise les avortements.

Au moment de la saison sèche, les indigènes qui marchent habituellement pieds nus. sont exposés aux piqûres de la *puce chique* qui peut occasionner de nombreux accidents : *phlegmons, lymphangites, érysipèles, ulcères phagédéniques* et même *tétanos*.

Un grand nombre d'individus sont porteurs d'*éléphantiasis* des jambes ; toutefois. la proportion paraît moins grande qu'à la Barbade.

Les maladies cosmopolites sont généralement plus graves aux Antilles qu'elles ne le sont en France. notamment les *fièvres éruptives*.

La *variole* est exceptionnelle, quand elle se montre aux Antilles, elle est toujours importée.

Enfin. l'*alcoolisme* sévit avec intensité, les habitants y gagnant relativement plus d'argent que dans les îles voisines. aussi. constate-t-on chaque année quelques cas d'*aliénation mentale. délirium tremens. épilepsie*, etc. La *cirrhose atrophique*. des *éruptions eczématiformes* reconnaissent également l'alcoolisme pour causes.

LA MARTINIQUE

A 100 kil. au sud de la Guadeloupe, est une île volcanique dont les 2/3 de son étendue sont couvertes de montagnes verdoyantes ; elle est dominée par le volcan de la montagne Pelée (1350 m.), qui, endormi depuis 1851, s'est réveillé en mai 1902, anéantissant la jolie petite ville de St-Pierre, et couvrant de cendres et de laves toute la partie septentrionale de l'île en y faisant plus de 40.000 victimes.

Actuellement, la seule ville importante est Fort-de-France, peuplée de 16,000 habitants, construite au fond d'une vaste baie. C'est une petite ville coloniale assez salubre, balayée par les brises de mer, où le thermomètre ne dépasse jamais 35°, la température moyenne est de 25°; ses maisons ne sont pas bien construites, le service de la voirie est défectueux et l'eau, que l'on capte à 11 kil. de la ville, dans le torrent qui coule des Pitons, est sans cesse exposée, au moment des grandes pluies, à des infiltrations d'un camp militaire établi au dessus de sa source.

Fort-de-France possède un hôpital militaire, un hôpital civil et un lazaret.

Sur les hauteurs à 440 mètres, le camp de Balata offre aux troupes, un sanatorium confortable et salubre avec une vue superbe; des eaux thermales coulent dans les environs.

Plus haut à 500 mètres, le camp de Colson est moins bien aménagé.

Les autres bourgs situés sur le littoral, la plupart à l'embouchure des rivières, sont insalubres par les marais qui les entourent et les règles de l'hygiène y sont absolument négligées.

PATHOLOGIE

Le climat général de la Martinique est celui des pays intertropicaux ; sa pathologie spéciale en est la même. Ce qui a été dit dit pour la Guadeloupe, peut se répétér ici ; cependant le *paludisme* y fait moins de victimes, il semble que la forme *hémoglobinurique* n'y fut jamais observée. La *fièvre jaune* vient d'y causer, en août 1908, une nouvelle épidémie pas très meurtrière, et en 1909 quelques cas isolés.

La *dysentrie* et la *fièvre typhoïde* comptent de nombreux cas dans les statistiques. D'après Clarac, la Martinique est. de toutes nos colonies, celle où la *fièvre typhoïde* sévit avec le plus d'intensité.

La *tuberculose pulmonaire* fait de grands ravages dans la population indigène ; la *méningite* et la *tuberculose articulaire et osseuse* sont également observées. La tuberculose est plus fréquente à la Martinique qu'à la Guadeloupe.

Les *lépreux* ne sont l'objet d'aucune mesure spéciale et circulent librement. A Fort-de-France, où la prostitution n'est pas réglementée. les *maladies vénériennes* ont pris une extension peut-être plus grande encore qu'à la Guadeloupe.

Le *serpent fer de lance* occasionne beaucoup d'accidents dans la population agricole. Le sérum de Calmette donne d'heureux résultats.

LES ILES DU VENT

Les iles du Vent et celles qui sont soumises aux influences du courant équatorial, jouissent d'un climat chaud sans excès et généralement salubre ; la moyenne annuelle de température est de 25° à 27°, avec des maxima de 31° et des minima de 18°, une saison sèche de novembre à avril et l'hivernage de mai à octobre, où les pluies et les orages sont fréquents.

Dans ce cas se trouvent les Babades, capitale Bridgetown, bien bâtie, salubre et prospère ; Trinidad, capitale port d'Espagne, bien ombragée et assez saine ; St-Vincent, capitale Kingstown, salubre et fertile ; enfin, Tobago, Margarita, Curaçao et Orubea sur les côtes vénézolanes qui sont peu habitées.

PATHOLOGIE

La pathologie de ces îles est à peu près la même ; elles jouissent d'une salubrité relativement supérieure à celle de la Martinique ; cependant sur le littoral et particulièrement à Mayaro, le *paludisme* fait actuellement de grands ravages. il occasionne 8 o/o de la mortalité totale.

A Ste-Lucie et à Tobago, la malaria est endémique ; on note une proportion à peu près semblable, mais les Barbades ont échappé à cette infection.

La *fièvre typhoïde* sévit dans toutes ces îles ; la *dysenterie* y règne continuellement sans grande gravité et le *rhumatisme* est général.

La *lèpre* augmente continuellement, mais la *tuberculose* semblerait diminuer depuis dix ans.

Enfin l'*éléphantiasis* y est si fréquent qu'on le désigne communément sous le nom de «*jambes des Barbades*».

LA COLOMBIE

La Colombie, située à l'extrémité nord ouest de l'Amérique du Sud. a une superficie de 1.331.000 kmc. avec 4.000.000 d'habitants, composés d'Indiens civilisés et non civilisés, de métis (cholos), de nègres, de mulâtres et de blancs.

(1) Nous trouvons dans le *Journal de pharmacie et de chimie* une lettre de M. S. HERBERT BINDLEY du collège de Codrington (Barbades).

Il pense que cette île doit son immunité vis-à-vis de la malaria à la présence dans les eaux de ses marais d'une multitude de poissons minuscules, connus dans l'endroit sous le nom de « millions », tant leur nombre est considérable : leur nourriture favorite serait la larve du moustique.

En 1909, la *fièvre jaune* a de nouveau fait son apparition (8 morts sur 10) à la Barbade ; à Curaçao, l'épidémie semble avoir été rapidement éteinte.

Ce grand pays montagneux présente tous les climats: des pics neigeux, des hauts plateaux tempérés salubres, de riantes vallées fraîches et fertiles et des plaînes marécageuses torrides, particuliérement insalubres. Il se divise en 3 régions : celle du littoral généralement tropicale, humide et peu salubre; température moyenne de 30° avec 2 saisons distinctes, la saison humide de mai à novembre et la saison chaude plus sèche, de décembre à mai. Cependant sur la côte pacifique, parfaitement abritée contre les vents frais du N.-E., on peut dire qu'il pleut presque toute l'année, l'atmosphère y est moite et constamment lourde. Sur le littoral atlantique, la saison des pluies s'établit en janvier et se termine en mai ; la hauteur moyenne de celles-ci est d'environ $2^m 54$ et la moyenne de température est de 27°.

Enfin, dans l'intérieur il pleut en avril, mai et juin, puis en octobre, novembre et décembre. C'est dans cette dernière partie que l'on rencontre les plateaux et les vallées salubres, avec des moyennes de température de 25°, 15° ou 10° suivant les altitudes. A Bogota, la moyenne des pluies est de $1^m,107$, à peu près deux fois autant qu'en France.

Dans ce pays de montagnes, le fleuve Magdalena et ses affluents le Cauca et le Carare, sont les seules voies qui font communiquer le littoral Atlantique avec le centre, seul peuplé : dans cette région la température varie de 15^m à 25° suivant l'altitude.

Les profondes vallées encaissées entre les cimes neigeuses du massif central où la chaleur est torride, ne sont pas habitées ; il est certains endroits où l'on a vu le thermomètre monter jusque 40° à l'ombre (tel Honda).

Enfin sur le versant des Cordillères orientales, l'immense solitude des Llanos, région inhabitée, traversée par les affluents de l'Orénoque.

La capitale Santa Fé de Bogota, dans une savane au centre du massif montagneux, à 2600 m. d'altitude, jouit d'un climat égal des plus salubres ; la moyenne de la température y est de 15°.

Ville de 120.000 hab. bien bâtie au centre d'une région minière très riche, possédant une école de médecine, un collège dentaire, 4 hôpitaux et un observatoire national ; non loin de là se trouvent des eaux thermales, alcalines ou sulfureuses.

Pour se rendre à Bogota, il faut partir de la côte de l'Atlantique, de Porto-Colombia, faire près de 15 jours de voyage en bateau ou à dos de mule à travers ce pays accidenté, tantôt dévoré par les moustiques, tantôt gelant sur les sommets des Cordillères, ou brûlé de chaleur la moitié du temps sur les rives de la Magdalena (ce pays n'ayant pour unique communication que cette immense artère longue de 1095 kil.)

La côte et les plateaux proches de la Magdelena sont seuls peuplés. Dans tout le reste, pourtant si riche en minerais de toutes sortes, la civilisation fait complètement défaut.

Plusieurs ports s'échelonnent le long du littoral de la mer des Antilles : Santa Marta, dans une plaine dominée par un massif isolé haut de 5360 m. (la Sierra Nevada de Santa Marta), sur la rive droite de l'estuaire de la Magdelena ; son climat est chaud, insalubre ; Carthagena (2500 habitants), dans une île de sable, a un port spacieux et sûr, avec une baie magnifique. Son climat est plus heureux, quoique toujours tropical ; la fièvre jaune y sévit fréquemment.

Tout près, se trouve Savanilla, port microscopique composé d'une cinquantaine de cases d'Indiens, de quelques maisons à toit de zinc et d'une jetée qui s'avance assez loin dans la mer, le long de laquelle viennent se ranger les Transatlantiques. Un chemin de fer relie ce port à Barranquilla, véritable centre maritime de la République, dont il est séparé par la barre du fleuve qui rend ce dernier inaccessible aux navires de fort tonnage.

Barranquilla, ville très malsaine de 50.000 hab., dont la moyenne thermométrique dépasse 31°, est un centre amaryllogène des plus dangereux.

Le long du fleuve et de ses affluents, les villes principales s'échelonnent sur des plateaux délicieux au climat généralement salubre ; mais pour y parvenir, il faut subir les chaleurs humides des régions riveraines, et être sans cesse exposé aux piqûres des moustiques.

Médellin, 80.000 hab., ville très ancienne et très riche, renommée par son climat assez salubre, possède une université.

Manizalés, dominée par les cimes neigeuses, est située à près de 3000 m. d'altitude ; des vents très froids y soufflent fréquemment, mais l'air y est pur et passe pour contenir des vapeurs sulfureuses qui font rechercher son séjour pour la cure de la tuberculose ; ses eaux sulfurées sodiques sont utilisées en boissons et en hydrothérapie. Popayan (10.000 h.) à 2.000 m. d'altitude sur un plateau délicieux arrosé par le Rio Cauca a un climat tempéré salubre (moyenne 18°).

Aux environs de Tuna (10.000 hab.), capitale de la Boyaca, se trouvent des eaux thermales salines, en terre froide, ce climat est à peu près aussi remarquable par son uniformité que celui de Bogota. Pamplona, à plus de 1500 m., dans une riante vallée à la frontière du Vénézuéla, offre un séjour agréable avec des sources thermales dans tous les environs.

PATHOLOGIE

Sur la côte de la mer des Caraïbes, la *Malaria* règne constamment, de même que dans les nombreuses localités riveraines de la Magdalena et du Cauca ; cependant, le littoral pacifique et les régions montagneuses ignorent ce fléau. Mais comme la Magdelena est la seule voie de communication pour tout ce pays, les habitants des montagnes, en se rendant dans les vallées ou en naviguant sur ce fleuve, s'infestent également ; il n'est, pour ainsi dire, pas de Colombien qui ne souffre de paludisme, aussi ne doit-on jamais voyager dans ce pays sans être accompagné de moustiquaire pour les nuits.

La *fièvre jaune* fait de nombreuses victimes tout le long du littoral atlantique ; elle a pénétré à plus de 100 kilomètres dans l'intérieur des terres en suivant le cours de la Magdelana jusqu'à Calamar ; on le trouve même dans les terres orientales (Ocaña) et sur le versant pacifique, le port de Buena Ventura en a été infesté.

Le *Beriberi* est commun au versant atlantique et tout le long de la rivière Atrato vers la frontière du Panama. Buena Ventura le compte parmi ses endémies. Il n'est peut-être pas sans intérêt de faire remarquer que le béribéri règne surtout dans les régions infestées par le paludisme.

L'alimentation des Indiens est surtout composée de farine de maïs, aussi la *pellagre* est elle fréquente, particulièrement dans les départements de Bogota, de Santander et Tolima, surtout.

La *lèpre* s'étend de plus en plus à tout le territoire, avec prédominance dans la région centrale et orientale.

Il n'existe qu'une seule léproserie officielle pour tout ce pays (Cundinamarca). 800 malades ; l'isolement est assez bien fait dans cet établissement moderne, copié sur les léproseries norwégiennes.

Le *Goître* et le *Crétinisme* sont fréquents dans toutes les vallées, principalement dans celles où coulent la Magdalena et le Cauca. La *fièvre typhoïde* est endémique à Bogota, et la *dysenterie* est grave tout le long de la Magdalena.

La *tuberculose* s'observe un peu partout, mais elle prédomine sur le versant atlantique, le nom de la Magdalena et dans les vallées de la région centrale.

Cartagène paye un lourd tribut à l'*érysipèle* et à l'*Eléphantiasis*, on vient d'y construire un nouvel aqueduc, espérant ainsi mettre un terme à l'envahissement particulièrement rapide de ces maladies.

Le *Caraté* est limité aux abords des rivières, on le contracte surtout par le bain, à l'époque qui suit de près le débordement des eaux. Il y aurait, en Colombie, plus de 200.000 individus porteurs de cette dermatose. Les indigènes de la province de Cauca, sont presque tous porteurs d'une maladie parasitaire des cheveux, due à un Trichosporum *la piedra*, qui forme de petites concrétions dures, attachées le long des cheveux. Cette trichomycose est extrêment rare chez les gens soigneux de leur personne, on l'attribue à l'usage d'une huile mucilagineuse, dont les Colombiennes se servent pour leur chevelure, il est probable que cette huile est un excellent milieu de culture pour le parasite.

La *Buba* de Colombie, est une affection contagieuse, probablement de même origine que la framboesia. On l'observe dans les vallées de la Magdalena, de Cauca et de l'Atrato, parmi la population nègre qui travaille dans les mines, où la maladie est entretenue et propagée par la malpropreté et les mœurs relachées.

La population cultivée de la Colombie ne présente jamais cette affection : si par hasard on rencontre un blanc porteur de ces ulcérations framboesiformes, l'on peut être sûr qu'il n'observe aucune hygiène corporelle.

Les enfants se contagionnent de bonne heure, surtout si comme de coutume ils vont nus ; chez eux, il se déclare généralement au pourtour de la bouche une première ulcération (buba madre), puis 2 ou 3 mois après, une nouvelle éruption se montre au pourtour des ouvertures (bouche, narines, vulve, anus) et ensuite au niveau des plis articulaires.

Le Buba madre a l'apparence d'un gros papillonne ulcéré recouvert de croûtes miellacées, entouré d'une série de bubons également ulcérés et croutelleux plus petits. Cette affection guérit généralement au bout d'un an.

Les cicatrices des bubas ne sont pas très marquées ; quand il en reste, elles sont la conséquence du grattage ou de cautérisation (sulfate de cuivre).

Dans les Llanos, la population est décimée par la *Variole* et la *Rougeole.*

Enfin, les *serpents* font de nombreuses victimes, dans les vallées, surtout aux abords des cours d'eau : les variétés les plus dangereuses (serpents verrugueux et serpents sauteurs) se rencontrent dans les plaines de San-Martin, Atrato, il en est qui occasionnent la mort en moins de 2 heures.

Comme antidote, les indigènes possèdent des recettes compliquées, composées de sucs de plantes, qui donnent des résultats surprenants. Le Nandhiroba (concourou), le Muirapuama et le Guaco (Eupatorium saturœfolium), ainsi que la Valdivia entrent dans la composition de ces remèdes.

VÉNÉZUÉLA

Pour accéder au Vénézuéla, qu'on prenne la ligne des Antilles ou celle de Colon-Sabanilla, il faut toujours débarquer à la Guayra, misérable bourgade maritime, malsaine, constamment brûlée par un soleil tropical, l'on y souffre d'un climat chaud et humide aussi bien le jour que la nuit. Les rochers à la base desquels la ville est adossée ne lui permettent pas, comme pour les autres ports de la côte Vénézuélienne, de recevoir la brise de terre qui procure dans des climats analogues la reposante fraîcheur des nuits. Le thermomètre atteint 32° en été, et ne descend jamais en dessous de 23°.

Quittant aussitôt ce port important mais désagréable, pour des climats plus hospitaliers, l'on éprouve un réel plaisir à gravir les pittoresques escarpements de la Cordillère de Mérida, que traverse le chemin de fer de la Guayra à la capitale, et l'on accède à la riante vallée de Caracas qui jouit d'un éternel printemps.

C'est dans cette admirable région qu'est bâtie Caracas, à 800 mètres d'altitude, au pied de l'Avila qui la domine de 2000 mètres.

Cette ville de près de 100.000 habitants, aux rues droites et assez larges, bordées de maisons presque toutes à un seul étage, occupe une étendue de 5 à 6 kilomètres carrés ; elle est traversée du Nord au Sud par 4 ruisseaux qui vont se jeter dans le Guaïre, rivière qui coule au fond de la vallée dans la partie méridionale de la ville, lui assurant un système d'égouts suffisants.

Le thermomètre marque en été 33° et en janvier, jamais moins de 20°.

Los Teques, avec un climat plus doux encore, Antimano, El Valle et Petare lui forment une banlieue agréable.

Dans les environs on trouve des sources thermales chaudes ou froides très appréciées.

Le Vénézuéla, d'une superficie de 1.538.000 kilomètres carrés, bien que situé dans la zone torride, a un climat tempéré dans presque la moitié du territoire, mais en général pluvieux ; la saison humide, d'avril à novembre, l'emporte de beaucoup en durée sur la saison sèche. La hauteur des pluies (celles-ci sont presque quotidiennes), s'élève sur la côte à plusieurs mètres, et à l'intérieur, où il existe une période de sécheresse bien caractérisée, elle s'abaisse parfois a 1 mètre

C'est surtout dans la zone montagneuse qui se prolonge du Nord-Ouest au Sud, que s'est groupée la population forte de 2 millions 1/2 d'habitants, composée en majeure partie de sang mêlé d'Indiens et d'Espagnols ; on dit que l'élément noir disparaît de plus en plus.

La zone côtière, chaude, humide et marécageuse, a une population assez élevée, mais moins dense cependant que dans les montagnes, en raison de l'insalubrité manifeste.

Les Llanos sont à peu près inhabitées.

Du Nord au Sud, depuis la côte jusqu'aux Cordillères Colombiennes, les climats se succèdent, naturellement modifiés par les altitudes, puis successivement par les vents et les pluies.

Sur le littoral, les terres basses brûlantes et humides sont pour la plupart malsaines ; le thermomètre peut monter à 36° mais ne descend pas à moins de 20° ; c'est dans cette zone que se trouvent : Maracaïbo (50.000 h.) sur la rive occidentale d'un lac, à 10 mètres à peine au-dessus du niveau de la mer ; son climat est torride, le thermomètre oscille entre 27 et 31°.

Puerto-Cabello sur la mer, dont les terrains bas, marécageux, couverts de mangliers, entretiennent les fièvres qui sont surtout à redouter après les pluies, quand déborde la rivière San Esteban.

La Guayra, le port principal de la République, torride et humide. Dans ces trois villes maritimes, les maladies dominantes sont : le *paludisme,* la *dysenterie* et les *abcès du foie,* la *tuberculose* très répandue, le *tétanos* et, tous les ans, quelques cas de *fièvre jaune.*

Entre 500 et 2000 mètres, vient la 1re zone d'altitude aux terres tempérées, salubres, avec une moyenne annuelle de 18° à 25° ; au delà, la 2e zone jusqu'à 4000 mètres, avec des terres progressivement froides et enfin la 3e zone inhabitée, au-dessus de 4.500 mètres, région des neiges perpétuelles.

C'est dans la 1re zone qu'on rencontre les villes les plus peuplées : Caracas, la capitale, à 800 mètres.

Valencia (40.000 habitants) au bord du lac du même nom, à 500 mètres d'altitude. Cette petite ville possède un bon aqueduc qui lui assure des eaux potables, aussi la *fièvre typhoïde* y est-elle plus rare qu'à Puerto-Cabello, son débouché maritime.

Dans ses environs, on cite les sources chaudes de Las Trincheras, dont la thermalité dépasse 90°.

Barquisimeto (30.000 habitants) à 520 mètres d'altitude.

Trujillo à 1080 mètres au-dessus de la mer et Mérida à 1660 mètres d'altitude au centre d'une contrée magnifique où l'on récolte le caoutchouc, la canne à sucre, le cacao, le raisin et le café. La température moyenne est de 14°.

Dans la vallée d'Aragua, « le Jardin du Vénézuéla », se trouvent des sources thermales très appréciées.

La *dysenterie,* la *fièvre typhoïde,* les affections *broncho-pulmonaires,* la *tuberculose* et l'*anémie* sont les principales maladies de ces localités; on note cependant à la capitale, une proportion plus grande de décès par tuberculose ; par contre, Valencia et Caracas n'ont pas d'épidémies de *dothiénentérie* aussi étendues que dans les autres villes. Il en est de même pour la *dysenterie,* cela tient à la qualité supérieure des eaux.

Le *paludisme,* moins fréquent que sur le littoral, n'épargne pas les habitants de ces altitudes.

En somme, le jour où les pouvoirs publics se mettront à imiter les Brésiliens dans leur campagne d'assainissement et de prophylaxie, notamment dans la lutte contre les moustiques, l'isolement des malades et la distribution d'eau potable, l'état sanitaire de ce riche pays sera celui de la plupart de nos contrées tempérées européennes.

Il n'en est pas de même pour la région inhabitée des Llanos qui couvrent plus de la moitié du territoire. Cette immense plaine, sans bornes visibles couverte d'herbe, ou, suivant la saison, noyée sous les eaux des affluents de l'Orénoque, s'étend entre les embranchements de la Cordillère andine d'un côté et les Monts Parima de l'autre.

Le *Paludisme* ne pourra jamais disparaître de ces immensités marécageuses et la Ciutad Bolivar, malgré sa position avantageuse à la tête d'un admirable réseau de fleuves qui mettent en communication avec l'Atlantique la plupart des riches centres producteurs de caoutchouc, demeurera toujours une ville insalubre.

PATHOLOGIE

Le *Paludisme* est la cause principale de la mortalité du pays ; il se montre sous tous ses aspects et surtout sous les formes d'*accès pernicieux*. La *bilieuse hémoglobinurique* y est des plus fréquentes. Les centres malariques sont échelonnés tout le long du littoral et dans les vastes Llanos : l'intérieur, à un degré moindre il est vrai, n'en est pas exempt.

La *tuberculose* n'a pas le caractère de gravité qu'on accorde aux régions guyannaises, cependant elle n'en fait pas moins un grand nombre de victimes. Elle sévit davantage dans les régions civilisées où prédomine l'élément européen ; l'indigène qui habite ces grands centres est aussi contagionné. Cependant il faut reconnaître que dans les Lourgades les plus arriérées en civilisation et où pourtant les mesures de propreté sont si négligées, la tuberculose est plutôt rare.

La *Dysenterie*, avec ses *complications hépatiques*, s'observe dans tout le territoire avec une prédominance marquée dans les régions basses et humides.

Les *Broncho-pneumonies* sont surtout d'origine *grippale*.

Aux affections pulmonaires il faut ajouter les complications des *Fièvres éruptives*, de la *Coqueluche* (endémique dans toute l'Amérique du Sud) et de la *Diphterie*.

La *fièvre typhoïde* n'a pas les caractères aussi graves que ceux observés pour la dothiénentérie des pays septentrionaux de l'Europe : mais elle est plus fréquente. Le *Typhus exanthématique* sévit plutôt dans les régions tempérées par l'altitude et semble moins grave qu'à Mexico.

La *Lèpre*, endémique sur tout le territoire, n'est l'objet d'aucune surveillance sérieuse ; elle a les mêmes caractères qu'à la Guyane.

La moitié de la population souffre d'*Anémie* parfois très

pernicieuse ; elle relève soit du paludisme. soit de l'*Ankylostomiase* très répandue.

Le *Tétanos* est commun et fait des victimes. surtout dans les régions peu élevées ; le tétanos des nouveaux-nés est particulièrement fréquent, à cause de la funeste habitude qu'ont les populations paysannes de sectionner le cordon ombilical avec des instruments ayant traîné sur la terre humide, les cabanes des indigènes n'ayant pas de parquet. Les indigènes n'ont pas de meubles, à part un ou deux coffres, tout traîne par terre.

Les *maladies puerpérales* sont peu signalées et les accouchements sont généralement faciles.

La *Variole* règne à l'état sporadique à la côte et à Caracas, mais sous une forme légère ; elle attaque de préférence la classe pauvre, mais n'occasionne jamais beaucoup de décès. Les vaccinations sont assez bien faites dans les villes. mais impossibles à pratiquer dans les bourgades.

La *Syphilis* n'est peut-être pas plus fréquente qu'en Colombie.

Le *Cancer* sévit surtout dans les régions méridionales. plus chez les Indiens que chez les blancs.

La *Fièvre jaune* est endémique à Maracaibo et dans les autres ports. d'où elle se répand assez loin dans les districts tempérés.

Le *Béribéri*, peu signalé. s'est plutôt localisé à la Ciutad Bolivar.

La *Fièvre Caracarie*. déjà ancienne, semble être une appellation locale *de la fièvre dite de Malte*.

On note encore dans cette statistique, *l'éléphantiasis*. le *Goître* (Etat de Mérida particulièrement), des cas *d'ostéomalacie* et de nombreuses *dermatoses*.

Les *insectes vecteurs des maladies parasitaires* sont nombreux ; la Lucilia homini vorax et le ver Moyaquil y seraient plus répandus que dans les pays voisins.

On a signalé sous le nom de « *Brasa* » une dermatose vésiculeuse et contagieuse qui serait assez souvent observée dans les Llanos ; mais ses caractères et sa nature ne sont pas très nettement définis.

Le *Charbon* atteindrait assez souvent les éleveurs de ces contrées.

Enfin la mortalité occasionnée par la piqûre des *serpents* serait assez élevée. et le jaguar et l'alligator mettraient en danger la vie des Llaneros.

LES GUYANES

Les Guyanes comprennent des terres basses en parties noyées, au climat humide et chaud, et des terres hautes couvertes de forêts.

Elles sont divisées en trois colonies européennes :

A l'Ouest. la colonie Anglaise (256.000 kmc.) la plus prospère et la plus peuplée, 220.000 habitants.

Au milieu, la Guyane Hollandaise 129 000 kmc. et 70.000 habitants. A l'Est, la Guyane Française 789.00 kmc. et 30.000 habitants.

Cette dernière, séparée de la Guyane Hollandaise par le fleuve Maroni, au Sud et à l'Est du Brésil par les Monts Tumuc-Humac, l'Oyapock et le territoire contesté franco-brésilien, se compose de deux régions : la région du littoral aux terres basses, avec climat humide et chaud et la région montueuse couverte de forêts, malsaine. La partie habitée par les Européens s'étend du Maroni à l'Oyapock. Les côtes. longues de 320 kil., sillonnées d'îles dont quelques unes servent de pénitenciers, sont tantôt vaseuses. tantôt sablonneuses et couvertes de palétuviers.

Vers Cayenne, s'élèvent des collines dont une des plus hautes atteint 186 m. d'altitude ; cependant tous ces sommets ne sont pas assez élevés pour échapper aux émanations marécageuses et à l'invasion des moustiques.

Le littoral. de l'Oyapock au Mahury, se compose particulièrement aux environs de Cayenne, de plaines noyées par la mer selon l'importance des marées. De Cayenne au Maroni, cette vaste étendue de terrain couverte de sable et de marais saumâtres est sillonnée de nombreux cours d'eau. La fertilité du sol est prodigieuse, mais on ne peut en tirer parti faute de bras.

Le climat est uniforme. le thermomètre ne varie guère que de 24° à 32°, avec 2 saisons bien tranchées. l'une humide de décembre à juin la saison des pluies. l'autre sèche. qui commence en juillet et finit en novembre. Il tombe 3 mètres d'eau par an.

Dans la région des placers à l'intérieur. les pluies ne cessent guère que pendant 3 mois, aussi cette énorme quantité d'eau convertit les terres basses en immenses marais boueux qui disparaissent à peine pendant la sécheresse.

Dans les parties boisées, le sol reste toujours plus ou moins

inondé. La chaleur lourde, humide, y est accablante et les moustiques y abondent. Les malheureux chercheurs d'or y souffrent de
tout, du climat, de l'humidité, des privations ; l'alcoolisme et l'emploi
du mercure contribuent également à créer une sorte de *cachexie
hydropique* avec *néphrite*, souvent compliquée de *rhumatismes*, à laquelle
un grand nombre succombe.

La ville de Cayenne et les Iles du pénitencier sont les seuls endroits
habités ; le reste est délaissé et très peu étudié.

Si l'on excepte les fonctionnaires et les soldats, la population
blanche est très limitée, la race métisse est la plus importante ; les
Indiens Galibris réduits au nombre de 2000, disparaissent peu à peu
sous l'influence de l'alcool.

La population libre est de 20 000 hab. pour le territoire des 25 000
hectares qui entourent Cayenne (les régions des placers et des forêts
ne pouvant être considérées comme utilisables.)

Cayenne est une ville coloniale bien ombragée, au climat supportable,
constamment rafraîchie par les brises de l'Océan ; elle est bâtie sur
un terrain sablonneux, mais les environs sont très marécageux. Ses rues
sont larges, bien aérées et ses places sont spacieuses, ornées de fontaines
et plantées d'arbres. — Le service de la voirie est défectueux ; cependant
des égouts récents parcourent la ville, et l'eau captée dans les collines du
Mahury est assez pure.

Les autres bourgs, presque tous marécageux, sont peu salubres,
et l'eau recueillie dans les rivières ou dans des puits, expose les habitants
à la *fièvre typhoïde* et aux *dysenteries chroniques*.

« Les Pénitenciers sont au nombre de 4 : St-Laurent du Maroni,
où se trouvent l'administration centrale et les transportés ; St-Jean
du Maroni, affecté à la relégation ; les Iles du Salut où sont les condamnés
difficiles à surveiller, et Kourou le terrible pénitencier, celui qui dévore
le plus de condamnés.

Les deux premiers sont peu salubres, l'Ile du Salut est la plus saine.

Les prisonniers souffrent plus particulièrement du *paludisme*, du
scorbut, de la *tuberculose*, de la *fièvre typhoïde* et de *diarrhées*.

PATHOLOGIE

Le *paludisme* prédomine et fait tout le fonds de la pathologie de ce pays ; tous les degrés s'observent, depuis *l'accès quotidien* jusqu'à la *cachexie paludéenne* extrèmement rapide ; la quinine ne réussit pas dans tous les cas.

La *fièvre jaune* y a été fréquemment importée et s'est toujours propagée avec une effrayante rapidité. (A la saison chaude, l'Européen qui débarque souffre en général d'une *fièvre dite bilieuse inflammatoire*, considérée par certains comme une fièvre jaune atténuée et par d'autres, comme une fièvre gastrique a calore, avec réaction hépatique intense.)

La *fièvre typhoïde* revêt plutôt la forme *typho malarienne* et sévit plus particulièrement aux îles du salut.

La *tuberculose* est souvent notée chez les métis, et l'*anémie tropicale* atteint vite le nouvel arrivant ; la *tuberculose* n'épargne pas l'indigène ; c'est surtout en saison sèche que la mortalité de ce fait est plus grande ; l'action déprimante du climat lui donne toujours une allure rapide. La *grippe* éclate surtout en avril et en mai ; elle affecte les formes gastriques et broncho-pulmonaires. A Cayenne, la *parotidite épidémique* est appelée mal mouton. Drago a décrit une *orchite* particulière survenant chez les soldats de marine qui avaient plus de 20 mois de séjour à la Guyane. l'orchite était caractérisée par un gonflement considérable du testicule, de l'épididyme et du canal déférent. Dans la moitié des cas, il y avait à la suite atrophie du testicule, mais aucune trace de blennorragie. Des épidémies de *charbon* ont frappé à plusieurs reprises le bétail de l'administration pénitencière, et des cas de *pustule maligne* ont été observés chez des prisonniers.

Le *Tétanos* est extrêmement fréquent chez les indigènes qui marchent pieds nus et chez les nouveaux-nés.

La *syphilis* n'est pas plus grave qu'en Europe et ne s'étend pas beaucoup en dehors de Cayenne ; elle semble extrêmement rare chez les Indiens ; les nègres mêmes paraissent peu atteints.

La *Lèpre* gagne de jour en jour et devient un fléau grandissant ; on compte actuellement plus de 400 cas, et les blancs eux-mêmes en sont menacés. Il existe des familles entières de lépreux, et l'isolement n'est appliqué que très irrégulièrement.

L'*éléphantiasis* est répandu dans presque toute la population ; il semble plutôt dû à des lymphangites. Le professeur LE DANTEC qui l'a particulièrent étudiée à Cayenne, lui attribue une origine analogue à l'éléphantiasis nostras ; il ne croit pas à l'origine filarienne ; cependant l'*hémato-chylurie* a été constatée aux Guyanes.

Les *ophtalmies granuleuses* et les *otites* sont fréquentes.

L'*helminthiase* et l'*ankylostomiase* sont communes à tout le littoral, depuis Colon jusqu'au Brésil.

Il existe une dermite appelée *pian-bois*, ulcération à forme papulo croûteuse, large comme une pièce de 2 francs, recouverte d'une croûte jaunâtre, au-dessous de laquelle se forme une ulcération purulente ; on l'a rapprochée tour à tour des affections syphylo-scrofuleuses, ou d'affections frambœsiformes.

La *Chique*, le *Ver macaque*, la *Lucilia homini vorax*, les *fourmis venimeuses*, les *scorpions*, les *mille pattes*, les *araignées crabes*, le *crapaud pipa*, le *serpent de corail*, le *boa* et le *lachesis mutus* ou *sururucu* constituent avec les *poissons vulnérants*, une faune assez chargée pour ce pays.

L'*ulcère phagédénique* est commun aux Guyanes. Le *pied de Madura*, l'*aïnhum* et *nombreuses dermatoses* sont encore à l'étude.

L'hôpital de Cayenne est suffisant, mais le lazaret est très défectueux.

L'emplacement de la léproserie d'Ocaronany est heureusement choisi, et l'isolement y serait facile, mais les bâtiments laissent beaucoup à désirer ; aucune mesure sérieuse et continue n'est prise pour porter remède à la diffusion toujours plus grande de ce fléau.

La pathologie spéciale aux autres Guyanes est à peu près la même que celle de la Guyane française, c'est-à-dire *palu-*

disme, rhumatisme, cachexie hydropique, dysentrie et fièvres typho-malariennes : la *tuberculose* atteindrait plus du 1/4 de la population et les *fièvres éruptives* y seraient constamment signalées.

La *pneumonie* est communément observée chez les paludéens, au moment de la saison des pluies et la mortalité est de 6 à 7 %.

Les *abcès du foie* sont moins fréquents qu'au Vénézuela, pourtant en général plus salubre. Les Coolies indous, nouvellement débarqués, contractent souvent la *méningite cérébrospinale* épidémique, cependant la population locale n'en souffre que rarement.

L'*anémie tropicale* règne avec intensité et les cas d'*ankylostomiase* doivent être fréquents.

La *flore intestinale* est très riche en parasites ; de toute la contrée, c'est à la Guyane anglaise qu'elle a été le mieux étudiée.

La *lèpre* et l'*éléphantiasis* se rencontrent de plus en plus. La *syphilis* semble plus grave et plus répandue que dans la colonie française. De même l'*alcoolisme* y ferait plus de victimes.

La *fièvre jaune* (1) se montre aussi de temps en temps ; les Indiens sont surtout atteints de *diarrhées*, de *variole* et de *Caribi* (sorte de maladie consomptive qui, pour certains observateurs, s'établirait à la suite d'*attaques répétées d'entérites*.

Les cas de *granulome ulcéreux génital* seraient souvent rencontrés chez les nègres de la Guyane anglaise.

Les *Caries dentaires* sont générales et les *fractures osseuses* seraient longues à se consolider.

On signale également de nombreux cas d'*ostéomalacie*, mais peu ou pas de *rachitisme*.

La pauvreté des eaux en sels de chaux obligerait certaines peuplades indigènes à manger la chaux des murs et l'on signale dans le territoire contesté franco-brésilien des *peuplades géophages*.

(1) N.B. (22 janvier 1909). Des cas de fièvre jaune sont signalés aux Guyanes et aux Petites Antilles : 25 cas dont 6 mortels à Surinam, 10 cas dont 8 mortels à la Barbade ; quelques cas à Curaçao.

LE BRÉSIL

C'est après la République Argentine, le plus grand et le plus riche des Etats sud américains ; il n'est pas douteux qu'il devienne dans un avenir prochain la plus importante de toutes les Républiques sud-américaines.

Le Brésil occupe en grande partie le centre et l'est de l'Amérique australe ; ses côtes s'étendent sur plus de 7.000 kil. ses ports ont des services réguliers de navigation, ses terres se sillonnent de chemins et sa frontière continentale est formée par tous les États de l'Amérique méridionale à l'exception du Chili et de l'Equateur.

Au nord, il dépasse le 5° degré de latitude septentrionale ; ses longitudes extrêmes sont le 37° degré et le 77° degré à l'ouest du méridien de Paris.

Son étendue est d'environ 8.338.000 kmc. c'est-à-dire environ 16 fois la superficie de la France.

L'immense fleuve Amazone, presqu'une mer intérieure, féconde toute la région du nord et du centre ; au sud, le Brésil possède les sources des trois cours d'eau qui forment le Rio de la Plata (Parana, Paraguay et Uruguay). Tous ces fleuves coulent vers l'Océan Atlantique ; le premier est un fleuve de plaines sur lequel naviguent des vaisseaux de fort tonnage ; les autres sont des fleuves de plateaux coupés de cascades et de rapides.

On distingue dans le Brésil deux grandes régions : au nord, l'Amazonie, le Paradis des plantes, où l'année se divise en deux saisons : celle des grandes pluies et celle des petites averses. La température est généralement élevée, la moyenne annuelle est de 25° avec des nuits fraîches surtout dans le sud. L'abondance et la continuité de l'humidité entretiennent une éternelle végétation dans les Selvas ; la faune y est extrêmement variée. De septembre à janvier soufflent les alizés, déterminant une sécheresse relative, mais les nuages qui couvrent fréquemment le ciel, occasionnent des petites pluies excessivement bienfaisantes pour la végétation.

Dans le Sud, la région devient plus accidentée, c'est le pays des Campos, plateaux d'élévation médiocre coupés par de fertiles vallées. A l'est, entre la mer et les Sierras, des plaines propres à la culture ; à l'ouest, une région marécageuse et malsaine. Mais dans toute cette partie méridionale, le sol y est plus utilisable, la nature plus docile et plus à la portée de l'homme, l'humidité y est moins forte que dans l'Amazonie. Sur les plateaux, l'Européen s'y acclimate rapidement, surtout dans les Etats de Sao-Paolo, de Santa Catharina, du Parana et de Rio Grande do Sul. La température moyenne se maintient entre 25 et 20°, elle s'abaisse même en hiver jusque 0° ; les nuits y sont fraîches et reposantes, on note à St-Paolo 3 ou 4 jours de gelée blanche chaque hiver.

En résumé, les Etats septentrionaux et ceux du centre, composés en grande partie de plaines boisées ont un climat très chaud et humide et ceux du sud, les Campos, sont tempérés et même assez froids à mesure qu'on avance vers les Etats de la Plata.

La population du Brésil est supérieure à 20 millions d'habitants; elle grandit sans cesse grâce aux efforts d'un gouvernement prévoyant qui consacre une forte partie de ses revenus pour favoriser l'immigration.

Sous le rapport de la race, la population se compose de Brésiliens, descendants de colons européens et de noirs d'origine africaine, d'Indiens, indigènes gouaranis et botocudos et enfin de métis nés du croisement de Blancs et d'Indiens. Depuis 1880 le nombre de nègres diminue considérablement et les Indiens tentent de plus en plus à disparaître; ils sont dispersés dans les Etats de l'Amazone et du Para.

La ville la plus peuplée est la superbe cité de Rio de Janeiro, qui compte 811.260 habitants. C'est une des plus belles villes du monde et depuis les derniers travaux d'assainissement, une des plus saines de l'Amérique du Sud Son port est vaste et des plus prospères.

L'ancienne ville aux ruelles étroites et obscures a presque disparue; l'Avenida centrale, plus large que l'Avenue de l'Opéra, plus longue que les champs Elysées, avec des constructions neuves, des palais somptueux, des habitations confortables et modernes, en ont fait une ville neuve, salubre et prospère. Un jardin Zoologique et Botanique célèbre par son allée de palmiers, est d'une beauté remarquable.

Nombreux sont les hôpitaux, citons : celui de la Miséricorde, au bord de la baie, avec 1200 lits; l'Asile National, plusieurs hôpitaux d'isolement dont l'hôpital Sao Sébastiao pour la fièvre jaune; au fond de la baie de Botafago un grand asile d'aliénés, l'hôpital militaire sur le Mont de Castillo, des hôpitaux, des sociétés de Secours mutuels étrangères ; enfin de nombreux laboratoires et établissement d'enseignement médical rivalisent avec les principales villes d'Europe.

Viennent ensuite : Sao Paolo, avec 300 000 habitants, à 748 m. d'altitude, arrosée par le Tiélé, belle ville renommée par son climat doux et tempéré qui peut être comparé à celui de Palerme, *très propice à la race blanche* ; le mois le plus chaud est celui de janvier dont la température moyenne est de 21,4° ; celle de juin, le mois le plus froid, est de 18°.

Elle possède de nombreux hôpitaux modernes, le plus important est la Santa Casa de Misericordia ; l'hôpital d'isolement est très bien ordonné ainsi que la léproserie ; en outre, on compte encore l'hôpital des aliénés, des hôpitaux anglais et italien ainsi que des maisons de santé diverses, un Institut Pasteur où l'on prépare tous les vaccins et sérums.

Dans les environs se trouve un établissement thermal avec des eaux sulfureuses et sur le plateau occidental on construit un Sanatorium pour la cure d'altitude.

Santos, dans une vaste plaine, aux rues larges et bien alignées, possède un excellent système de canalisation d'eau potable et d'égouts ; son port est un des plus importants du Brésil et son avenir économique est immense.

Bahia (285.000 hab.) est un port qui se transforme également ; on y compte de bons hôpitaux et une Faculté de médecine.

Pernambuco (200.000 hab.) possède des hôpitaux suffisants et un asile d'orphelins.

Il existe à Minas Geraes deux stations thermales : l'une avec des eaux bicarbonatées sodiques gazeuses, l'autre avec des eaux sulfureuses.

Tout au Nord, à la bouche du fleuve de l'Amazone, Para (Santa Maria do Nazareth do Belem do Grão Para) 125.000 habitants, port important, mais ville sale, laide, sans aucun cachet particulier. Sa réputation, qui n'est pas engageante, en a fait longtemps un port des plus malfamés, à cause des terribles épidémies de fièvre jaune et de paludisme qui décimaient sa population ; actuellement, son état sanitaire semble s'améliorer.

M. le Professeur RICHET disait tout dernièrement de l'Amazonie : « Le climat est tolérable et on peut très bien s'en accommoder, en prenant naturellement les précautions d'hygiène d'usage sous ces latitudes. Les seringueros qui vont dans la forêt chercher la gomme, y demeurent plusieurs mois et n'ont nul souci des soins de l'hygiène ; c'est souvent la course à la mort. Mais pour les travailleurs sédentaires, les risques du climat peuvent être nuls ! ce pays est d'une merveilleuse fertilité ; une fois aménagé, il deviendrait un paradis terrestre. »

PATHOLOGIE

Les maladies dominantes sont le *Paludisme* et la *Fièvre jaune :* elles y sont à l'état endémique sur nombreux points du littoral.

La *malaria* semble y avoir toujours existé, tandis que la fièvre jaune ne date que de 1849 où elle fut introduite dans le port de Bahia, par un navire venant de la Nouvelle Orléans; actuellement, elle s'étend à tous les ports du centre et du sud d'une façon plus ou moins intense.

Cependant, depuis 7 ans, elle est en décroissance et l'année dernière au port de Rio de Janeiro, on n'en a plus observé aucun cas. Ceci tiendrait à l'énergique campagne du Docteur Oswaldo Cruz, élève de notre Institut Pasteur qui, muni des pouvoirs les plus étendus, n'a rien épargné pour transformer de fond en comble le port et la ville. Il en est de même pour Sao Paolo, où une guerre aux moustiques est faite sans relâche.

Le *Béribéri* date de 1863 ; il fut importé par les coolies indous que le Gouvernement introduisit par les ports de Bahia et Pernambuco ; de temps à autre, on en constate de nouveaux cas cependant cette maladie est manifestement en décroissance surtout au sud. De Bahia, l'épidémie gagna les provinces de Céara, de Rio Grande, do Norte. San Luiz do Maranhao, où elle est maintenant établie à l'état endémique, principalement dans le Nord.

La *Tuberculose* est peut-être plus répandue au Brésil qu'en Europe ; avant 1848, elle passait pour atteindre le 1/15 des habitants ; le métis en souffre moins que le blanc, et le nègre et l'indien paraissent encore moins touchés ; c'est la population du littoral qui en est la plus affectée.

La *Syphilis* est très fréquente, mais elle n'a pas de caractères graves.

Le *Tétanos* fait beaucoup de victimes.

Les *Aortites chroniques* sont particulièrement notées, elles relèveraient de 3 facteurs : *paludisme. syphilis* et *alcoolisme*.

L'*héméralopie*, ainsi que l'*ophtalmie purulente*, la *conjonctive granuleuse* ou trachoma sévissent avec intensité.

L'Etat de Sao-Paolo mène actuellement une campagne énergique contre cette dernière affection, introduite en 1877, par les immigrants italiens.

La *Lèpre* qu'on observe surtout dans la région de Minas et de Sao-Paolo est, en général, moins fréquente au Brésil que dans les autres Etats de l'Amérique du Sud.

L'*hématochylurie* et les *affections filariennes* sont souvent rencontrées et bien que les médecins brésiliens prétendent que *l'éléphantiasis* est toujours d'origine filarienne, nous pensons *que l'érysipèle et les lymphangites à streptocoques très* communes au Brésil, ne sont pas étrangères à la production de ces états éléphantiatiques.

Le *Dragonneau* attaque surtout les nègres de quelques provinces septentrionales. Certains auteurs rattachent au paludisme les *bubons d'emblée* (adénites chroniques, suppurées ou non) qui frappent le plus souvent les ganglions inguinaux et cruraux.

Le Dr CHAGAS vient de signaler une nouvelle *trypanosomiase* au Brésil, cette maladie y est endémique. Elle est transmise par une Reduve qui pique l'homme et le singe... les symptômes sont surtout fébriles ; en plus d'une anémie profonde, d'une hypertrophie de la rate, il y a œdème des paupières et hypertrophie des ganglions du cou, de l'aisselle et de l'aine.

Le *Bouton d'Orient* a été signalé par le Dr JULIANO. à Bahia.

Le *Goundon* (gros-nez), M. PACHECO-MENDÈS vient d'en opérer un cas.

Le *Pian* (Bouba) et l'*aïnhum* existeraient à Bahia et dans le Nord.

On a observé une *Rectite gangréneuse épidémique* chez les indigènes des régions basses et chaudes du littoral septentrional.

L'*ankylostomiase* s'est localisée dans le Nord, à Sao-Paolo, à Minas et même dans l'État de Rio-de-Janeiro.

La *Bérue* ou ver maringouin affectionne surtout les nègres à Bahia, aux environs de Rio, dans les terrains bas et humides ; le *ver Moyaquil* y est également signalé.

Presque toute la classe pauvre paie un grand tribut à la *Gale* : un dicton local l'a faite « sœur du Brésilien ».

La *puce-chique* s'observe jusque dans les régions élevées.

La *fourmi-lion* provoque des morsures parfois redoutables et les *araignées crabes* seraient la cause de plusieurs accidents cutanés.

Les *serpents venimeux* font périr chaque année un grand nombre de personnes ; les *poissons venimeux* et *vénéneux* sont nombreux sur toute la côte, notamment dans la baie de Rio, où l'on constate la présence du tétrodon analogue à celui du Cap. La chair du tétrodon ne serait pas par elle-même vénéneuse, la bile seule amènerait l'empoisonnement.

Des épidémies de *Variole* très graves ont éprouvé tout le pays, mais actuellement elle disparait, grâce à la vaccination systématique.

Le *Choléra* apparut en 1855, mais ne s'y est pas implanté, pas plus que la *Peste* (1903).

La *Méningite cérébro-spinale* introduite en 1840, se voit encore de temps en temps.

La Fièvre typhoïde sévit souvent mais sous des formes atténuées.

La *Dengue* qui est endémique à toute l'Amérique inter-tropicale fait des apparitions assez fréquentes sur le littoral brésilien et pousse même une pointe jusque Sao-Paolo.

La *scarlatine* n'est plus inconnue et la *rougeole* se montre maintenant en épidémies assez fréquentes.

La *Coqueluche* est plus connue dans les régions andines qu'au centre et à la côte. Quand l'*Influenza* y est importée, elle se diffuse avec rapidité à tout le pays.

La *Pneumonie* grippale surtout apparaît dans l'Amazonie et dans les États méridionaux.

La *Dysenterie amibienne* a été constatée à Rio de Janeiro.

Les habitants du plateau central sont sujets au *Goitre* et

le *Crétinisme* n'est pas inconnu. L'*Alcoolisme* gagne de plus en plus les populations des villes et l'abus du café et du maté produirait également des *Affections cardiaques* et *nerveuses*.

LES ETATS DE LA PLATA
Uruguay, Paraguay et République Argentine

L'Uruguay est un vaste plateau triangulaire qui s'étend entre le Brésil méridional, l'Océan Atlantique et le Rio Uruguay.

Sa superficie est du 1/3 de celle de la France et sa population ne dépasse pas un million d'habitants, parmi lesquels 2.500 étrangers, dont les plus nombreux sont Espagnols, Italiens, Français (environ 30 000) Argentins, Anglais et Brésiliens. La population s'accroît d'elle-même indépendamment de l'élément étranger.

C'est un pays de petites collines et de vallées bien arrosées, où le climat agréable, tempéré et salubre, convient tout à fait aux Européens. Les chaleurs estivales ont une moyenne de 21° et les hivers très doux, une moyenne de 11°; les maladies malignes endémiques n'existent pas, mais les écarts de température sont assez prononcés et l'air du littoral est saturé d'humidité, ce qui occasionne des rosées très abondantes; ce climat n'est pas favorable aux phtisiques et aux rhumatisants.

La capitale Montevideo, 264.704 habitants, est une jolie ville moderne admirablement située en amphithéâtre sur la rive gauche du Rio de la Plata et presque à son embouchure.

Les rues coupées à angles droits sont assez larges, les maisons sont à un étage avec toits plats, c'est une succession de belvédères d'où l'on jouit d'un magnifique coup d'œil sur l'immense nappe du fleuve. Le climat y est doux, et la brise de mer qui souffle de 11 h. du matin à 2 h. de l'après-midi, suivant la saison, lui donne une atmosphère marine très agréable. La ville possède une université, une faculté de médecine, des hôpitaux, ainsi qu'une très belle maison d'aliénés.

Aux environs, avec leurs superbes cottages, se trouvent des stations balnéaires très fréquentées et quelques villes de plaisance telles que Colonia, Maldonado, Paysandu, Salto, Playa Ramirez et Pocitos qui sont très saines.

PATHOLOGIE

Tout le long de la côte, particulèrement dans la région de Montivedéo, la pathologie est à peu près semblable à celle de l'Europe occidentale.

Le *Paludisme* ne semble pas endémique, à l'exception toutefois de la région frontière du Paraguay.

La *fièvre thyphoïde* sévit assez fréquemment, de même que la *diarrhée*; mais les cas de *dysenterie* et les *abcès du foie* sont moins nombreux qu'au Paraguay.

Les grands écarts de la température et l'humidité de l'atmosphère contraires aux *tuberculeux*, favorisent le développement des *bronchites*, des *pneumonies* et des *pleurésies*.

Le *rhumatisme* est communément observé partout.

Dans les provinces du sud et de l'ouest, on y voit des cas de *fièvres* analogues à ceux décrits sous le nom de *fièvre ondulante de Malte*.

On rencontre également dans ces mêmes régions quelques Indiens *Lépreux*.

Les ouvriers qui manient les peaux sont exposés au *charbon*.

La *Variole* fut souvent terrible à Montevideo et le *choléra* fit quelques apparitions.

La *Fièvre Jaune*, introduite en 1872, fit de nombreuses victimes en 1872 et en 1878 ; depuis elle se montre de temps en temps, mais ne réussit pas à s'y implanter.

LE PARAGUAY

Au cœur du continent américain, entre le Brésil, la Bolivie et la République Argentine, ce pays est en grande partie salubre ; son climat est chaud et doux, les Européens n'ont aucune peine à s'y acclimater. La moyenne annuelle est de 18° à 24° suivant les latitudes (maxima 41°, minima 2°).

PATHOLOGIE

La salubrité générale est partout très bonne : cependant, au nord, dans les endroits appelés yerbales et dans le Chaco, les marais sont nombreux et occasionnent des cas isolés de *Paludisme* (appelé, dans le pays, *pya rurû*) ; c'est aussi la contrée du *rhumatisme*.

La *dysenterie* apparaît, çà et là, par petits foyers épidémiques, là où la captation des eaux est imparfaite ; cependant le pronostic en est presque toujours bénin.

A mesure que l'immigration européenne s'implante dans ce pays, la *syphilis* et la *tuberculose* commencent à s'y répandre.

La *peste*, récemment introduite par Montevideo, se manifeste presque tous les ans par quelques cas isolés.

En 1865, de terribles épidémies de *choléra* et de *fièvre jaune* décimèrent la population, probablement importées par les armées brésiliennes, lors de la guerre de cinq ans avec le Brésil, l'Uruguay et la République Argentine.

Depuis que la vaccination a été rendue obligatoire, les épidémies de *variole* se font de plus en plus rares.

Les *lépreux* sont systématiquement isolés, leur nombre diminue, paraît-il.

LA REPUBLIQUE ARGENTINE

La République Argentine qui s'étend du 22° degré au 56° degré de latitude Sud et du 59° au 76° degré de long. occidentale, forme un immense territoire d'une superficie de 2.885 000 kmc. (5 fois celle de la France). La partie septentrionale est en zone subtropicale, le centre en zone tempérée, et le sud s'avance dans le climat polaire.

La population forte de 5.678.000 habitants, comprend 1.500.000 étrangers ; ceux-ci se portent de préférence dans la région qui avoisine l'estuaire de la Plata, la rive droite du Parana, l'Entre Rios (région comprise entre le Parana et l'Uruguay), la province centrale de Cordova et à l'est, la province andine de Tucuman.

La culture, l'élevage et les mines, assurent les mêmes perspectives de succès et d'avenir à l'émigration des bras et des capitaux, que celles que présentaient les États-Unis au début de leur prodigieuse fortune.

On peut diviser l'Argentine en 5 régions naturelles : le Chaco, la Plaine centrale, la Patagonie, l'Entre-Rios ou Mésopotamie argentine et la Pampa.

I. — Le Chaco, des Andes au Paraguay, a un climat chaud et humide, la moyenne de l'été est de 25°, celle de l'hiver est de 16° ; région jadis habitée par les féroces Tobas, que la colonisation refoule de plus en plus dans les montagnes. On y rencontre tour à tour des lagunes boueuses, des savanes herbeuses et de grands espaces boisés d'essences tropicales ; les pluies sont assez abondantes l'été.

II. — La Plaine Centrale comprend le versant de la Grande Cordillère, avec ses nombreux massifs et ses belles vallées, les grandes plaines basses formées d'alluvions sablonneuses au milieu desquelles s'élèvent les Sierras de Cordoba et de Santa Luiz. Le climat ressemble au climat méditerranéen, mais il y existe une trop longue saison de sécheresse et l'on a dû capter l'eau des montagnes pour la distribuer aux cultures. C'est dans ces régions qu'on trouve les grandes lagunes salines de « Salinas Grandes » et la « Mar Chiquito ». A l'Est, dans le voisinage du Parana, les riches régions de Santa-Fé et de Rosario.

III. — Le Plateau de la Patagonie, qui se colonise de jour en jour, est tempéré dans le Nord (moyenne 13 à 14°) tandis que vers le Sud il est rigoureux et devient glacial dans la Terre de Feu. A Ushia, le thermomètre descend à plus de 8° en dessous de zéro en hiver.

IV. — La Mésopotaine Argentine entre les fleuves Parana et l'Uruguay, a une température élevée dans sa partie Nord le long des grands cours d'eau, le thermomètre y marque en moyenne 22°, tandis qu'en redescendant vers le Sud, le climat rappelle celui d'Italie (17 à 18°) ; sa richesse est surtout due à ses immenses paturages.

V. — La Pampa a un climat tempéré, mais variable avec de brusques et violents changements de temps. La température moyenne est de 15°. C'est la région des immenses plaines occupées par de nombreux troupeaux de bœufs, de chevaux et de moutons, que surveillent les cavaliers Gauchos.

Buenos-Ayres, au débouché de cette région est une belle ville bâtie sur la rive droite du Rio de La Plata, une des plus peuplées du Nouveau-Monde, 1.025.650 habitants. Elle représente un immense damier en cuadras, à peu près égaux, séparés par des rues régulières et bien tracées ; la voirie est fort bien faite et les égouts, à courants d'eau constants, sont cités comme les meilleurs de toute l'Amérique du Sud.

Autour de la place de la Victoire, toute plantée de palmiers, sont disposés les principaux monuments d'où partent les rues les plus riches et les plus fréquentées. La rue à la mode, où se trouvent les plus beaux magasins, les confiterias et cafés en renom, est la Calle Florida. Les maisons, presque toutes construites en briques de un à trois étages, se terminent généralement en azoteas (terrasses) ; à l'intérieur, on voit les arbustes du patio qui, comme l'atrium des Romains, est entouré d'une vérandah donnant accès aux différentes pièces de l'habitation.

Les nombreux jardins qui embellissent la cité sont dus à un de nos compatriotes.

Cette grande ville maritime, autrefois sujette aux épidémies de fièvre jaune, est actuellement absolument saine, grâce aux efforts constants d'un gouvernement qui ne néglige rien pour la rendre salubre ; sa température moyenne est de 17° : le thermomètre monte en été jusqu'à 38°, mais les brises de la mer y rendent le séjour supportable ; en hiver, la température ne descend jamais en dessous de zéro.

Une station de bains toute proche très fréquentée par la gent fashionable est Mar del Plata.

Buenos-Ayres joint à ses avantages de toutes sortes celui d'un centre universitaire ; on y trouve les luxueux hôpitaux de la plupart des nationalités.

L'hôpital français possède 195 lits, il a hospitalisé pendant l'exercice 1905-1906 plus de 1250 personnes.

Les sociétés de secours mutuels françaises sont des plus florissantes ; outre l'hôpital français, elles possèdent à Bellavista près de Buenos-Ayres, un asile de vieillards qui secoure en même temps nos nationaux et leur procure du travail.

La Faculté de Médecine est très prospère : les hôpitaux nationaux sont nombreux ; les principaux sont : l'Hôpital Clinique, le plus ancien, il possède 200 lits ; l'Hôpital San Roque 500 lits, mais il peut recevoir un bien plus grand nombre de malades ; l'Hôpital Militaire, l'Hôpital des Enfants (Los Niños) construit en pavillons séparés au nombre de 12 (chaque salle contenant 16 lits) et l'Hôpital d'isolement ; tous ces établissements réalisent les dernières exigences de l'hygiène.

Non loin de Buenos-Ayres est la confortable et importante cité de La Plata, en forme de fer à cheval, peuplée de 65.000 habitants ; mais ses égouts empoisonnent Ensenada, ville qui lui sert de port.

En remontant le Parana, on rencontre Rosario, ville moderne et bien construite sur la rive droite du fleuve ; la population est de 125.210 habitants ; c'est un lieu recherché des malades pour ses eaux minérales chaudes de 75°, avec un hôpital civil et trois hôpitaux de diverses nationalités.

Plus haut, Parana port excellent avec hôpital civil et Santa Fé, bâtie sur un banc de sable, se font face tandis que Corientes, une des plus anciennes villes de la République, est située au confluent du Parana et du Paraguay, à une altitude de 150 mètres.

Toute cette province est plantée d'orangers: mais les pluies y tombent avec abondance pendant 9 mois, convertissant tous les environs en lacs et marais. Le thermomètre monte en été jusque 39° pour descendre à 10° en hiver.

Dans l'intérieur, au pied des Sierras pampinéas, on rencontre les principales stations du chemin de fer transandin : San Luiz et Mendoza, rapidement reconstruite après un tremblement de terre, qui présente avec ses larges rues, ses places et son beau parc le plus riant aspect.

Des sources thermales coulent dans ses environs et constituent un centre balnéaire assez fréquenté ; ses extrêmes de température sont 38° et 3°, tandis que Cordoba, à 500 mètres d'altitude, présente des écarts très fréquents. Cette dernière, peuplée de 55.000 habitants, est un centre industriel très important ; son Université est une des plus anciennes, elle comprend trois Facultés dont une de Médecine, une bibliothèque, divers laboratoires et deux hôpitaux, un asile d'orphelins, de mendiants et une maternité.

Tucuman, au milieu des oranges et des citronniers est bâtie dans une haute plaine dominée par l'Aconquija avec 40.000 habitants.

Jujuy, à 1.300 mètres avec 6.000 habitants, en communication avec la Bolivie est *insalubre* surtout en été, où la *fièvre* atteint la majorité des habitants ; en hiver, ils ont à se défendre des vents froids qui leur occasionnent des *affections pulmonaires catarrhales, des pleurésies et des rhumatismes.*

Les Cordillères possèdent de nombreuses sources thermales peu fréquentées.

Buenos-Ayres est reliée avec la plupart des pays d'Europe par d'importants services de navigation ; elle communique régulièrement avec Rio de Janeiro et les Etats-Unis par la ligne de Magellan Valparaiso.

A l'intérieur, le Rio de La Plata et les deux grandes rivières qui le forment, constituent d'admirables voies de pénétration jusqu'aux confins de la Bolivie et du Paraguay.

Les voies ferrées mènent de Buenos-Ayres à la Pampa australe et jusqu'au pied des Andes à travers l'immense plaine centrale.

La ligne de Mendoza est surtout importante, c'est elle qui fait communiquer Buenos-Ayres avec Santiago du Chili, mais elle est impraticable d'avril à août, à cause des neiges accumulées sur les hauteurs ; la circulation n'est libre que de septembre à Mars.

A partir de Mendoza, le voyage transandin est partout pittoresque et imprévu, les panoramas sont parfois grandioses ; un chemin de fer à voie étroite escalade les pentes raides du versant oriental de la Grande-Cordillère entre les gigantesques et sombres murailles des rochers suivant à peu près le cours de la rivière Mendoza jusqu'à la riante vallée de Los Cuenos, à près de 3 000 m. d'altitude, où le paysage devient indescriptible.

De Los Cuevas, dans la froide atmosphère des neiges éternelles entre 3 000 et 4.000 mètres, l'ascension se continue à dos de mules au milieu de l'immense solitude de la Puna, par des défilés interminables entre des gorges étroites et par des chemins rocailleux qui surplombent les précipices.

Le col de la Cumbre, point culminant de la voie transandine est situé à 4.000 mètres, dans l'immensité grandiose des géants andins et dominé par le pic neigeux de l'Aconcagua qui n'a pas moins de 7.000 mètres au-dessus du niveau de la mer.

De là, la descente devient rapide sur le versant chilien dans la nudité du roc jusqu'à Juncal, station des diligences qui mènent à la Guardia de Vieja d'où repart un second tronçon du chemin de fer argentin, conduisant bientôt à travers des vallées fleuries au fond desquelles l'Acacungua roule ses eaux écumantes, pour aboutir à Santa Rosa de los Andes, à 800 m. d'altitude, charmante petite ville de 10.000 habitants, au milieu d'un panorama de verdure et de fleurs multicolores.

Ensuite il faut prendre le chemin de fer chilien qui s'engage dans des vallées unies et fertiles, contraste frappant entre les splendides végétations des pentes inférieures (bambous, peupliers, acacias et arbres forestiers) et l'aridité du roc des plateaux glacés des sommités andines.

Enfin, en bas et sur la droite, apparaît l'immense nappe bleue du Pacifique, tandis que devant soi commence la vallée du Paradis, à l'extrémité de laquelle se montrera bientôt le port de Valparaiso.

PATHOLOGIE

Le *Paludisme* diminue considérablement à Buenos-Ayres, mais il est encore signalé dans ses environs, notamment le long de la côte, sur les berges de ses fleuves et dans les provinces septentrionales ; il semble toujours moins grave qu'au Brésil.

La *fièvre jaune* se manifeste par des épidémies intermittentes de plus en plus rares.

La *dysenterie* et les *diarrhées* sont moins fréquentes à Buenos-Ayres que dans les autres Etats de la Plata et que dans les régions montagneuses, c'est là encore qu'on signale le plus d'*hépatites*.

La *fièvre typhoïde* existait à l'état endémique sur toute l'étendue du territoire ; actuellement, elle est en décroissance et la mortalité est moindre qu'en Europe.

La *variole* est grave : elle affecte plus particulièrement les peuplades indiennes, où elle fait de grands ravages, ainsi que les habitants des campagnes qui se soumettent difficilement à la vaccination.

Les *fièvres éruptives*, la *rougeole* et la *scarlatine* éclatent en fréquentes épidémies, mais cette dernière ne se rencontre que dans la race blanche.

La *grippe* fait des apparitions annuelles : on note en hiver de fortes épidémies de *broncho pneumonies* et de *pleurésies*.

Dans la région centrale, le long des fleuves et dans les Andes, les habitants paient un lourd tribut au *rhumatisme*.

Buenos-Ayres ne réussit pas aux *tuberculeux*, très nombreux en Argentine.

La population ouvrière occupée au maniement des peaux paie un lourd tribut au *charbon*.

La *syphilis* domine dans les statistiques, la prostitution

n'étant sujette à aucune surveillance méthodique et régulière ; comme au Brésil, la syphilis jointe au paludisme, y occasionnent souvent des *aortites chroniques.*

Le *goître* est endémique dans toute la région Andine.

Le *choléra* fit de nombreuses victimes avant 1870 ; mais depuis cette époque. il ne s'est manifesté que par quelques cas isolés.

La *peste* apparaît parfois dans les quartiers du port : en 1903, Rosario fut frappée peu après Montevideo.

La *lèpre* est assez commune dans les États de La Plata, surtout au Nord dans la région des grands fleuves.

L'EQUATEUR

De Panama à Guayaquil le trajet se fait en trois jours par une mer habituellement houleuse. Le steamer pénètre bientôt à travers le canal de Jambeli dans le port de Guyaquil laissant à sa gauche l'île de Puna aux verts paturages. Cette île paraît charmante, mais les nombreux moustiques y rendent le séjour à peu près impossible. C'est pourtant dans ce nid à fièvres que l'on a bâti le lazaret du port équatorien !

La rivière Guyas, qui fait suite au port, laisse apercevoir sur sa rive droite la ville de Guayaquil, aux rues parallèles uniformément composées de maisons en bois. sans style, au traditionnel balcon cher aux races espagnoles.

Le gros commerce, tout entre les mains des Européens, s'est localisé le long du quai « le Malecon » tandis qu'à l'intérieur de nombreux Chinois tiennent des petites boutiques de détail, l'indigène ne faisant rien. Les faubourgs situés à l'extrémité de la ville, forment une agglomération de cases sordid s, habitées par des Indiens crasseux.

La population, d'environ 50.000 h. se compose pour la majorité de métis d'Espagnols et d'Indiens.

Ce port n'est pas aussi insalubre qu'on le prétend généralement, la *fièvre jaune* s'y fait de plus en plus rare. mais *le paludisme y* est commun.

La température en été y est de 28°, atténuée par la brise de mer qui se fait surtout sentir de 4 à 5 heures, rendant les soirées plus agréables qu'à Panama ; les nuits sont plutôt froides.

Au loin. à travers un rideau nuageux, on aperçoit l'immense chaînes des Andes aux nombreux volcans dont quelques-uns sont toujours en activité, perpétuelle menace pour tout ce pays fréquemment bouleversé par les tremblements de terre.

Tout autour de Guayaquil, la terre est nue, presque inculte et parsemée de marécages qui entretiennent des nuées de moustiques.

Dans la partie occidentale de la presqu'île, les rives du Salado offrent une végétation très variée, des sites agréables et frais, mais peu fréquentés.

Pour se rendre à Quito, bâtie sur un haut plateau à 2.850 m. d'altitude, un vapeur de rivière transporte les voyageurs sur la rive droite du fleuve, à Duran, station du chemin de fer ; de là, le train pénètre d'abord à travers des terres pauvres et broussail-leuses jusqu'au pied du plateau occidental ; puis il traverse la forêt vierge de la vallée du Rio Chimbo pour s'arrêter après une région aride, parsemée de ravins et de précipices, au plateau interandin, situé à quelque distance de l'énorme mont Chimborazo.

Ensuite, c'est l'ascension en diligence ou à dos des mules, dans un pays montagneux des plus accidenté, raviné par les torrents ou barré par des chaînons difficiles à franchir ; le voyageur, sans abri, est exposé aux divers désagréments d'une région peu hospitalière, où vivent dans de misérables villages des Indiens apathiques. Il faut ainsi parcourir 200 kil. de solitudes, à des altitudes variant entre 2500 et 3000 mètres, pour atteindre Quito, la seule ville de quelque importance.

L'ancienne capitale des Incas, dominée par le volcan Pichincha (4800 m. éteint depuis deux siècles et demi), est bâtie au milieu d'une double avenue de géants volcaniques ; le plus lointain et aussi le plus élevé est le Chimborazo (6300 m.) dont le dôme majestueux, couronné de neiges éternelles, limite l'horizon.

La ville, assez propre, avec ses maisons peu élevées toutes de style espagnol, ses rues escarpées et pittoresques, est formée d'une centaine de quadrilatères plus ou moins réguliers, d'où se dégagent çà et là quelques églises et couvents, les seuls monuments de l'antique capitale.

Elle possède une université, une faculté de médecine et des hôpitaux suffisants.

Le climat y est plutôt frais et agréable, sous un ciel clair le matin et souvent obscurci l'après-midi par les nuages qui cachent les cimes neigeuses de ses volcans ; les orages y sont fréquents. La température est de 24 à 26" en été et de 7 à 10" en hiver ; la période des pluies s'étend de septembre à avril ; cependant le mois de décembre est généralement beau. L'état sanitaire serait excellent si l'eau du Pachincha, que lui apporte un système de canalisation défectueux, n'exposait ses habitants à de fréquentes épidémies de *fièvre typhoïde*.

Sur le plateau interandin se trouvent encore Riobamba et Ambato, chef-lieu de la province de Léon, gracieusement située dans l'une des vallées du Rio Patate, au milieu des eucalyptus et des fleurs.

Dans la partie méridionale. Cuenca, petite ville de 30.000 âmes assez salubre par son altitude (2350 mètres), mais sans aucun intérêt.

Latacunga et Ibarra sont d'affreuses bourgades que l'on décore du nom de villes, aux rues sombres et mal pavées, aux places désertes ; la tristesse y égale le manque de tout confort.

Le versant oriental est peu habité ; pour y accéder, la route ordinairement suivie est le col du Pastaza non loin du Mont-Tunguracua (5080 mètres) au pied duquel est bâtie Bànos, dans l'une des plus belles vallées du Pastaza. C'est une petite localité réputée pour le pittoresque vraiment imposant de ses environs et pour ses sources sulfureuses malheureusement peu fréquentées ; son climat est doux et agréable, un peu humide cependant.

Puis, c'est l'impénétrable région amazonienne, seulement accessible le long des nombreux cours d'eau qui la sillonnent en tous sens jusqu'au cœur des forêts brésiliennes, d'une humidité mortelle et dont l'éternel silence n'est troublé que par le mugissement continuel de ses torrents et le bruissement musical de ses moustiques.

PATHOLOGIE

Le *Paludisme* est sans conteste la maladie dominante sur tout le littoral et le versant brésilien : viennent ensuite la *fièvre typhoïde* qui s'est généralisée à presque tout le territoire équatorien, ainsi que la *dysenterie*.

Les *abcès du foie* y sont également observés, surtout sur les hauts plateaux. Les *lépreux* sont nombreux, mais c'est principalement le long des cours d'eau et dans les vallées que la lèpre est plus répandue. Les *bronchites* et les *pleurésies* sévissent couramment de janvier à avril, l'humidité étant intense ; c'est aussi une cause d'aggravation pour la *phtisie*.

Le *goître* déforme le cou de beaucoup de femmes dans de nombreuses vallées des Cordillères.

La *fièvre jaune* qui se montrait autrefois par de fréquentes et terribles épidémies à Guayaquil, a presque disparu et si de temps à autre, on signale encore la fièvre amarylle sur les côtes de l'Équateur, ce n'est qu'à l'occasion d'épidémies très restreintes, limitées à quelques cas isolés.

PEROU ET BOLIVIE

De Guayaquil à Callao, la traversée se fait en 4 jours avec une houle toujours très forte. Ses côtes, que l'on ne perd presque jamais de vue, sont d'une aridité désertique et au loin, la masse sombre des Cordillères se devine à l'horizon.

Callao, le port de Lima, offre une rade sûre, bien protégée par l'île de San Lorenzo ; mais la ville est sale, insalubre et sans grand intérêt pour le voyageur ; pourtant, le commerce y est considérable, c'est le 2ᵉ port du littoral Pacifique sud américain.

La température des terres bordières ne dépasse pas 25°, les pluies y sont rares, mais le courant de Humboldt contribue à atténuer la sécheresse de tout ce long ruban qui s'étend aux pieds de la grande muraille andine.

De Callao, un chemin de fer et un tramway électrique conduisent à Lima, à travers un pays inculte et poussiéreux.

La capitale péruvienne, très commerçante, peuplée de plus de 100.000 habitants (indiens métissés d'espagnols pour la plupart) n'est pas très salubre ; ses maisons basses, construites en boue séchée au soleil, surmontées de toits plats en terrasse et de miradores, ne sont pas plus intéressantes que ses rues irrégulières souvent d'une propreté douteuse.

Deux maisons, la Casa de Otoiza et celle del Piscante, sont habitées chacune par plus de 1.000 personnes ; aussi ne faut-il pas s'étonner qu'en de telles promiscuités les épidémies soient fréquentes et inévitables ; cependant nulle ville du Pacifique ne jouit d'un climat aussi égal et aussi agréable.

La température moyenne y est de 18° et les pluies y sont inconnues ; de Novembre à Avril, le ciel est d'une pureté admirable, tandis que de Mai à Octobre, il est presque constamment couvert par des nuages rapides qui se perdent sur les cimes élevées des Cordillères. C'est l'époque de la « Garua » brume imperceptible qui humecte à peine le sol infécond de ce rivage.

La vie est facile et les Européens, notamment les Français, bien considérés, s'y plaisent généralement.

Dans les environs, les plages les plus fréquentées sont Ancon, la Magdalena, Miraflores et Chorrillos ; cette dernière est reliée à Lima par un tramway électrique.

L'inégale élévation du sol, la combinaison variée des montagnes et des hauts plateaux, l'aridité du versant pacifique et les abondantes précipitations pluvieuses du versant oriental amazonien, lui donnent une grande diversité de climats, que les géographes péruviens ont divisés en 4 régions, qui se succèdent parallèlement le long des monts andins :

1° La Costa, longue plage sèche à peu près stérile, où il ne pleut pour ainsi dire jamais, qui s'élève graduellement depuis le bord de la mer jusqu'à 2000 mètres sur le versant occidental, coupée cependant çà et là par quelques ravins fertiles « les Quebradas ». A la côte, la température moyenne est de 20° ; elle augmente à mesure qu'on descend vers le Chili, où commence le désert d'Atacama, d'une sécheresse extrême. M. BRESSON qui en fait une description raconte : « Mes ongles cassaient au moindre choc, mes cheveux et ma barbe se brisaient avec un bruit sec dès que j'y portais la main, la peau de mes lèvres était toute fendue, le sang qui en sortait se séchait immédiatement .. »

2° Entre 2000 et 3000 mètres c'est la Sierra ou région intérandine, avec des pluies, des neiges et des plateaux souvent très froids, présentant quelques riantes vallées relativement chaudes et fertiles, où la vie est facile et le climat salubre.

3° Enfin, la Puna de 3500 à 4500 mètres, région plus froide et plus désolée d'une tristesse sauvage, où le regard se perd sur l'immensité de ses landes qui s'étendent entre les pics neigeux et les glaciers. La moyenne de température varie de 2 à 6°; les froids brusques obligent les voyageurs à se garantir la figure, tant la morsure de l'air y est parfois terrible.

4° Sur l'autre versant andin, le contraste est inouï, c'est la Montana qui jouit d'un climat tropical; les pluies y sont fréquentes, l'air est saturé d'une constante humidité. La température s'y maintient en moyenne entre 21 et 22°, mais le climat est malsain et le *paludisme* y règne en maître.

Plus bas, cet océan de verdure vient se confondre avec l'immensité de la Selva brésilienne, forêt inaccessible dont les cours d'eau sont les seules voies de communication.

Pour se rendre du Callao à la Oroya, il existe un chemin de fer d'une hardiesse extrême, qui a une réputation universelle par l'audace toute américaine de son exécution, c'est une escalade des plus hardies qui aient été entreprises juspu'à ce jour. Sur un parcours de 250 kil., on s'élève à 4,800 mètres en près de dix heures. La Oroya est un village affreux, situé dans une vallée profonde, triste, froide et brumeuse, constamment baignée de pluies; la vermine sous toutes ses formes y abonde.

On y souffre *du mal de montagne ou soroche*, consistant en un malaise général, céphalalgie avec bourdonnements d'oreilles, lassitude extrême, quelquefois même vomissements et épistaxis. Les *cardiaques et les pulmonaires* ne peuvent y séjourner.

Il existe des sources sulfureuses dans le voisinage de la Oroya; Jauja, perchée à une altitude de 3 406 m. est signalée comme une des meilleures stations d'hiver d'Amérique australe pour les tuberculeux.

Plus au nord, Trujillo, Chiclayo et Paito ont une population qui varie de 15,000 à 50,000 habitants et se trouvent dans des vallées fertiles et salubres.

La ville minière de Cerro de Pasco, construite à 4,350 m. au-dessus du niveau de la mer, au milieu des neiges et des vents, à une altitude où il est très pénible de vivre, présente un climat rigoureux qui, joint au mal des montagnes, oblige les femmes indigènes, pourtant acclimatées, à descendre faire leurs couches dans les villages de la Sierra, cela pour se soustraire aux hémorragies jnévitables sur les hauteurs.

Dans les environs de Cajamarca, à 2,860 m. d'altitude, jaillissent des eaux sulfureuses chaudes.

Si le Pérou occidental est maintenant assez connu des voyageurs, il n'en est pas de même des terres intérieures, où abondent les richesses minières et végétales ; ce n'est pas chose facile de se rendre au versant oriental à la Montana, particulièrement pour atteindre Iquitos, célèbre par son commerce de caoutchouc ; le voyage vaut à peu près une expédition. Tour à tour, à dos de mule, dans la forêt sombre et dangereuse ou en bateau, le long des fleuves, le voyageur est exposé à mille désagréments, suivant la saison ; on n'y rencontre que quelques pauvres et rares villages peuplés d'Indiens qui s'étiolent, minés par le *paludisme*. Il n'est pas jusqu'aux *serpents, jaguars* et *vampires* qui menacent à tout instant la vie du voyageur assez téméraire pour affronter les immenses solitudes de la Montana.

Le Pérou méridional est desservi par une ligne de chemin de fer qui relie Sicuani, près de Cuzco, Puno, Arequipa et le Pacifique à Mollendo. Cette ligne, la plus longue du Pérou, sera bientôt prolongée jusqu'à la Paz en Bolivie. Actuellement un service de bateau sur le lac Titicaca met en communication Puno avec la capitale bolivienne.

Arequipa, la 2ᵉ ville du Pérou (35.000 h.), est située à 2.536 m. d'altitude, dans la vallée de la rivière Chili au pied du volcan Misti. Le temps y est souvent beau, avec une moyenne de température de 17°5 ; mais les variations journalières sont quelquefois extrêmes, on a noté 4° le matin et 26° l'après-midi.

La sécheresse de l'atmosphère aggrave les maladies et occasionne de fréquentes *affections des voies respiratoires* ; il est utile de saturer de vapeur d'eau la chambre des malades.

Ce climat occasionne la *nevada*, secousse psychique qui survient au moment où l'atmosphère est surchargée d'électricité. C'est seulement après un séjour d'un an ou deux que l'étranger ressent ce malaise, qui entraîne une *neurasthénie à forme anxieuse et mélancolique*.

Les *hémoptysies* y sont fréquentes du fait de l'altitude ; il suffit généralement d'une saignée pour les prévenir.

Les *affections hépatiques* et *dyspeptiques* sont très répandues. On rencontre dans les environs d'Arequipa de nombreuses sources thermales carbonatées et sur les hauteurs jaillissent des sources sulfureuses et ferrugineuses.

LA BOLIVIE

Les villes boliviennes sont presque toutes situées dans la Sierra, sur le haut plateau interandin, à plus de 3000 mètres d'altitude, le climat est assez semblable à celui du plateau péruvien.

La capitale La Paz, à 3.800 mètres d'altitude, dans une superbe vallée, entourée de hautes montagnes, entre le lac Titicaca et les neiges éternelles de l'Illimani, est la ville la plus importante de ce petit état dépourvu de façade maritime ; son climat est sec, la moyenne de l'année est d'environ 10°, thermomètre atteint 20° en octobre et descend parfois jusqu'à 2° en juin.

Les nuits sont très dangereuses, à cause des brusques refroidissements de la température qui exposent les boliviens aux *flurions de poitrine* et aux *bronchites* auxquelles ils sont particulièrement sensibles.

La Paz est reliée au Pérou par sa ligne de navigation sur le Titicaca ; au Sud, Oruro est reliée au Chili par le chemin de fer d'Antofagasta à travers le brûlant désert d'Atacama. A l'Est, les communications sont difficiles ; le chemin de fer argentin poussé jusqu'à Jujuy au sommet des Andes, n'est utilisable que pendant la saison d'été. La voie fluviale est peut-être encore plus incommode, le long des rivières de la Montana, qui coulent vers l'Amazone et le Rio de la Plata.

C'est une région d'une fertilité incomparable, un océan de verdure où abondent les arbres et les lianes à caoutchouc ; mais la récolte de la précieuse gomme, sous un climat tropical où pullulent les moustiques, se paye au prix de *fièvres pernicieuses* et de privations continuelles.

Les Indiens eux-mêmes n'aiment pas à y séjourner longtemps ; quant aux blancs, ils y meurent presque tous de *cachexie paludéenne*.

PATHOLOGIE

A la Costa. — Au Callao. la situation sanitaire est plus que médiocre ; tous les accidents du *paludisme* y sont observés ; on y trouve jusqu'à la *bilieuse hématurique, purpurique* et *cholériforme*. Lima, sa voisine, qui n'est pourtant qu'à 170 mètres plus élevée, semble beaucoup moins souffrir de cette endémie.

D'une façon générale, la saison des brumes de Mai à Octobre est la plus mauvaise par l'aggravation des maladies. C'est l'époque de la *fièvre typhoïde*. des *dysenteries*, des *congestions* et des *abcès du foie*. Les *pleurésies*. les *pneumonies* et la *phtisie* redoublent de fréquence.

On relève dans la statistique des décès les 3/10 causés par la *tuberculose* ; cette proportion est beaucoup moindre dans la Sierra.

La *syphilis* est plus répandue à la Costa que dans le reste du territoire.

La *lèpre* se rencontre plutôt dans les vallées de la Sierra ; cependant Lima compte un certain nombre de sujets atteints de cette maladie.

La *diphtérie* ne s'est pas limitée à Lima : elle a envahi rapidement les vallées tempérées, où elle fait le plus de victimes dans la saison des brumes.

Les épidémies d'*oreillons* et de *coqueluche* se sont propagées jusque dans l'intérieur des terres où elles se montrent fréquemment.

La *fièvre jaune*, importée de Panama en 1850. éclate assez souvent en foyers isolés au Callao et à Lima. sans grande diffusion. En 1905. une petite épidémie de *peste bubonique* sévissait au Callao et à Lima. peu grave il est vrai, mais tenace et difficile à étouffer.

A la Sierra. — Bien que certains voyageurs aient signalé la *Malaria* dans les Quebradas, il est probable qu'ils ont pris des formes atténuées de *dothiénenthérie* pour du paludisme. en tout cas, les formes graves y sont très rares.

Le *typhus* s'y rencontre de façon endémique.

Les *dysenteries* sont habituelles à cette région et à Jacna, à Maquihua et à Arequipa. on les dit particulièrement malignes.

C'est dans les vallées profondes, à refroidissements nocturnes intenses. qu'on observe le plus de *pleurésies*, de *pneumonies* et de *phtisies*.

Il semble que la *tuberculose* n'ait jamais fait beaucoup de victimes sur les hauts plateaux.

Les *affections cancéreuses* se montrent avec une extrême fréquence sur les hauteurs, principalement vers la frontière équatorienne.

Le *goitre* atteint une bonne partie de la population indienne des vallées.

La *Verruga* a existé de tous temps dans les vallées des Andes ; les poteries péruviennes en sont un précieux témoignage. C'est une affection absolument particulière à la Sierra des Verrugas.

Les vallées célèbres pour leur endémie sont celles de San Ulaya. Matacuana. Chiquiang, la Oroya, San Bartholomeo. Cuesta Blanco. Surco et San Matteo.

La forme septicémique serait plus particulière à la Oroya (*fièvre de la Oroya*): la mort arriverait avant que l'éruption ait eu le temps d'apparaître.

La *dysentrie* se combine souvent à cette affection et revêt une forme rapidement mortelle ; Baldow y a signalé la *fièvre recurrente*.

L'*érysipèle* est également une complication très grave et très fréquente de la Verruga cutanée.

A partir de la Oroya. 3.680 mètres, le *soroche* ou mal des montagnes atteint plus ou moins presque tous les voyageurs.

Les *Caratés* y sont moins répandues qu'en Colombie : on

y rencontre également les formes bleues, rouges et blanches. On a également signalé la *Piedra*.

A la Montana, qui est la région la moins salubre et pourtant la plus belle et la plus riche. la *malaria*, la *dysenterie* et les *affections du foie* sont les maladies dominantes.

Les *affections catarrhales* et le *rhumatisme* font souffrir la majorité de la population, particulièrement dans les vallées du Marañon.

Le Dr GALT y aurait rencontré, chez les indigènes de ces régions, une *ulcération* qui débute comme le *bouton de Biskra*, plus particulièrement localisée au scrotum, revêtant souvent des caractères phagédéniques et qui passe dans le pays pour être inoculée par une mouche spéciale appelée « huta ».

Sous le nom de *uta*, on a signalé une affection spéciale au visage, tour à tour décrite comme un lupus ou comme un épithélioma : sa marche est envahissante mais lente, elle récidive après ablation.

La Bolivie a les mêmes affections que la Sierra péruvienne. hormis la Verruga et son versant oriental est analogue en tous points comme climat et comme pathologie à la Montana.

Dans les montagnes de Bolivie, comme dans celles du Pérou. le *typhus exanthématique* est endémique. Ces climats d'altitude prédisposent aux *congestions hépatiques* et aux *abcès du foie*, à cause des écarts considérables entre la température diurne et la température nocturne. C'est également à l'occasion d'un de ces refroidissements nocturnes que l'on voit éclater les fréquentes attaques de *dysenterie*.

LE CHILI

Sur environ 2.000 kil. de longueur, depuis la frontière péruvienne jusqu'à Valparaiso, l'étroite bande de terre qui s'étend de la Cordillère andine au Pacifique est un aride désert de sable d'une sécheresse inconnue même au Sahara ; cette région serait une des plus déshéritées du monde, si elle n'avait ses métaux, ses guanos et ses salpêtres. Une population clairsemée s'est concentrée dans quelques petits ports qui s'échelonnent sur le littoral : Arica, Iquique, Antofogasta Caldera et Senera (Coquimbo).

Il n'y pleut presque jamais, à peine un jour ou deux par an ; la température moyenne est de 24° avec des extrêmes de 30° et des minima de 19° ; les journées sont brûlantes et les nuits glacées.

Valparaiso, avec Santiago la capitale, se trouvent dans la partie la plus favorisée du territoire, où le climat chaud et médiocrement humide rappelle celui de la Californie ; la température moyenne de l'année y est de 14°3 avec deux saisons bien tranchées : la saison sèche, d'Octobre à Mars, pendant laquelle les vents du sud sont brûlants, la moyenne est de 17°3, et la saison d'hiver, qui s'étend d'Avril à Septembre, caractérisée par l'humidité des vents du nord a pour moyenne 11°4.

Il y pleut 20 à 30 jours par an, et la hauteur moyenne annuelle des pluies est de 3^m50.

Valparaiso, 142.000 habitants, est le 1er port du Pacifique Sud ; la ville, resserrée entre la mer et des montagnes arides, est surtout commerçante et ne mérite pas le nom de Vallée du Paradis. Elle est reliée avec la capitale par une voie ferrée qui se continue jusqu'à Los Andes, 1re station du chemin de fer transandin qui la fait communiquer avec l'Europe par Buenos Ayres. De plus, deux grandes lignes de navigation, venant l'une de Panama, l'autre de Montevideo, par Punta Arenas, s'y rejoignent, établissant ainsi des relations avec les principales puissances du Pacifique et de l'Atlantique.

Elle possède le nouvel hôpital de San Augustin, l'hôpital national, des hôpitaux anglais et allemands, et nombreux hospices et asiles.

Santiago, 334,000 habitants, dans la vallée du Mapocho, avec ses rues bien alignées, ses maisons basses aux toits rouges, ses nombreux édifices religieux, ses belles places et ses larges avenues plantées de peupliers et de palmiers, a un aspect des plus riants.

Ces deux villes furent terriblement éprouvées au mois d'Août 1906, par un tremblement de terre qui ne compta pas moins de 300 secousses.

La Zone méridionale du Chili est constituée par une série d'archipels et de presqu'îles, au climat froid et humide, où les précipitations fluvieuses atteignent annuellement plus de 3 mètres ; à Valdivia, on compte environ 120 jours pluvieux ; la température moyenne de l'été est de 12° et celle de l'hiver est de 7°7.

La ville la plus méridionale du globe est Punta Arenas, 11.828 habitants, pays de mines et de scieries, sur le détroit de Magellan, en face de la Terre de Feu ; les moyennes de température sont de 9° en été et 2° en hiver.

La Chili possède des eaux minérales en abondance, la plupart inexploitées ; parmi les principales, on peut citer les eaux chlorurées et iodées de la vallée du Mapocho et la station de bains médicinaux établie à 2.000 m. d'altitude sur le versant des Cordillères, dans la direction de Los Andes.

PATHOLOGIE

Les maladies les plus fréquentes sont celles qui affectent le système *gastro-intestinal* et *respiratoire* ; les troubles de l'appareil digestif sont particulièrement : l'*embarras gastrique fébrile* et la *gastrite chronique*, les *diarrhées catarrhales* ainsi que la *dysenterie amibienne* ; les *abcès* et les *congestions du foie* atteignent un grand nombre d'individus et compliquent généralement les maladies parasitaires de l'intestin.

La *Fièvre typhoïde* est communément observée sur toute l'étendue du territoire et tout spécialement à Valparaiso et à Santiago.

Le *rhumatisme* est fréquent. Les brusques écarts de la température dans la région andine et dans la région méridionale, occasionnent des *pneumonies* si nombreuses qu'elles entrent pour 18/100 dans la table de la mortalité.

Les *bronchites aigues* et *chroniques* et les *pleurésies* viennent ensuite par ordre de fréquence.

La *phtisie* est surtout observée le long du littoral : à Valparaiso, elle occasionnerait le 1/3 des décés.

La *coqueluche* sévit parfois avec un caractère épidémique très grave.

Les *affections cardiaques* se localisent plus particulièrement dans les régions où l'on observe habituellement des bronchites et pneumonies.

L'influenza s'est montrée extrêmement fatale pour les peuplades indiennes des Andes, qui souffrent également de la *variole*, du *typhus exanthématique* et de diverses *dermatoses*.

Il existe une pyrexie spéciale au Chili, c'est une fièvre *pétéchiale* que l'on nomme *Challengo* et qui sévit dans les régions tempérées.

Les fièvres éruptives et plus particulièrement la *rougeole* et la *scarlatine* déterminent de fréquentes épidémies.

Le *Paludisme* est plutôt rare au Chili qui n'est pas un pays marécageux et dont les lacs sont situés à des altitudes trop élevées; on ne le rencontre que dans certaines localités de la région septentrionale, telles que Coquimbo, Tacna, Talcahuano, Valparaiso et Conception.

Dans les vallées des Andes, nombreux sont les *goîtreux* et les *crétins*.

La *syphilis* serait si commune que plus du 1/3 de la population en présenterait des stigmates plus ou moins apparents.

Les *affections scrofuleuses* sont rarement notées.

L'*alcoolisme* se répand de plus en plus et quelques peuplades de l'ouest sont atteintes d'une affection débilante résultant de l'abus du maté.

La *lèpre* paraît inconnue (?).

La *fièvre jaune* n'aurait jamais pu s'y installer: le *Choléra* n'y a jamais pénétré.

Dans la Terre de Feu, d'après Seeger, les habitants contractent une *cirrhose du foie* très grave, par excès de consommation de moules.

On lit, dans la *Tribune Médicale* (1889) : « les habitants de la Terre de Feu n'avaient jamais connu la *tuberculose*, avant l'invasion anglaise : la femme d'un missionnaire, atteinte de tuberculose pulmonaire, fonde une école pour civiliser les jeunes sauvages et elle ne réussit qu'à les tuer... »

L'OCÉANIE

Dans l'infini du Grand Océan, une poussière de mondes apparaît comme des oasis de verdure, témoignant par les sommets volcaniques qui émergent de la profondeur des abîmes, qu'un vaste continent de plus de 13.000 kil. de long « réunissait jadis le Chili a la terre des Indes ». Ces îles vertes ou blanches, cimes montagneuses d'un continent effondré à la suite de quelque terrible cataclysme préhistorique, présentent toutes une même constitution, une même flore et aussi une faune des plus restreintes.

Que ce soit l'archipel des Sandwich, celui des Fidji, de la Nou velle Zélande ou de la Société, tous se ressemblent par un même aspect et par une même origine.

Tout autour du rocher, les infiniments petits ont accumulé lentement, mais inlassablement, leurs rameaux de corail afin de lui constituer une digue assez robuste pour retenir dans ses branches minuscules, les terres arrachées à ses flancs par l'action des eaux et des vents.

Les rochers plus petits de la chaine sous-marine ont vu s'élever sur leur tête immergée des couronnes madréporiques. Ces atolls de corail ont tous une forme circulaire ou ovoïde, et renferment une petite mer intérieure appelée lagon, souvent riche en huîtres perlières. Quelques rares pandanus ou miki-miki, y ont poussé; mais le sol poreux n'a pu y retenir les pluies, aussi la végétation y est elle des plus pauvres et l'eau douce y fait-elle partout défaut.

Tels sont les ilots madréporiques des Tuamotous, des Tonga et de nombreuses petites îles de la Micronésie.

De sorte, qu'à travers toute l'étendue du Pacifique, ce n'est qu'une succession d'îles basses ou autres, toutes de peu d'étendue, et habitées par une population clairsemée.

Le climat, sensiblement toujours le même, est doux et uniforme, avec une température moyenne de 20 à 26°, suivant la saison relativement sèche, de mai à octobre, et pluvieuse de décembre à avril. Les vents alizés qui alternent régulièrement, contribuent a maintenir une fraîcheur qui y rend le séjour délicieux.

Décrire quelques unes de ces petites îles, c'est décrire toute la Micro-Polynésie, dont les principaux archipels sont : les Sandwich, les Marshall, les Samoa, les Carolines, les Gilbert, les Ellice, les Tonga, les Viti-Fidji, la Nouvelle Zélande, l'archipel Cook, Rorotonga, la Nouvelle Calédonie et les îles de la Société.

Les îles de l'archipel Indo-australien se rattachent plus par leur proximité, leurs indigènes, leur flore et leur faune a l'Australie et à la Nouvelle Zélande.

COLONIES FRANÇAISES DE L'OCÉANIE

La France possède dans l'Océan Pacifique trois types de ces archipels volcaniques et madréporiques. En allant de Panama vers l'Océan Indien, la future route maritime qui sera bientôt la plus fréquentée, on rencontre :

1° L'îlôt aride de Clipperton, contessé par les Mexicains, qui nous assurerait une position avantageuse à l'entrée du canal de Panama ; mais l'eau douce y fait défaut.

2° Les Etablissements français de l'Océanie, composés de 104 îles disséminées sur une étendue de 600 lieues de long formant un territoire d'environ 400.000 hectares comprenant les archipels de la Société, des

Marquises, des Tuamotous, des Gambier et les Iles Tubuaï, Rivavae, Rapa, Rorutu et Rimatara.

3° Les Iles Wallys, situées par 13°24' de Lat. Sud et 170°31' de Long. Ouest au nombre de douze, dont la principale Ourea est des plus plaisantes ; son climat est doux et salubre et sa population laborieuse.

4° La Nouvelle-Calédonie et dépendances (Loyalty, Chesterfield, Huon, Bellep, etc..).

5° Le protectorat mixte franco-anglais des Nouvelles-Hébrides) (Aneitum, Foutuna, Tanua, Erromango, Api, Maillicolo, St-Epsrit, etc.

ILES DE LA SOCIÉTÉ

L'archipel de la Société est formé de deux groupes distincts : les îles du Vent au sud-est et les îles Sous-le-Vent au nord-est ; le premier comprend les îles Tahiti et Moorea avec les Ilots de Tetiaroa et Meetia.

TAHITI. — La plus importante, comprise entre 17°29' et 17°47' de lat. sud, 151°30' et 151°57' de long. ouest, est composée de deux montagnes coniques, réunies par l'isthme marécageux de Taravao ; autour de la première s'étend une bande de terre longue de 120 kil, large de 2 à 3 kil., qui lui constitue le sol habitable et cultivable de Tahiti, où l'on récolte la canne à sucre, le café, la vanille, le coco, de nombreux fruits et la plupart des légumes d'Europe. L'autre, la presqu'île de Taïarapu, n'a qu'une étroite bande de terre marécageuse de 35 kil. de chaque côté du massif central, à peine large de 500 mètres, dans sa portion la plus utilisable. Le littoral est formé de sable noir et de débris de coraux ; les points les plus élevés de l'Ile de Tahiti sont l'Aorai (2065 mètres) et l'Orohena (2235 m.) autour desquels se trouvent des vallées délicieuses à végétation luxuriante des plus pittoresques, avec des torrents nombreux et de multiples cascades. Les petites rivières qui serpentent à travers des cailloux roulés dans leurs lits, fertilisent les terres du littoral ; elles ne sont pas navigables et leurs eaux sont si limpides et d'une si grande fraîcheur que les indigènes les utilisent pour leur boisson et leurs fréquentes ablutions.

Presque au centre de l'Ile, en haut des montagnes à 430 m. d'altitude, se trouve un lac de 500 m. de d'amètre (Vaïria) qui ne présente aucun écoulement vers la mer et dont la profondeur n'a pu encore être déterminée.

A 2 ou 3 kilomètres de la plage, une ceinture de récifs madréporiques forme une digue naturelle à peine plus élevée que la nappe des flots qui viennent s'y briser. Il y a ainsi tout autour de Tahiti une vaste étendue d'eau tranquille à peine remuée par les lames qui pénètrent dans les deux passes naturelles au Nord et à l'Ouest.

Quelques sources minérales dont la température varie de 20 à 22° se rencontrent à 250 m. environ d'altitude ; les unes sont nettement ferrugineuses et les autres contiennent du carbonate de chaux. de fer et de magnésie. Légèrement gazeuses, elles ont un bon goût et se conservent assez longtemps sans s'altérer.

La faune est très pauvre, on n'y trouve aucun reptile. seuls le scorpion, le cent-pieds, occasionnent quelques piqûres de peu de gravité ; par contre la flore comptait plus de 600 espèces de plantes et d'arbres lors de la première visite de Cook ; actuellement elle en possède plus du triple. La flore de Nadeaud qu'on retrouve à la bibliothèque du muséum est intéressante à consulter à ce sujet.

L'alimentation des Tahitiens se compose surtout de végétaux et de poissons de mer très nombreux et d'espèces très variées ; dans quelques îles on mange également du porc, de la volaille et même, plus rarement. du chien engraissé à cet effet (Marquises).

L'habitation est des plus primitives : case faite de bambous plantés côte a côte formant des cloisons à clairevoie, qui laissent pénétrer l'air et la lumière à l'intérieur ; ces cases n'ont qu'une seule pièce assez vaste où toute la famille couche pèle mèle sur des nattes étendues par terre ou sur des litières d'herbes sèches.

Climatologie. — L'île de Tahiti est renommée pour la salubrité de son climat ; la température habituelle est de 30°, mais les nuits sont rafraîchies par la brise de la montagne (Hupe).

Les grandes chaleurs coïncident avec la saison des pluies et se manifestent de janvier à avril ; le thermomètre atteint 35" à l'ombre ; les nuits sont alors fatigantes ; l'humidité de l'atmosphère est toujours élevée. ce qui expose au rhumatisme et aux bronchites. Les ouragans et raz de marée se montrent tous les 5 ou 6 ans ; le dernier raz de marée du 7 février 1906 fit un grand nombre de victimes dans les archipels.

Population indigène. — Le type polynésien actuel est un mélange d'ancêtres Aryens croisés de jaunes de la Malaisie et des noirs négroïdes papouans, mélange résultant des hasards de la navigation de ces peuples. essentiellement migrateurs.

Ils sont en général bien proportionnés, assez grands, souples et forts ; le teint est légèrement cuivré. le nez un peu aplati. les lèvres assez fortes sans disproportions ; les yeux expriment l'intelligence. les cheveux abondants sont noirs et lisses. Cet ensemble fait des Polynésiens un type agréable. Mais ils sont paresseux et les femmes, pubères à 11 ou 12 ans, ont les sens qui parlent trop tôt ; elles sont vieilles à 25 ans.

La population totale des Etablissements français de l'Océanie ne dépasse guère 25.000 habitants dont à peine 2 000 Européens ; le chiffre des naissances est presque égal à celui de la mortalité.

L'île de Tahiti compte 11.191 habitants, sa capitale, Papeete, bâtie pour les besoins du commerce maritime sur le terrain marécageux du littoral, eût été mieux placée sur le plateau de la montagne qui forme le fonds de la ville ; malgré cela sa situation est avantageuse et son port excellent : elle compte 4.280 habitants dont 1 300 Européens et 180 Chinois. La ville, qui disparaît sous une voûte de verdure, n'a guère que 300 ou 400 mètres de largeur entre la montagne et la mer ; des rues assez larges plantées de beaux arbres la sillonnent, en tous sens, les maisons, de style colonial, sont fraîches et généralement assez confortables ; mais les ruisseaux en bordure des trottoirs sont mal entretenus et les égouts sont défectueux ; les fosses d'aisance n'existent pour ainsi dire nulle part ; le sous-sol, déjà marécageux par lui-même, est infiltré partout de matières putrides. Deux grands ruisseaux à ciel ouvert, servant d'égout, circulent autour de la ville ; jamais dragués, les immondices s'y accumulent, et, à la suite des grandes pluies, ils envahissent les terrains et les rues avoisinantes ; aussi ces quartiers payent-ils un lourd tribut aux maladies infectieuses particulièrement à la fièvre typhoïde.

Les marchés sont régulièrement inspectés par le médecin du service local ; mais comme les bouchers peuvent abattre leurs animaux à la campagne, l'examen du bétail sur pieds est impossible. L'inspecteur n'ayant pas le droit de visite en dehors de la ville, il n'y a que les viandes notoirement invendables qui peuvent faire l'objet de prises. La distribution d'eau douce est faite au moyen d'un service de canalisation très bien organisé ; l'eau pure et de bon goût est puisée à la Source de la Fataua, qui est protégée par des ouvrages de maçonnerie fort bien compris.

L'hôpital assez bien organisé possède une petite salle de chirurgie et un laboratoire de bactériologie qui commence a fonctionner ; mais situé au milieu des habitations, cet hôpital pourrait, en cas d'épidémie, constituer un danger pour la population.

Il y a plusieurs médecins et pharmaciens civils à Papeete ; il en manque par contre dans tout le reste de l'île où la population est trop dispersée pour permettre la création d'un service médical à tournées régulières.

Les colons établis dans les districts ou dans les îles secondaires sont obligés en cas de maladie, de se faire transporter à Papeete pour y recevoir des soins et les indigènes qui pourtant à l'occasion ne dédaignent pas de s'adresser aux médecins français, se voient dans la nécessité de recourir à leurs remèdes empiriques. Il y a plutôt pléthore de médecins à Papeete et pénurie dans les districts ou dans les îles. Un poste devrait être créé à Taravao.

PATHOLOGIE

Comme la plupart des îles du Pacifique, Tahiti ne connait pas les maladies pestilentielles de la zone intertropicale. Les Européens peuvent y vivre à l'abri de toutes fièvres, le *paludisme y est inconnu ;* cependant les marais sont nombreux et les moustiques ne font pas défaut ; toutefois on n'y connaît qu'une seule espèce, le genre culex.

On y a signalé de la *dysenterie* et des *abcès du foie* ; pour notre part, *nous n'avons jamais pu en rencontrer un seul cas.*

Par contre, la *fièvre-typhoïde* y est endémique : toutefois la dothiénentérie a une évolution généralement bénigne et toute spéciale : la constipation est de règle et l'état d'hébétude typhoïde classique manque presque toujours ; c'est la forme décrite par quelques auteurs sous le nom de typhoïdette. Elle prend parfois un caractère épidémique très étendu : telle la dernière épidémie que nous avons constatée à Pueu en 1905 et qui s'est propagée en quelques semaines à presque tous les habitants de la presqu'île de Téiarupu : encore ici la mortalité fut-elle très réduite (7 pour 100 environ).

Les troubles *gastro-intestinaux* consistent plutôt en *embarras gastriques,* en *dyspepsies* et en *entérites chroniques* d'emblée. Pour les indigènes, ils résultent de l'usage de mets grossiers et fermentés ; malgré une alimentation très indigeste, il est rare de rencontrer l'ulcère ou le cancer de l'estomac.

L'influenza est à l'état endémique : elle sévit chaque année à l'époque des pluies et atteint toujours un bon tiers de la population.

La *dengue* fit en 1884 de nombreuses victimes et la dernière épidémie de 1902 fut particulièrement grave.

La *diphtérie* fit sa première apparition en 1903 et occasionna 3 ou 4 décès : elle ne s'est plus manifestée depuis.

En 1902, une épidémie de *rougeole*, introduite par un navire chargé de fumier venant d'Australie fut d'une gravité extrême et la mortalité fut très élevée dans tout l'archipel.

La *scarlatine*, importée en 1848, s'est éteinte rapidement.

La *variole* qui avait été si terrible entre 1774 et 1800 (près de 200.000 victimes) s'est atténuée peu à peu ; les épidémies de 1842, 1853, 1855, 1861 et 1875 ont été de moins en moins meurtrières. Actuellement, grâce à un service de vaccination assez bien organisé, elle semble totalement disparue ; malheureusement, les habitants des îles lointaines et des archipels des Tuamotous ne peuvent encore profiter des bienfaits de la vaccination : cependant ils doivent à leur isolement d'échapper à la contagion.

Sous un climat aussi clément, dans un pays merveilleusement beau, où la nature prodigue permet une nourriture facile, sans effort, où le travail n'est pas une nécessité, où l'existence s'écoule en plein air, où l'encombrement n'existe pas, on pourrait supposer que les affections de l'appareil respiratoire seraient l'exception ; il n'en est rien. Les *pneumonies* et la *tuberculose pulmonaire* surtout y font de terribles ravages.

La tuberculose semble avoir été introduite avec la conquête coloniale. Les îles lointaines seules paraissent épargnées par la phtisie. Le Tahitien, pourtant bien musclé et d'harmonieuse apparence, est avant tout un lymphatique, il a une prédisposition marquée à l'obésité ; son système dentaire est pauvre en sels de chaux (caries faciles), ses chairs sont molles, sa peau et ses muqueuses sont facilement irritables, ses ganglions lymphatiques s'engorgent et restent volumineux ; le nombre des globules blancs du sang est toujours très élevé ; les petites filles sont le plus souvent anémiques, elles font facilement de la leucorrhée. Pourtant le Tahitien n'est pas un scrofuleux, il ne présente jamais d'écrouelles, d'abcès froids, d'hypertrophie des amygdales, de coryza à répétition, de catarrhes traînants : le lupus semble n'avoir jamais été rencontré à Tahiti.

En général, chez l'enfant, la tuberculose se fait en vase clos, les lésions du poumon ne sont pas très décelables ; la crise de la puberté vient donner un coup de fouet, cependant la marche en est encore lente : pendant deux ou trois ans l'aspect extérieur ne permet pas de supposer la phtisie et ce n'est que vers vingt-quatre ou vingt-six ans qu'apparaissent les sueurs profuses, la diarrhée, l'amaigrissement, la dyspnée, etc. Souvent à ne considérer que l'aspect extérieur, on ne pourrait supposer une tuberculisation aussi profonde et l'on est étonné de trouver à l'auscultation de vastes cavernes chez ces individus.

En général la maladie évolue sans fracas, d'une manière lente en quelque sorte atone, se produisant surtout par un amaigrissement lent et progressif pour aboutir à la tuberculose pulmonaire ordinaire.

La tuberculisation abdominale, méningée ou osseuse est l'exception; il y a manifestement une prédisposition particulière de la race maorie; mais le climat humide des îles du Pacifique, la nourriture presque exclusivement végétale et souvent acide ou fermentée, l'inobservance des règles de l'hygiène, les imprudences coutumières, contribuent pour une grande part à la vulnérabilité de ces tempéraments lymphatiques.

Le Tahitien, qu'aucun besoin n'oblige à travailler, devient forcément paresseux, ses échanges nutritifs se font mal, « la nourriture vient à l'homme sans autre peine que celle de la cueillir », mais ce régime végétarien est anémiant, il diminue la résistance aux infections (Rosenheim). Le tahïtien s'expose fréquemment aux refroidissements; le soir, il recherche les eaux vives des torrents pour pratiquer ses ablutions ; à peine vêtu, il dort sur une natte, par terre, presque en plein air, exposé au Hupe, vent froid de la montagne, qui souffle dès le coucher du soleil. Les habitudes indigènes sont un facteur puissant de la dissémination du bacille de Koch. Non seulement, le tuberculeux crache partout dans la case où couche, pêle-même, toute la famille, mais encore il prend part aux réunions du soir où, par groupes de six ou dix individus, hommes, femmes et adolescents se réunissent en cercle pour chanter ou commenter la Bible; là, ils se passent, de bouche en bouche, la même cigarette et souvent aussi les ustensiles de ménage servent à la ronde. Ils multiplient, comme à plaisir, les chances de contamination.

La lèpre (oovi), à en croire les premiers médecins qui visitèrent Tahiti, n'existait pas dans cette île, il y a soixante ans : elle s'y serait, dit-on, répandue avec une grande rapidité. Actuellement, malgré des recherches patientes, nous n'avons pu en retrouver que 40 cas, tant à Papeete que dans les districts tahitiens, et la proportion ne semble pas être plus forte dans les îles voisines.

Aucun document de statistique ne nous a permis de nous convaincre que la lèpre ait sévi précédemment avec plus d'intensité ; et pourtant, actuellement comme jadis, les lépreux vivent en toute liberté et en contact journalier avec la population : aucune précaution n'est prise pour isoler les malades, et il y a même des lépreux qui se livrent au commerce des denrées alimentaires.

L'administration, qui avait jadis fait construire des léproseries aux Marquises, n'a jamais isolé sérieusement les malades. Il est, du reste, très difficile de convaincre la population du danger de contagion : en général, la femme tahitienne n'éprouve pas de répugnance à se livrer à un ami lépreux (à moins qu'il ne soit arrivé à la période des grandes ulcérations).

La transmission de la lèpre ne semble pas se faire par simple contact, car, en ce cas, tous les indigènes devraient en être atteints.

Tant qu'à l'hérédité, nombreux exemples nous permettent de ne la faire rentrer en ligne de compte que dans des conditions tout à fait secondaires. Nous n'avons jamais pu trouver d'enfant lépreux en dessous de 8 ans et nous connaissons plusieurs pères de famille qui ont eu des lépreux dans leurs ascendants et dont la descendance est indemne.

Il existe à Tahiti quelques Européens ayant contracté la lèpre : deux d'entre eux ayant fait une enquête très sérieuse sur leur passé, n'ont pu retrouver chez leurs ascendants aucune trace de cette maladie.

Si la lèpre était ordinairement transmissible par hérédité, comment expliquer ce fait observé en 1888 par HANSEN que, parmi les 160 lépreux norvégiens qui avaient émigré aux États-Unis dans le Minnesota, pas un des descendants ne soit devenu lépreux.

Bien plus, n'a-t-on pas vu fréquemment des enfants contracter la lèpre avant leurs parents.

Tout au plus, pouvons nous admettre que la lèpre crée chez les descendants un terrain facilement vulnérable, tout comme le feraient les maladies cachectisantes : anémie, paludisme, syphilis, tuberculose, etc.

La pratique de la médecine à Tahiti nous a donné journellement des exemples frappants qui viennent ébranler notre opinion de contagionniste.

Malgré une promiscuité insouciante, malgré un contact continu et intime chez des êtres pour la plupart porteurs de nombreuses lésions cutanées, plaies infectées, dermatoses microbiennes ou parasitaires, éléphantiasis, etc. il est fréquent d'observer des individus restés indemmes après toute une vie commune avec des lépreux.

Il est courant de voir un mari lépreux, sa femme et les enfants sains et bien portants, couchant à peu près nus dans une même litière ; des amis partageant les repas d'un lépreux et faisant usage des mêmes ustensiles de cuisine ou de toilette, bien plus, fumant à la même cigarette ; des femmes qui, ayant eu 20 ans auparavant des rapports avec un lépreux, nous montrant issus de ces unions, des enfants encore actuellement indemnes.

N'avons nous pas examiné un jeune homme de 15 ans, d'apparence saine, qui pourtant a été allaité jusqu'à deux ans par sa mère lépreuse, tout en ayant continué d'habiter la case où sa mère était morte de la lèpre !

Il doit y avoir un mode de transmission qui nous échappe encore, mais nous ne serions pas éloigné de croire qu'un hôte intermédiaire fût indispensable, et cet hôte intermédiaire n'est pas présent partout ; ce serait le cas pour le Minnesota entre autre, où malgré l'arrivée des 160 émigrants lépreux, le mal ne s'est transmis ni à la population ni à la descendance. Ici, il n'y a plus à invoquer la contagion directe, ni l'hérédité, il manque justement dans cette contrée ce quelque chose intermédiaire, nécessaire à la transmision de la lèpre.

En tout cas, cet hôte intermédiaire ne semble pas être un

parasite comme la gale, ni un insecte suceur comme puce, punaise, moustique ou mouche, car ces insectes nombreux dans les cases des Tahitiens auraient rapidement diffusé le fléau depuis longtemps (il en est de même pour le Minnesota).

On a incriminé l'alimentation et plus particulièrement à Tahiti, l'usage du poisson cru et dans les îles voisines les végétaux fermentés ; or, comme tous les indigènes des districts et à plus forte raison d'une même famille, se nourrissent des mêmes mets, nous ne voyons pas pourquoi certains d'entre eux contractent la lèpre, tandis que les autres restent indemnes.

Il en est de même à Madère, où la lèpre est pourtant fréquente ; Goldschmidt n'a-t-il pas constaté que les lépreux étaient plus nombreux chez les paysans qui ne consomment pour ainsi dire jamais de poisson ; par contre, à l'en croire dans la paroisse de Sao-Gonzalvez, la seule où les habitants mangeraient des poissons (rebuts du marché), le nombre des lépreux est plus restreint que partout ailleurs.

On a également essayé de trouver une étiologie dans la consommation de la viande de porc et ce serait le cas pour certains districts de Tahiti : à cela, on peut opposer ce fait que les Israélites et les Musulmans ne consomment jamais cet aliment, et pourtant paient un lourd tribut à la lèpre.

Les conditions climatologiques ne peuvent entrer en ligne de compte, car, la lèpre existe dans tous les climats et sous toutes les latitudes ; toutefois, les climats rudes comme ceux de l'Europe septentrionale, aussi bien que les climats déprimants des tropiques, peuvent, en rendant l'organisme moins robuste, contribuer pour une faible part à la réceptivité. Il en est de même pour les états de misère et de malpropreté.

Pour l'encombrement, il est à remarquer que c'est la population campagnarde, la plus clairsemée, qui paie le plus large tribut à la lèpre (Polynésie).

On a dit que les habitants des pays situés au bord de la mer, aux environs des lacs ou le long des grands fleuves y étaient plus prédisposés ; mais les nombreux lépreux des vastes régions montagneuses de l'Asie centrale, de la Kabylie, etc., viennent donner un démenti à cette hypothèse. Ce fait n'a pas manqué d'étonner également GOLDSCHMIDT qui constate à

Madère, que plus l'altitude s'élève, plus le nombre des cas devient fréquent.

Malgré l'isolement sévère des lépreux à Molckai, les Sandwich sont la proie du fléau ; tandis qu'à Tahiti, où les services publics semblent s'allier à l'indifférence indigène, la lèpre est en diminution et a actuellement peu de tendance à se propager.

Enfin, à ceux qui proclament comme mesure unique de prophylaxie, l'isolement obligatoire des malades dans des léproseries, il est bon de leur rappeler que dans la ville de Mermel, en Allemagne, où pourtant la police sanitaire et l'isolement sont faits dans toute leur rigueur, la lèpre s'accroît journellement, en dépit de toutes les mesures de désinfection et de séquestration.

De plus, n'est-il pas typique l'exemple des lépreux de l'hôpital St-Louis, à Paris, où nous pouvons tous voir journellement circuler dans les salles communes, plusieurs individus atteints de lèpre ; nous en avons même vus chargés de la distribution du pain. Pourtant, il n'y a jamais eu un seul cas de transmission intérieure : ici encore l'hôte intermédiaire fait défaut.

Pour nous, si la lèpre est contagieuse, elle ne doit l'être que bien faiblement, et les conditions qui facilitent la contagion doivent être rarement remplies.

Une autre affection fréquente à Tahiti est *l'éléphantiasis* (fefee), on la rencontre surtout dans les districts bas et marécageux du littoral et en certains endroits, on observe même une proportion qui dépasse 50 p. 100; les deux sexes en sont atteints : malgré cela, l'éléphantiasis des grandes lèvres est assez rare ; pendant nos trois années d'exercice dans ces îles, nous n'avons pu en trouver que six cas, ainsi que deux autres d'éléphantiasis du sein.

Jamais l'éléphantiasis ne se montre d'emblée, il apparaît secondairement à des érysipèles répétés qui modifient la circulation lymphatique et veineuse dans un membre ; l'affection a toujours eu pour point de départ un érysipèle accompagné de frissons, d'hyperthermie, de vomissements, de rougeur de la peau et de lymphangite réticulaire avec tuméfaction des ganglions. La plupart du temps, lorsque l'on assiste aux premiers accès érysipélateux, on peut découvrir une porte d'entrée, tout comme dans l'érysipèle des pays tempérés ; plus tard, la plaque érysipélateuse est moins apparente, souvent même, la porte d'entrée n'est plus décelable.

Il semble que les changements de saison, les modifications climatologiques, humidité, coup de froid, suffisent pour faire éclater l'accès dit « éléphantiasique » avec lymphangite à répétition.

Après chacun de ces accès, les ganglions restent douloureux pendant quelque temps et de plus en plus valumineux ; les tissus des membres infectés restent infiltrés par un liquide clair spontanément coagulable ; ces tissus s'indurent peu à peu, la peau d'abord lisse devient irrégulière, rude au toucher, crevassée ; des fissures se forment, laissant parfois suinter un liquide d'abord clair, qui ne devient séro-purulent qu'à l'occasion d'infections secondaires. Puis, à mesure que les lymphangites se répètent, la pachydermie se constitue profonde et l'hypertrophie des tissus devient considérable.

Dans la majorité des cas, ce sont les membres inférieurs qui en sont atteints et cela s'explique par l'habitude qu'ont les indigènes de marcher pieds nus ; de plus, l'action de la pesanteur est un facteur mécanique qu'il ne faut pas négliger. Vient ensuite, comme ordre de fréquence, le scrotum et l'on sait combien les infections génitales sont fréquentes chez les tahitiens : autant de portes d'entrée favorisant l'éléphantiatis.

Comme pour l'éléphantiasis nostras des pays tempérés, l'éléphantiasis des pays chauds n'est à notre avis qu'un érysipèle à répétition.

Toutefois, nous nous sommes demandés pourquoi, sous les tropiques, cette affection était-elle plus fréquente que dans les régions tempérées ?

A cela, il convient de rappeler que la plupart des indigènes ou Européens qui contractent l'éléphantiasis dans ces contrées, marchent pieds nus et négligent les règles de l'hygiène ; de plus, le climat chaud et humide rend le tempérament moins résistant.

Dans tous les cas de lymphangite à répétition, nous avons

trouvé dans le sang de la région malade le streptocoque plus ou moins associé.

A notre arrivée à Paris, alors que nous nous préparions à poursuivre nos recherches avec l'aide d'un colon rentrant en France pour soigner un éléphantiasis contracté dans la colonie, nous trouvâmes dans le numéro du 17 août 1907, un article de M. le Professeur A. Le Dantec, publié dans le Caducet, concluant en ces termes : « l'éléphantiasis est une véritable dermite chronique, due à la présence d'un cocco-diplocoque que l'on pourrait appeler le dermocoque, à cause de son habitat d'élection. Lorsque à cette dermococcie locale s'ajoute une infection du sang par un streptocoque, l'accès éléphantiasique complet éclate et se manifeste par du frisson, de la fièvre et un érysipèle de la région malade. Cet accès est dû à la symbiose du dermocoque et du streptocoque. »

Nous avons souvent aussi trouvé un diplocoque et nous avons, comme M. Le Dantec, pensé à la symbiose du streptocoque et de ce diplocoque que nous avions dénommé « diplocoque réfringent » à cause de son aspect plus brillant ; mais, après un an de recherches et d'examens multiples nous avons abandonné cette opinion et nous sommes revenu à notre conclusion première, à savoir : que l'éléphantiasis des pays chauds reconnaît comme origine l'érysipèle à répétition consécutif à des infections streptococciques.

Le diplocoque que nous avons trouvé associé au streptocoque nous semble être un microbe banal de la peau, car nous l'avons retrouvé ensuite sur les téguments d'individus qui ne présentaient aucune trace d'éléphantiasis.

Après asepsie de la peau et stérilisation par une brûlure au thermocautère, le liquide ponctionné d'un membre éléphantiasique nous donne toujours maintenant quelques flocons de fibrine et quelques leucocytes. Ce liquide ensemencé sur bouillon ascite, sérum solidifié, pomme de terre, lait, etc., nous donne, quand il n'y a pas eu de faute d'asepsie de la peau, une culture pure de streptocoque en chaînettes de 4 à 6 éléments. Ce streptocoque se colore facilement par les couleurs basiques d'aniline ; il prend le Gram tout comme le streptocoque pyogène type.

Notre opinion est que l'éléphantiasis des pays chauds et celui des pays tempérés sont une seule et même affection, et nous n'hésitons plus à opposer cette nouvelle conception pathologique à l'opinion classique qui, avec Manson, rattachait cette affection à une oblitération des vaisseaux et des troncs lymphatiques par les embryons de la filiaire de BANCROFT ; car si la filariose n'est pas inconnue dans les îles de la Société, nous n'avons pas souvent rencontré la microfilaire de DEMARQUEZ, ni la filaire adulte de BANCROFT dans le torrent circulatoire de nos malades atteints d'éléphantiasis et nous ne connaissons pas d'éléphantiasique atteint de chylurie. Par contre, nous avons observé une vingtaine d'individus porteurs de microfilaires qui n'avaient présenté à aucun moment de lymphangite à répétition, aucun n'était atteint d'éléphantiasis et la plupart avaient des urines chyleuses (1). Et si quelques filariens étaient affectés d'éléphantiasis, c'étaient toujours des individus qui marchaient généralement pieds nus et qui, à un moment donné de leur existence avaient présenté des lymphangites érysipélateuses des membres inférieurs ; les autres filariens, indemnes d'éléphantiasis étaient tous des individus soucieux de l'hygiène, s'habillant à l'européenne et surtout ayant des souliers : à aucun moment, ils n'avaient fait d'érysipèle.

A notre avis, la filariose n'entre pour rien dans la pathogénie de l'éléphantiasis ; du reste, la Géographie médicale comparée vient appuyer notre opinion, en montrant qu'au Congo, où la filariose atteint la grande majorité des indigènes l'éléphantiasis est extrêmement rare. Par contre, en Algérie, où la filariose n'est pas endémique, l'éléphantiasis est particulièrement commun.

Dans la pathologie spéciale aux îles de l'Océanie, on cite encore le *Tokelau* (Tribondeau).

Cette aspergillose cutanée est plutôt rare à Tahiti ; nous n'avons pu l'observer que chez quatre tahitiens habitant le

---

(1) M. F. Noc fait cette remarque : « Nous avons constaté d'ailleurs, la présence des embryons de filaires (f. nocturna) dans le sang « d'individus quelquefois même en l'absence de toute manifestation du côté du système lymphatique. » *In Traité d'Hygiène* de BROUARDEL et MOSNY).

district de Mataiea et nous ne croyons pas qu'il en existe d'autres cas parmi les Tahitiens.

Une colonie de pêcheurs (indigènes des îles Gilbert), est venue s'installer à Pirae, non loin de Papeete. Au nombre d'une trentaine, ils sont tous atteints de tokelau et forment un groupe un peu séparé du reste du village : toutefois les communications avec les Tahitiens ne sont pas rares et, malgré cela, l'affection ne s'est pas propagée.

Une autre affection, le *coco* (généralement désigné dans les autres colonies sous le nom de pian ou patita) sévit avec intensité, aussi bien à Tahiti que dans les îles voisines : presque tous les enfants en sont atteints, leur corps est recouvert par une série de vésico-pustules qui crèvent et se recouvrent de croûtes jaunâtres miellacées, dont le siège habituel est principalement le pourtour des lèvres, du nez, de l'anus ; plus rarement, les fesses, les cuisses et les jambes en sont atteints, le reste du corps est généralement indemne.

Chez l'adulte, c'est surtout dans la paume des mains et à la plante des pieds, ainsi qu'autour de la bouche et du nez que nous l'avons rencontré ; dans deux cas, il siégeait sur les grandes lèvres et à l'anus chez des femmes d'un certain âge et cachectiques.

Si l'on vient à arracher les croûtes, on trouve généralement en-dessous, une plaie ronde de la grandeur d'une pièce de 0.50 cent., à fond rouge vineux présentant des excroissances charnues peu saignantes : les bords sont durs et irréguliers, l'ulcération a peu de tendance à se cicatriser et se recouvre à nouveau de croutelles mélicériques.

Contrairement à l'impétigo, il n'existe pas d'aréole inflammatoire et les téguments ainsi que les ganglions voisins, restent indolores et ne s'engorgent pas. Après quelques mois, les croûtes tombent, laissant une cicatrise peu apparente chez les individus à peau blanche, mais très pigmentée chez les indigènes.

On a voulu rattacher cette affection à la syphilis : ce n'est pas notre opinion, car nous l'avons vue se développer chez des individus absolument indemnes de vérole et l'on cite des cas d'inoculation chez des syphilitiques.

Cette affection est très contagieuse et nous l'avons constatée chez deux enfants d'Européen, après un simple contact d'une journée dans une école où se trouvaient d'autres enfants déjà atteints.

Une épidémie surtout intense dans le district de Papetoaï à Mooera venait de se produire 3 mois avant notre passage dans ce district et voici, d'après le récit d'une européenne habitant cet endroit, comment se développa cette épidémie :

Un éboulement important s'étant produit, obstrua une rivière dans laquelle se baignent journellement tous les indigènes ; l'eau resta trouble pendant plusieurs mois, les adultes cessèrent leurs ablutions, mais les enfants continuèrent d'y prendre leurs ébats. Deux semaines après, la majorité des enfants furent atteints d'une fièvre, avec douleurs rhumatoïdes : une éruption de tâches rouges se fit à la peau et la plupart des ganglions étaient enflammés. En quelques jours, tous ces symptômes disparurent et ce n'est que 15 à 18 jours après que l'on vit apparaître, d'abord à la face, l'affection décrite sous le nom de coco. Cette éruption disparut en 4 à 5 mois chez les plus robustes, mais persista près d'un an chez les autres.

Le *tane*, qui se communique par les linges du corps lavés en commun sans être ébouillantés, est fréquent chez les indigènes et même chez les Européens. Il paraît plus tenace chez les tuberculeux : nous pensons que c'est une affection en tous points semblable au *pytiriasis versicolor*.

Le *tétanos* fait souvent des victimes : les adultes le contractent en marchant pieds nus et plus du 1/3 de la mortalité des nouveau-nés est attribuable au tétanos, occasionné par le pansement défectueux du cordon ombilical.

Les *maladies vénériennes* (Toua) sont très répandues, blennorragie, chancre mou, bubons.

La *syphilis* acquise affecte au moins la moitié de la population des ports et il n'est pas rare de l'observer jusque dans les îles les moins fréquentées par les marins européens : les stigmates de la syphilis héréditaire se retrouvent couramment.

La plupart des femmes présentent des *troubles utérins* et plus particulièrement de la *dysménorrhée*. Cela tient, croyonsnous, non seulement à des métrites de causes diverses, mais encore et surtout, à une habitude qu'elles ont de se baigner en tout temps dans l'eau très froide des cours d'eau, même en pleine période menstruelle.

Les *avortements* se pratiquent couramment ; les Tahitiens utilisent, à cet effet, le jus de l'ananas vert qui occasionnerait de très violentes coliques avec expulsion du fœtus.

La *circoncision* est une coutume établie depuis fort long-temps à Tahiti ; elle est pratiquée à l'aide de morceaux de verre ou de couteaux en bambou et le pansement est fait d'herbes mâchées par l'opérateur indigène (l'on sait combien la syphilis est répandue chez les adultes !) Chose surprenante, les complications sont très rares, malgré la souillure du pansement et la malpropreté des instruments.

Dans certains districts, on signale des épidemies de « *heamoterahe* », maladie de l'amour ; ce sont des crises de folie érotique qui affectent un groupe de jeunes filles de 12 à 18 ans et qui se propagent de district en district. Ce doit être de l'hystérie.

L'*alcoolisme* est plutôt rare en dehors de Papeete, où il s'observe dans la population du port ; cependant à certaines époques de l'année, on assiste à des ivresses terribles dans les villages où les indigènes font fermenter, soit du jus d'orange, soit de la sève de cocotier ; il y a souvent des scènes scandaleuses entre hommes et femmes, c'est l'époque des viols (1).

Les *affections mentales* sont rares ; les enfants idiots et tarés sont l'exception.

Le *tabès* et la *paralysie générale* semblent inconnus.

(1) Les îles de l'Océanie passent pour présenter un grand nombre d'individus qui s'énivrent avec le jus fermenté du *Kawa-Kawa* (Piper méthysti-cum) qui donnerait des rêves comparables à ceux que procure la fumée de l'opium ; à la longue, les buveurs de Kawa auraient une démarche trébuchante, du tremblement continuel des membres, leur figure prendrait un masque d'hébétude, parfois ils seraient grimaçants, enfin la peau deviendrait sèche et écailleuse ; ces individus mourraient par néphrite.

Nous n'avons trouvé qu'un seul individu, faisant usage de Kawa, à Tahiti, il se portait très bien : il nous prépara du Kawa, le goût était détestable et nous n'éprouvâmes aucune ivresse et aucun autre trouble, si ce n'est une abondante polyurie qui persista deux jours.

Les buveurs de Kawa sont très rares à Tahiti ; cependant on les dit très nombreux aux Samoa.

Signalons, pour terminer, des empoisonnements occasionnés par l'ingestion de certains poissons ; on croit généralement que ces poissons ne sont dangereux qu'au moment où « le corail est en fleur ». Cela nous paraît excessif, car en toutes saisons, ces mêmes espèces sont toxiques.

Les pêcheurs sont exposés à la piqûre du Nohu ou crapaud de mer dont la blessure peut entraîner la *gangrène* du membre piqué.

Aux Iles sous le Vent, le climat et la pathologie sont les mêmes qu'à Tahiti.

Aux Iles Marquises, le climat et la pathologie, de même que les mœurs de l'indigène, diffèrent un peu de ceux que l'on observe à Tahiti ; il y fait plus chaud, le thermomètre ne descend guère en dessous de 23° : mais la brise de mer rend la température très supportable et les nuits sont suffisamment fraîches. Les saisons sont très irrégulières ; il est des années où la saison sèche prédomine et d'autres où c'est le contraire qui a lieu.

Les Marquisiens sont plus blancs et plus sauvages que les Tahitiens ; les armes et ornements guerriers, les tatouages, la tendance au cannibalisme et aux sacrifices humains, les différencient de leurs voisins.

L'esprit de famille n'existe pas chez eux : ils sont polygames, ou plutôt ne se marient que passagèrement : les enfants ne restent pas avec leurs parents, on les échange aussitôt leur naissance ; malgré cela, ils chérissent l'enfant d'adoption comme s'il était de leur sang. (Ces échanges constituent des gages d'amitié et les empêchent de se faire la guerre).

Une famille marquisienne se compose de l'homme, de la femme et d'une dizaine d'enfants ; tout ce monde vit dans une case du genre de celle de Tahiti ; mais ici, elle est élevée sur une plate-forme faite de pierres accumulées.

Les mœurs sont très libres, souvent ignobles ; il n'est pas rare de voir un Marquisien quitter sa femme parce qu'elle n'est plus assez amoureuse : les enfants qui n'ont souvent que des liens de parenté très éloignée, ont des rapports sous l'œil bienveillant des parents.

Dès le jeune âge, les mères développent les grandes lèvres

des petites filles par des tractions répétées, afin de les doter
d'un organe plus en rapport avec les instincts vicieux des
futurs époux.

Dès la puberté (11 ou 12 ans) les jeunes filles sont libres
de se donner au plus grand nombre d'amants de tous âges.
Le 1er contact est généralement très copieux ; la victime subit
les assauts de tous les mâles de la vallée, jeunes et vieux,
et cela en une seule séance : il en résulte souvent des accidents dus à la brutalité des mâles, sans compter les nombreuses inoculations. C'est un honneur pour elle de se vanter
de détenir le record du nombre de coïts.

Dès qu'une femme vient d'accoucher, elle doit subir aussitôt
délivrée, la balistique du mari ou à son défaut du frère du
mari.

La superstition est en honneur et les sorciers ne se font
pas faute d'exploiter les malades. Ils ordonnent les traite-
ments les plus bizarres et souvent très dangereux. tel celui
de barbouiller les plaies avec le liquide vaginal d'une jeune
accouchée.

Malgré cet état d'esprit, qu'on pourrait croire dépourvu de
toute intelligence, ils sont très bons navigateurs et excellent
dans l'art de travailler le bois. Ils ont un très grand talent
pour tatouer ; leur costume est toujours très primitif et le
tatouage remplace souvent les étoffes. Lorsqu'ils trouvent
l'occasion de s'enivrer, ils en profitent pour se livrer à des
orgies les plus sauvages et reviendraient dans ces moments
aux scènes de cannibalisme, si ce n'était la peur du gendarme.

Les maladies sont celles de Tahiti avec une plus grande
proportion de *lèpre*, de *tubercolose* et de *dermatoses*.

D'après le docteur Grosfilez. la lèpre serait rare chez les
enfants et chez les vieillards ; mais le sexe masculin lui
paierait un plus lourd tribut que le sexe féminin ; il estime
qu'il y a deux hommes lépreux pour une femme lépreuse.
C'est la forme nerveuse qui est la plus commune.

Archipel des Tuamotous. — Il se compose de 78 iles
madréporiques de forme circulaire, renfermant un lagon qui
communique avec la mer par une passe. La bande de terre,
composée de débris de coraux, de sable et de végétaux apportés

par la mer, est plantée de cocotiers, de pandanus et d'arbustes bas et chétifs ; il n'y a pas d'eau douce. L'eau des pluies est recueillie dans des citernes.

Les habitants qui ne vivent que de poissons, de coquillages et de noix de coco, de conserves et de farine d'importation sont plus robustes et plus travailleurs qu'à Tahiti.

Le climat est d'une salubrité remarquable ; l'air pur et vif de la mer, l'absence de marécages et une température toujours douce, réduisent la pathologie au *rhumatisme*, aux *refroidissements* de la nuit auxquels ils sont particulièrement sensibles, aux *blessures terribles* que leur font les requins lors de la plonge pour pêcher l'huître perlière et aux quelques maladies que les bateaux de Tahiti peuvent leur apporter.

Malgré la présence de quelques tahitiens porteurs d'*éléphantiasis* ou de *lèpre* au sein de leurs districts, ces affections ne se propagent pas.

Archipel des Gambier. — 10 îlots volcaniques, entourés de récifs madréporiques constituent cet archipel. Le climat est un peu plus froid qu'à Tahiti et sa pathologie est sensiblement la même : *lèpre, éléphantiasis, tuberculose.*

L'Archipel de Wallis et celui des Samoa diffèrent peu comme climat et comme pathologie des îles de la Société ; il en est de même pour les Fidji, toutefois la *dysenterie* serait fréquente et la *lèpre* plus commune.

NOUVELLE ZELANDE

L'archipel Néo-Zélandais comprend deux îles principales : Te-Ika-a-Maui ou Île du Nord et Te-Uahi-Punama ou Île du Sud, séparées par le détroit de Cook ; elles sont toutes deux volcaniques. De nombreux cratères sont encore en activité, les geysers, les fumerolles, les solfatares, les eaux thermales et les fontaines de boue abondent surtout au centre de l'île septentrionale, dans les environs du lac Taupo, dont les eaux bouillonnent et fument.

Dans cette île du Nord, les sommets les plus élevés sont le Tougarino, volcan toujours actif, le Ruapehu (2760 m.) et le Taranaki 2500 m.). Plus tropicale, elle a son climat qui rappelle à peu près celui de l'Italie ; de nombreux vents balayent l'atmosphère et les écarts de température sont brusques. A Auckland les extrêmes sont de 29° et de 3°, écart 26.

La côte occidentale exposée aux vents d'ouest reçoit plus d'humidité, 1 m. 38, tandis qu'à l'extrême nord et à l'est on ne compte que 0 m. 80. L'île méridionale s'avance dans les eaux de l'Océan Antarctique, elle est traversée d'un bout à l'autre par une chaîne de montagnes dont les sommets l'emportent sur l'île sœur. Au nord le Mont Franklin a 3,000 m.; au centre, le Mont Cook atteint 3,770 m.; le Mont Aspiring, qui lui fait suite, a 3,023 m., et à l'extrémité le plateau méridional n'a plus que 1,000 m.; les glaciers et les neiges s'y succèdent.

Christchurch a pour température maxima 35° et minima 6°, écart 41°.

Dunedin, dans l'île Té-Vahi-Pounamou un peu plus froide, a pour température moyenne de l'année 12°. Le climat de cet île est plus âpre ; ses froids conviennent mieux aux Anglais qui y retrouvent un peu le climat des îles britanniques, le brouillard en moins. Les montagnes froides, les vallées agréables et douces, le littoral occidental humide et le versant oriental plus sec, de grandes étendues de terrains cultivables et féconds, des forêts abondantes, des gisements d'or, d'argent, de cuivre et de houille font, de ces îles océaniennes, des centres très prospères de colonisation anglaise.

La superficie totale de l'archipel est de 272,189 kmc. et la population atteint 750,000 habitants. La belle race Maorie, vigoureuse et intelligente, comptait 120,000 âmes en 1840 ; mais les Anglais leur ont apporté les bienfaits de la civilisation sous forme de coups de fusil ; la syphilis et la tuberculose surtout complètent l'œuvre de destruction et actuellement leur nombre est réduit à moins de 38,000.

La pathologie de ces îles tempérées salubres comprend : la *phtisie*, fréquente chez l'indigène mais rare chez le colon, la *syphilis*, plus commune dans les villes du littoral, la *lèpre* sans grande extension, des épidémies assez restreintes de *fièvre typhoïde* et de *diarrhée*, des *ophtalmies fréquentes* (d'origine scrofuleuse) et de nombreux cas d'*éléphantiasis*. Le paludisme y est totalement inconnu.

Pour le reste la pathologie est celle des îles polynésiennes.

L'AUSTRALIE

On a comparé l'Australie à l'Afrique septentrionale ; elle en a les contours, ses isothermes de janvier sont superposables aux isothermes africains de juillet ; l'Australie septentrionale ressemble assez au littoral méditerranéen de l'Afrique ; les plateaux intérieurs ont l'aridité, le sol brûlé par un soleil de feu et la température du Sahara ; des années s'écoulent sans qu'il y tombe une goutte d'eau, mais quand l'orage éclate tous les 3 ou 4 ans, c'est un déluge capable de tout submerger.

A l'Est et au Sud-Est, la Cordillère australienne comprend les Alpes Australiennes, les montagnes Bleues, les New Eogland Range et les Great Dividing Range ; montagnes peu élevées dont le point culminant ne dépasse pas 2240 m., et dont les pentes s'abaissent doucement vers la mer. C'est dans cette région au ciel clément, aux ondées fréquentes, au sol généreux, aux baies bien découpées, aux ports bien protégés, que se pressent les trois quarts de la population.

La culture du blé, l'élevage du bétail, l'extraction de la houille et des nombreux métaux, assurent une prospérité croissante aux habitants de Queensland, des New-South-Wales et de la Victoria. Le Murray, le seul grand fleuve australien, long de plus de 2000 km., dont au moins 1800 km. navigables, prend sa source au sud de Sydney, fertilise de nombreux pays sur son parcours (70 millions d'hectares), et va se jeter à la mer tout près d'Adélaïde. Cette portion du continent australien suffit à faire de cette colonie anglaise une nation très riche qui deviendra, si elle ouvre plus largement ses ports à l'immigration, la Dominion du Pacifique ; actuellement, telle qu'elle est, sa puissance de production, tant agricole que minière, pourrait satisfaire aux besoins de 40 millions de personnes.

Le climat est salubre, souvent délicieux ; la moyenne des pluies est de 1m30 et la température qui, en janvier, est de 24° à Brisbane, n'est plus que de 22° à Sydney et 19° à Melbourne ; tandis qu'en juillet, dans ces mêmes localités, elle descend respectivement à 18°, 12° et 10°.

C'est dans la province de Queensland que se trouvent les plus belles forêts d'eucalyptus, de pins, de cèdres rouges et de plantes tropicales, palmiers, bananiers et bambous. Le climat chaud est favorable à la culture du maïs, de la canne à sucre et du coton.

Les Nouvelles-Galles du Sud et Victoria, plus tempérées, sont riches en céréales et en vignes ; déjà à Adélaïde, la végétation devient moins abondante et, plus bas, ce sont des terres herbeuses utilisables seulement pour l'élevage.

Le Queensland, 493.704 habitants de population blanche avec 6.000 chinois et 12.000 indigènes, a pour capitale Brisbane (118.900 habitants) non loin de la mer, sur la rivière du même nom, c'est une ville moderne très salubre avec de beaux hôpitaux ; son climat est particulièrement délicieux.

Victoria, 1.170.000 habitants est déjà une vieille colonie, puisque 63 °/₀ de ses habitants sont nés dans la province ; elle a pour capitale Melbourne, 501 500 habitants. port principal et 1er centre commercial de l'hémisphère Sud. La ville est saine, abondamment pourvue de tout ce que réclament le confort et l'hygiène moderne. Les hôpitaux y sont superbes, c'est un centre universitaire très fréquenté. Fertile et riche, la province jouit d'un climat comparable à celui du Sud de la France ; la moyenne annuelle de température est de 14° avec quelques journées très chaudes en été (35° en janvier) ; dans le mois le plus froid, qui est juillet, le thermomètre ne descend pas en dessous de + 7°.

Les Nouvelles Galles du Sud, 1,340,000 habitants, ont pour capitale Sydney, un des plus beaux ports du monde, la plus ancienne ville de l'Australie, 518,000 habitants ; bâtie dans une position magnifique, elle possède des maisons importantes, de belles rues et des parcs superbes, de nombreux hôpitaux et une Université.

Le climat y est très agréable de mars à novembre et même de décembre à janvier ; la température n'y est jamais excessive, la moyenne étant alors de 23°.

Au centre, se trouve « la terre sans eau, sans montagne, sans rivière, sans ombrage » ; seules, les plages basses et sablonneuses, du vaste golfe de Carpentarie, et celles qui s'étendent d'Adélaïde à Port Eucla sont habitables. Une bande de 20 à 30 lieues tout le long du littoral échappe au climat désertique, aussi cette région a-t-elle d'immenses pâturages couverts de troupeaux ; le blé et la vigne y trouvent çà et là des terrains favorables.

Adélaïde, la capitale, entre la mer et les Monts Lofty, a le climat de l'Italie méridionale ; cependant des vents froids du Sud soufflent fréquemment en juillet.

Quand le siroco, ou vent du désert intérieur, se fait sentir, on a vu le thermomètre monter jusque 46° à l'ombre ; alors en quelques heures moissons et fruits sont détruits.

Protégés par les montagnes, Sydney et Brisbane, plus au Sud-Est, échappent à ce vent brûlant ; leur climat tempéré par les influences maritimes a comme extrêmes de température 22° en janvier et 12° en juillet.

Le plateau australien qui occupe tout le centre du Continent, a, comme le plateau Saharien, un climat continental poussé à l'extrême ; ni les pluies de la mousson tropicale, ni les vents marins de l'Est, ni l'alizé du Sud-Est ne parviennent à lui apporter l'humidité qui féconde, les montagnes assez élevées à l'Est et au Sud-Est, ainsi que les collines de l'Ouest, forment autant de barrières qui arrêtent les nuages au passage. Les lacs, les cours d'eau s'y dessèchent pendant des années entières ; l'intermittence des pluies en est si grande et si capricieusement variable, que quand elles se mettent à tomber, ces rares rivières deviennent des torrents, et le désert se transforme en d'immenses marécages, tôt absorbés par un soleil brûlant qui dessèche tout

Aux jours brûlants des étés torrides, où l'on a vu le thermomètre monter au soleil jusqu'à 80', succèdent des nuits froides où il descend jusqu'à 9 au dessous de zéro.

A l'Ouest, la côte presque rectiligne, bordée de falaises hautes de 100 à 200 mètres, présente çà et là quelques plages basses par où s'écoulent des petites rivières qui suivant les saisons, se transforment en lacs, marécages ou déserts de sel. Il n'y a que les vallées comme celles de la Swan River Colony, dont Perth est la capitale, où l'Européen ait pu s'y fixer d'une façon durable.

Freemantle, à 19 kil. de cette métropole, est le seul port de quelque importance ; son climat semi-tropical a 25° comme moyenne de température ; en mars, les chaleurs y sont parfois torrides (38° à 40°), et l'hiver qui succède, sans grande transition, présente au mois d'août les extrêmes de 4 à 5°.

Enfin, séparée de l'Australie par le détroit de Bass, large de de 200 kil., la Tasmanie est une île montagneuse, charmante, coquette, peuplée de 1.774.000 habitants. Sa superficie est de 6.800.000 hectares ; c'est la station d'été de la « Grande Terre », où les fatigués et les touristes viennent chercher la santé, le repos et la joie, à l'ombre de ses beaux arbres ; une alimentation saine, des fruits succulents, un air pur, pas trop vif, adouci par les brises marines, sous un ciel toujours serein. Les vallées aux fraîches cascades, les plateaux aux superbes lacs, les monts boisés, et les cîmes neigeuses, en font un pays des plus agréables.

Hobart, à l'embouchure de la rivière Derwent au Sud de l'île, en est la capitale (40.450 habitants). Les hivers y sont doux et la neige très rare ; les chaleurs de l'été sont constamment tempérées par les brises de mer. La température moyenne de l'été est de 16°5 (janvier) ; celle de l'hiver de 8°5 ; la hauteur des pluies est de 0 m. 65. C'est une colonie idéale.

PATHOLOGIE

Pays en général très salubre et tempéré dans toute la portion de l'est et du sud-est, où s'est agglomérée la majeure partie de la population ; sa pathologie a une similitude très grande avec celle qu'on observe en Europe occidentale.

La ville de Sydney, au milieu d'une plaine fertile bien protégée par les montagnes, ouvertes aux vents assainissants du large, laisse peu à désirer au point de vue de l'hygiène publique.

Le *paludisme*, pourtant signalé dans des îles voisines telles que les Nouvelles-Hébrides, la Nouvelle-Guinée, et si l'on en croit certains explorateurs, dans les terres marécageuses et infestées de moustiques du Golfe de Carpentaire, n'a pas encore pénétré dans le Queensland, les Nouvelles-Galles du Sud et la région d'Adélaïde, pas plus qu'en Tasmanie.

Les maladies les plus fréquentes sont dues aux conditions météorologiques : les changements brusques de temps, surtout de novembre à janvier, occasionnent les maladies non spécifiques des poumons : *pneumonie franche, broncho-pneumonie, bronchites aigües* ou *catarrhales* : répétées et intenses, ces affections amènent des complications *cardio-vasculaires* qui finissent par tuer les malades. L'*alcoolisme*, péché mignon de la race anglo-saxonne, ne paraît pas étranger à ces dernières complications.

Les fièvres éruptives, *rougeole* et surtout *scarlatine*, la *diphtérie*, la *coqueluche*, l'*influenza* et la *dengue* ont été introduites sur le continent avec la colonisation. La *variole*, qui fit sa première apparition en 1788, toucha peu les colons : mais elle fut terrible pour les aborigènes dont on retrouvait les cadavres amoncelés dans les cavernes. Actuellement, des instituts vaccinogènes suffisent à toute la population. La *fièvre scarlatine*, presque inconnue dans les terres océaniennes, a trouvé dans la race anglo-saxonne, un élément éminemment favorable à sa diffusion ; toutefois, les conditions météorologiques du littoral oriental et méridional y prédisposent.

La *diphtérie* joue un rôle très important dans le sud du continent et présente un caractère plus grave qu'en France et qu'en Angleterre : le maximum de mortalité s'observe dans les mois d'avril à juin. L'*influenza* fait de très fréquentes apparitions : la première remonte en 1827. La *tuberculose*, rare au début de la colonisation, est actuellement en recrudescence dans tous les Etats, et particulièrement dans la région de Brisbane, Sydney, Melbourne et Adélaïde, par suite des grandes agglomérations et du fait d'un climat qui y prédispose.

Tout dernièrement M. le Dr SIMMONS, de Melbourne, attira l'attention sur une augmentation véritablement inquiétante des cas de tuberculose pulmonaire, parmi les ouvriers travaillant dans les mines de quartz de Bendigo près de Melbourne ; les malades seraient d'abord atteints de lésions fibreuses du poumon, produites par les poussières quartzeuses. A ces lésions, chez la moitié de ceux qui en sont atteints, ne tarde pas à succéder une infection tuberculeuse qui, d'ordinaire, évolue rapidement. Aussi réclame-t-il du Gouvernement une réglementation sanitaire, la construction d'asiles et de sanatoria, l'assistance médicale et la surveillance des poitrinaires.

La *méningite tuberculeuse* semble moins fréquemment observée qu'en Europe. De temps en temps éclatent des épidémies de *méningite cérébro-spinale*, surtout dans la Queensland et dans les Nouvelles Galles du Sud ; comme en Europe, elles se montrent de préférence à la fin des épidémies de **grippe**.

La *fièvre typhoïde*, dénommée *fièvre entérique*, est commune à tout le territoire, mais elle revêt une forme atténuée et la mortalité en est très faible ; la Queensland, la Victoria, les Nouvelles Galles du Sud lui paient un plus lourd tribut que les autres Etats. C'est surtout en automne, mars, avril et mai, qu'elle atteint son maximum.

Le *typhus* semble inconnu en Australie.

Sur le littoral septentrional, la *diarrhée*, la *dysenterie*, les *abcès du foie* et le *rhumatisme*, constituent la pathologie de cette région.

Le Dr FINLAY a signalé dans la Queensland une épidémie de *pemphigus contagiosus*, et le Dr GOLDSCHIDT a constaté chez les indigènes de cette même région de nombreux cas de *granulome ulcéreux*.

Enfin les *dermatoses* endémiques, *sortes d'impétigo généralisé* et des *furonculoses* très étendues, sont citées comme spécifiques dans la Queensland.

La *syphilis* et les *maladies vénériennes* ne sont pas plus fréquentes qu'en Angleterre; cependant les rares indigènes qu'on y rencontre encore passent pour en être tous atteints.

L'*éléphantiasis*, déjà signalée à l'époque des convicts, sévit encore dans les tribus indigènes très clairsemées des provinces orientales.

La *lèpre* est surtout entretenue par l'immigration chinoise: les Européens lépreux sont extrêmement rares; les régions qui en présenteraient encore quelques cas seraient Melbourne. Sydney et Adélaïde, ainsi que plusieurs districts de la Victoria (ce sont généralement des émigrants infestés dans leur pays d'origine).

La population agricole présente comme affection dominante l'*échimococcose*; nulle part, sauf en Islande. on ne rencontre aussi fréquemment les *kystes hydatiques*. Les provinces de Victoria et la Tasmanie lui paient le plus fort tribut : cela tient à la fâcheuse habitude qu'ont les habitants de donner, comme nourriture à leurs chiens, des viscères d'animaux de boucherie (souvent farcis d'hydatides); la quantité formidable des œufs ainsi répandus à la surface du sol est une source d'infection permanente à la fois pour le bétail et pour les habitants.

L'*ankylostomiase* a été signalée par GIBSON et TURNER. qui ont constaté sa fréquence dans tout la Queensland. nous y ajouterons les provinces du Sud-Est.

Le *choléra* et la *fièvre jaune* ont pénétré accidentellement dans le pays, mais ne s'y sont jamais implantés.

La *peste*, par contre, y fait de fréquentes apparitions depuis dix ans.

Grâce à un système préventif analogue à celui qu'on applique en Angleterre les Australiens se sont protégés de la *rage* (on éprouve de très grandes difficultés pour débarquer des chiens en Australie).

Le *béribéri* a été signalé sur la côte orientale, dans les agglomérations chinoises ; toutefois, cette affection est restée très limitée.

Nous n'avons parlé que des maladies propres aux Européens et à leurs descendants ; les indigènes, placés très bas dans l'échelle de l'humanité, dont l'alimentation est hasardeuse et toujours irrégulière, ont en apparence une forte constitution, mais ils sont *scrofuleux*, *lymphatiques*, ont presque tous des *ophtalmies*, des *affections cutanées*, contractent facilement la *syphilis*, la *blennorragie* et les *chancres mous* ; très sensibles au *rhumatisme*, à la *variole*, à la *grippe*, à la *coqueluche* et à la *phtisie* ; on a prétendu par contre qu'ils étaient réfractaires à la *scarlatine*, à la *rougeole* et à la *lèpre*.

Le nombre des aborigènes est actuellement insignifiant ; ils sont dispersés dans la région désertique du centre et de l'ouest, traînant une existence plutôt misérable et se nourrissant de racines ou de produit de leurs pêches. Ils ont les cheveux noirs et lisses, le crâne petit et fuyant, la face bestiale, la machoire proéminente, leur peau est d'un noir cuivré et leur intelligence est très peu développée.

Qui ne se souvient de la chasse aux « Corneilles noires » qui faisait la distraction des forçats et des colons ! A ce sujet on lit dans Reclus : « Après 1815, la chasse à courre contre les sauvages s'étendit avec frénésie. Convicts, soldats, colons, tous les civilisateurs de l'île y prenaient part accompagnés des dogues et tuant pour tuer. L'un abattant un sauvage pour le livrer aux chiens, l'autre pour le voir tomber d'un rocher, d'une berge, d'une branche des bois ; un autre jetait la « vermine » dans les tisons du foyer qui le réchauffait ; tel autre offrait au malheureux nègre une bouteille d'eau de vie empoisonnée…. Bientôt le pouvoir colonial lui-même s'allia pour la tuerie, aux forçats et aux prisonniers de la « Noble race anglo-saxonne ». A la fin de 1833, plus de 3.000 hommes, parmi lesquels 1/4 de galériens, s'ébranlèrent en 119 compagnies bénies ! par un prêtre anglican, pour combattre les sauvages et les exterminer à la façon de l'interdit »…. A partir de 1835 on déporta ce qui restait de la race, 210 individus, dans la petite île de Bruni, puis dans celle de Flenders »

Tant qu'à la population coloniale, en majeure partie d'origine britannique, après s'être accrue dans de très grandes proportions, se voit maintenant en décroissance. Le chiffre des décès l'emporte sur celui des naissances, le coefficient de natalité décroit et le courant d'immigration qu'on essaie de faire renaître, strictement limitée aux hommes de race blanche et pratiquement réduite aux sujets anglais, ne semble pas pouvoir compenser la perte relative due à cette décroissance.

L'émigrant étranger a peu de chance à vivre dans ce pays égoïste s'il n'a pas de ressources pécunières, il sera vite obligé de reprendre la mer car l'Anglo-Australien lui sera hostile.

Pratiquement, l'Australie est fermée à tout ce qui n'est pas de race anglo-saxonne ; il y a peu de pauvres, de même peu de grandes fortunes ; mais, en général, l'on peut affirmer que tous les citoyens vivent confortablement.

Nombreuses sont les institutions de bienfaisance, qui ne s'occupent que d'une classe des malheureux : les malades et les infirmes hospitalisés ou soignés à domicile ; les vieillards, les orphelins sont recueillis dans des établissements analogues à nos hospices.

La mendicité n'y trouve pas de place, le paresseux qui voudrait vivre de charité serait bien vite expulsé.

Dans ce pays riche et prospère, les services hospitaliers ne manquent pas, ils rivalisent de confort et de perfectionnement et n'ont rien à envier à ceux de l'Europe occidentale.

NOUVELLE CALÉDONIE

Au Nord-Est de l'Australie, cette île montagneuse a un climat salubre, assez agréable et une température assez semblable à celle du midi de la France ; la moyenne de Nouméa est de 23 degrés.

La population est de 55.000 habitants, 12.500 de population libre, 10.500 de population pénale, près de 2.000 Asiatiques et 27.500 Canaques. Ces derniers ressemblent beaucoup aux Polynésiens, mais les cheveux sont crépus et la peau plus noire. A peine vêtus, les hommes de la brousse n'ont qu'une bande de tissu, passée autour des reins, qui vient s'enrouler autour de la verge; les femmes ont une sorte de jupe en fibres de coco.

Nouméa a tout le confort d'une bonne ville française, sa population est de 7 854 habitants. Ses hôpitaux sont très suffisants.

PATHOLOGIE

La *Tuberculose*, la *Lèpre*, l'*éléphantiasis* menacent la population indigène aussi gravement qu'à Tahiti. L'isolement dans les léproseries n'est pas pratiqué assez rigoureusement (au dire des médecins locaux):

La *fièvre typoïde* existe à l'état endémique à Nouméa et dans les pénitenciers; elle est rare dans la population Canaque des districts.

La *Syphilis* est d'observation courante et se propage surtout par les libérés; la prostitution parait impossible à réglementer.

Les *conjonctivites infectieuses* se montrent, dans les tribus indigènes, sous forme d'épidémies répétées, ainsi que les maladies cutanées (*pytiriasis versicolor, herpès circiné, tokelau* très répandu, *gâle, syphilides* nombreuses et *pian* importé des Tonga). *Filariose et Chylurie*.

La *dysenterie*, qui semble être toujours d'origine amibienne s'accompagne assez fréquemment d'*abcès du foie*; cependant, elle n'a pas la gravité de celle que l'on observe dans les colonies de l'Inde.

Le *béribéri* sévit dans les mines (Thio), dans la prison civile de Nouméa et dans certains districts pauvres.

La *grippe* règne à l'état endémique depuis 1889; il est des années où elle cause une grande mortalité.

La *rougeole* et la *coqueluche* font des apparitions fréquentes, de même que la *dengue*.

La *variole* atteint particulièrement la population Canaque, peu empressée à profiter des services gratuits de vaccination.

La *peste* a réussi à pénétrer à Nouméa en 1879; importée par un navire venant d'Australie, elle se répandit rapidement dans toute l'ile, grâce à l'abondance des rats, véritable fléau de la brousse, et décima une grande partie de la population indigène. Depuis 1904. elle n'a plus repris son caractère épidémique.

Les Nouvelles-Hébrides. — Ces îles ont un climat assez semblable à celui de Nouméa : mais en plus du culex, ici on rencontre les anophèles et d'autres espèces encore indéterminées : aussi, le *paludisme* y est-il endémique.

Les indigènes sont plus sauvages et certaines tribus sont encore anthropophages ; ils passent pour pratiquer souvent l'avortement et pour étouffer les infirmes et les vieillards.

Les maladies sont : la *tuberculose*, le *paludisme*, le *tétanos*, la *dysenterie*, la *lèpre*, la *blennorrhagie*, le *chancre mou* et la *syphilis* ; on y rencontre encore le *pian*, le *tokelau*, l'*herpès circiné*, l'*érysipèle*, la *filariose*, les *lymphangites*, les *ulcères nombreux*, l'*éléphantiasis*.

Les Iles Loyauté de formation madréporique ont un climat très salubre, la brise de mer venant constamment tempérer la chaleur ; mais. l'eau y est rare et se récolte dans des citernes.

Les Loyaltiens sont plus intelligents et plus travailleurs que les Canaques ; l'*alcoolisme* y est très rare. mais ils sont décimés par la *lèpre* et la *tuberculose*; le *pian* atteint la majorité des habitants : la *grippe* et les *dysenteries* y sont fréquemment observées.

AFRIQUE

A cheval sur l'équateur, l'Afrique atteint le 37ᵉ parallèle au nord et le 34ᵉ au sud; son climat général serait donc à la fois très chaud et très humide, mais ses formes massives, les nombreux Océans qui baignent ses côtes peu découpées ; les régions montagneuses de la portion centrale, modifient cette simplicité climatologique.

1° L'Afrique équatoriale, large de 7° au Nord et au Sud de l'équateur. est une zone de pluies diluviennes presque incessantes (9 mois sur 12).

2° Du 9ᵉ degré au 17ᵉ degré au Nord (Soudan) et du 8ᵉ au 20ᵉ degré au Sud (Zambèze) se trouve la double zone des pluies estivales avec hiver plus ou moins sec.

3° Au delà de ces zones de pluies tropicales, on rencontre. au nord et au sud, la zone des déserts ou steppes subtropicaux ; Sahara au nord, Kalahari au sud, au climat extrême, où il ne tombe aucune pluie régulière.

4° Enfin, les régions tempérées de pluies subtropicales d'hiver, méditéranéennes au nord et région du Cap au Sud.

5° L'Afrique Insulaire.

Mais les conditions locales du relief, les vents de la mer, les courants de l'Océan, les immenses cours d'eau et les lacs de l'intérieur, les régions désertiques ou marécageuses, les forêts profondes, etc., en apportant d'infinies variations, constituent un très grand nombre de climats secondaires.

AFRIQUE EQUATORIALE

I. — L'AFRIQUE ÉQUATORIALE est particulièrement chaude et pluvieuse ; à l'Est et à l'Ouest, le long des côtes, les marais aux herbes gigantesques se succèdent, coupés par des plaines souvent inondées ; la chaleur est accablante, le sol humide et marécageux, couvert de broussailles ou d'épaisses forêts, contribue à donner à ces régions un climat en général très malsain.

En arrière, à 2 000 ou 3.000 mètres du littoral, des chaînes de montagnes se succèdent en gradins jusqu'au plateau intérieur ; les conditions atmosphériques s'améliorent, la température est plus fraîche.

Le centre est occupé par de vastes plateaux montagneux et les immenses bassins lacustres du Nil, du Congo, du Zambèze, etc. La température y est souvent supportable, à cause des altitudes ; mais le voisinage des grands cours d'eau, les lacs immenses comme des mers, dans leur plus grande partie couverts d'une abondante végétation, les forêts et les jungles forment, sur de grands espaces, des contrées très malsaines.

En général, à part la région montagneuse bordière, cette *portion équatoriale* a un climat débilitant pour les Européens (*anémie tropicale* et *coups de chaleur*), c'est *un centre d'endemies redoutables : paludisme, bilieuse hémoglobinurique, variole, maladie du sommeil, dysenterie, hépatite, fièvre typhoïde*, pour ne citer que les principales ; la *tuberculose*, plus fréquente sur le littoral et le long des grands fleuves, gagne de plus en plus les pays du centre ; elle tient le troisième rang parmi les causes de morbidité et de mortalité.

LIVINGSTONE avait déjà noté la *phtisie* parmi les peuplades du centre africain, cette affection remonte à l'époque lointaine de la traite et cela n'est pas pour surprendre si l'on songe que ces régions étaient souvent visitées par les négriers et leurs caravanes qui disséminaient partout où elles passaient : *tuberculose, syphilis, variole*, etc...

On sait combien les nègres sont sensibles à la *pneumonie*, aux *bronchites*, aux *pleurésies*, au *rhumatisme*, au *tétanos*, à la *filariose* (1), au *béribéri*, aux *oreillons*, aux *ophtalmies granuleuses* et *purulentes*, aux *ulcères phagédéniques* et aux nombreuses *dermatoses* ; les conditions mêmes du climat équatorial, le genre de vie et le manque absolu d'hygiène des populations indigènes expliquent l'énorme proportion des malades ; les *parasites de l'intestin* sont d'une fréquence énorme ; l'*ankylostome duodénale* vient d'être signalé. La *bilharziose* est surtout fréquente dans la région des grands lacs.

C'est plus particulièrement à la côte qu'on rencontre l'*hémato-chylurie*, la *filaria loa*, le *craw-craw*, le *ver de Guinée*, le *frambœsia*, l'*aïnhum*, le *Dragonneau* ; l'*éléphantiasis*, très commun sur le littorial Oriental, est plutôt rare sur celui du Congo. Depuis qu'on a pénétré en Onganda, on sait maintenant que cette région riveraine des grands lacs est un terrible foyer d'endémicité non seulement de la *maladie du sommeil*, mais encore de la *peste* et même du *choléra* et de la *lèpre*. La *variole* y semble plus grave que dans le reste de l'Afrique équatoriale et, d'après le docteur LAMBLIN, maints districts présenteraient plus de 90 % de leur population infestés par la *syphilis*. C'est également dans ce pays que l'*orchite ourlienne*, les *conjonctivites granuleuses* sévissent avec le plus d'intensité. On vient d'y signaler une nouvelle maladie, l'*Onyalaï*.

Dans tout le Centre Africain, de l'Ouganda au Zambèze, à travers la région des Grands Lacs et même dans tout le Congo on trouve toujours de nouveaux foyers de la *maladie du sommeil*.

La *Tick fever* a été étudié en Ouganda et en Angola, il est probable que son domaine s'étend à toute la région des Grands Lacs jusqu'au Zambèze.

(1) Dans la Haute Sangha le 1/3 des indigènes est atteint de filariose.

SÈNÉGAMBIE, SOUDAN. NIGER, ZAMBÈZE
RHODESIA, DAMARALAND.

II. — Dans la double zone des pluies estivales (*Sénégambie, Soudan, Niger*, au nord, et *Zambèze, Rhodésia*, et *Damaraland* au sud, le climat général est celui de la zone torride.

Il est caractérisé par l'alternance d'une saison sèche en hiver et d'une saison pluvieuse en été; dans la saison sèche, les nuits sont fraîches, mais les journées chaudes; dans la saison pluvieuse, il fait constamment chaud, l'air est humide et malsain. L'Européen ne saurait s'acclimater dans ces pays et y faire souche; sauf sur certains plateaux, comme la Fouta Djalon, les montagnes de l'Angola et du Damara, les Monts du massif oriental et méridional qui, grâce à leur altitude jouissent d'un climat plus tempéré et salubre.

En Sénégambie, la saison sèche ou fraîche va de Décembre à Mai, le thermomètre marque à l'ombre + 12 à 25° et par le vent Est jusqu'à 42°; la saison des pluies ou hivernage va de Juin à Décembre, la tempérture est de 27 à 32° à l'ombre.

Toute la zone maritime depuis Saint-Louis, jusqu'au Golfe de Bénin est soumise au régime des moussons; pendant la mousson pluvieuse, le thermomètre se tient presque partout, aussi bien en Guinée qu'au Dahomey, à la température uniforme de 27 à 29° centigrades, l'atmosphère est saturée de vapeur d'eau; cette chaleur modérée mais continuelle est d'autant plus accablante. A l'autre mousson (Vent du Nord-Est) la sécheresse est très grande, surtout au Sénégal; dans les autres colonies du littoral, les brises locales de mer en atténuent la rudesse.

A St-Louis la température atteint parfois 41°8; mais elle descend à 14° en décembre et janvier; dans le Soudan, c'est au Nord qu'il fait le plus chaud et les températures de la saison sèche s'atténuent au fur et à mesure qu'on avance vers le Sud; le climat y est toujours plus salubre qu'à la côte.

La *variole* est, sans contredit, la maladie dominante de tout le continent noir et la prétendue plus grande fréquence de l'endémie dans les portions australe et septentrionale n'est fondée que sur la connaissance imparfaite des pays de la zone intermédiaire.

A mesure que nous pénétrons davantage dans le Sénégal, le Niger et le Soudan, nous constatons que la maladie a laissé son empreinte sur le visage d'une quantité de vieillards; pour peu qu'on interroge ceux-ci, on apprend qu'ils sont les derniers survivants de vastes populations décimées par le fléau. La variole y occasionne un très grand nombre de cas de cécité.

Parmi les aveugles. beaucoup le sont devenus à la suite des complications de la syphilis. de la lèpre, du trachome. de conjonctivites blennorragiques. d'ulcères à pneumocoques. etc.

Ici encore, les noirs paient un très lourd tribut au *paludisme* et à la *dysenterie*, ainsi qu'aux *abcès du foie*. « Qui sait dit Le Dantec, le nombre des victimes englouties par le paludisme sur le continent noir ! si on cherche la morbidité, par paludisme, des troupes françaises échelonnées jusqu'au Gabon, on trouve les proportions suivantes : Algérie, 4o pour 100 ; Sénégal, 75 pour 100 ; Gabon, 9o pour 100 ».

On peut poser, en principe, qu'en afrique tropicale, le paludisme règne partout. C'est surtout pendant la saison chaude et humide qu'il fait le plus de ravages. Peu ou pas d'Européen n'échappe à l'infection paludéenne.

La *bilieuse hemoglobinurique* se rencontre sur la côte, elle augmente à mesure que l'on approche de la zone équatoriale. Elle épargne, sans conteste, beaucoup plus les indigènes que les Européens et sévit principalement dans la saison sèche, pour disparaître. alors qu'éclatent les épidémies de fièvre paludéennes qui, on le sait, se manifestent pendant l'hivernage. Pourtant, en Guinée, le maximum de fréquence se produirait pendant la saison des pluies.

Plus que le blanc, l'indigène souffre de *bronchites* et de *pneumonies* fréquentes, ces dernières ne restent pas localisées comme chez nous. aux poumons ; elles se généralisent habituellement chez les noirs, à toutes les séreuses. Les fréquentes épidémies de *méningites cérébro-spinales* semblent être une manifestation de l'infection pneumo-cocciques.

MARCHOUX a vu cette affection déterminer dans un district du Sénégal, plus de 2oo décès en une seule épidémie ; il a toujours trouvé dans le pus des méninges le pneumocoque. mais jamais de diplocoque de Weichselbaum.

La *tuberculose* n'épargne pas le nègre qui semble cependant plus réfractaire que le blanc ; mais la saleté habituelle, l'absence totale d'hygiène, la promiscuité et l'encombrement dans des cases basses, sombres, à air infecté, contribuent comme à plaisir à diffuser le bacille de Koch. On avait prétendu que certains pays, tel que le Kameroum, en étaient indemnes, cela était vrai avant l'occupation européenne, mais au contact des blancs, le noir, comme cela arrive du reste pour toutes les races neuves, s'est rapidement contaminée ; toutefois, les formes pulmonaires semblent céder le pas à l'infection méningée et ganglionnaire.

La tuberculose est plutôt une maladie des Européens. Dans la zone humide, elle tue rapidement ; dans les hauts plateaux, elle va plus lentement mais la saison la plus dangereuse est celle des pluies ; au contraire, dans la région désertique (Sénégal, Haut Soudan), elle évolue avec une lenteur remarquable. Tel Européen venu au Sénégal, avec une tuberculose grave, s'en retourne en France, au bout de deux ans, considérablement amélioré (d'après MARCHOUX.)

La fièvre typhoïde et les *typho-malarieuses* ont de tout temps était signalées dans toutes les parties de l'Afrique ; malgré cela. il semble que la malignité de ces affections soit beaucoup plus grande que dans les autres pays situés sous les mêmes latitudes.

Les *fièvres paratyphoïdes* encore désignées sous le nom de fièvres gastriques se montrent parfois, sous formes épidémiques. elles sont en général sans grande gravité.

La *lèpre* existe dans toutes nos Colonies de l'Afrique occidentale ; elle a peut-être une plus grande fréquence encore sur le littoral oriental ; venue, sans doute, de l'Arabie et de l'Egypte, elle s'est étendue peu à peu à tous les peuples du continent. Ce sont les formes maculeuses et tuberculeuses qui sont les plus rencontrées. la forme nerveuse semble être plus rare. Le Dahomey et le Congo sont peut-être nos deux colonies les moins éprouvées. Mais en général, l'Afrique occidentale est moins atteinte que l'Asie.

Fièvre recurrente est signalée en Afrique occidentale et au Congo.

La *maladie du sommeil*, n'est pas partout endémique ; cependant la Petite Côte entre Dakar et Sine Saloum, le bassin supérieur de la Haute-Gambie de la Casamance, à l'intérieur de la boucle du Niger, surtout autour des Voltas, dans la région du Mossi et du Lobi. Elle fait de nombreuses victimes. Dans cette dernière région les 4/5 de la population des villages encore indemnes il y a 6 ou 8 ans, sont disparus. Signalée en 1819, dans le golfe du Benin, en 1840, dans la Sierra Leone elle s'est répandue jusqu'en Afrique équatoriale et atteint maintenant Mossamèdes.

La *Fièvre jaune*, après de terribles épidémies, semblait disparue au Sénégal, on vient de la signaler en 1906 (août-novembre) le long du fleuve, entre Kayes et Bammako, où elle fit une vingtaine de victimes à Toukoto, il y eut 4 décés, elle était importée de Kati. En septembre, il y eut à Dakar, une alerte vite réprimée. Elle est endémique dans la Sierra-Leone, en Gambie et de temps en temps, on la signale à la Côte-d'Ivoire et au Gold-Coast. Au Dahomey, la fièvre jaune qui avait sévi à Grand-Popo, avait été importée de Togo ; en 1906 elle se réveilla à Ouidah (10 cas, dont 7 décés).

La *Dengue*, sévit de temps à autre à la côte, les *épidémies de rougeole*, de *coqueluche*, d'*oreillons* y sont assez fréquentes.

Le *tétanos* est aussi répandu à la côte que dans l'intérieur, près du dixième des nouveaux-nés périssent de ce fait. Plus encore à la côte orientale qu'en Afrique occidentale. La malpropreté des matrones indigènes, la marche pieds nus, la négligence générale en sont les principales causes.

Le béribéri est plus commun pendant la saison des pluies et on l'observe moins à l'intérieur que sur le littoral.

Le *rhumatisme* apparaît de décembre à février, mois les plus froids de l'année, surtout à la côte et le long des fleuves.

La *syphylis* plus fréquente sur tout le littoral commence à pénétrer loin dans l'intérieur à mesure que les communications deviennent plus faciles ; toutefois il ne faut pas oublier qu'un grand nombre de peuplades du haut Sénégal et du Soudan avaient été infestées par les caravanes déjà avant l'occupation européenne. Malgré cela, nombreuses peuplades sont encore indemnes : il n'en est pas de même pour la *blennorragie* qui atteint d'une façon générale tous les noirs.

L'*éléphantiasis*, l'*érysipèle*, les diverses *filarioses*, l'*hemato chylurie*, le *craw-craw*, la *bilharziose*, le *dragonneau*, la *puce chique*, les nombreuses *affections parasitaires* de la peau, teignes, herpès circiné, gale, intertrigo, eczéma, bourbouille, larves cuticoles, ver de Cayor (Sénégal), larve de Lund (Congo), les *ulcères phagédeniques*, les *adenites épidémiques*, l'aïnhum, le *goundou*, surtout dans les pays arrosés par le fleuve Comoé (race Agui-Achanti qui habite les forêts) sont des affections très communes à toute l'Afrique occidentale. BÉRANGER PÉRAUD a observé le *pied de Madura* en Gambie et CARPOT, au Sénégal. MARCHOUX signale à la côte de Guinée de petites épidémies de *Pian*. Les vers intestinaux (tenia notamment) sont fréquents. Enfin dans la pathologie africaine on note de nombreuses *affections nerveuses*. L'*hystérie* et l'*épilepsie* sont les mieux connues ; c'est à l'hystérie qu'on rattache ces sortes de folies dansantes analogues à la danse de Saint-Guy ou au tarentisme qui affectent des villages entiers et parfois épidémiquement ; la danse du tigré en Abyssinie, la danse des Ethiopiens, les folies gesticulatoires des nègres de l'Afrique occidentale, les fureurs de nègres de la région des grands lacs, les danses et crises hystériformes des Velonandrano de l'île Malgache, le vertige des tropiques, etc. Les aliénés sont nombreux, mais il semble que la paralysie générale et le tabes soient l'exception.

L'alcoolisme rare dans les pays mulsulmans devient très fréquent chez les noirs fétichistes et autres, il est d'autant plus dangereux que le climat augmente la toxicité de tous les spiritueux et diminue la résistance générale ; les blancs consomment surtout de l'absinthe et autres apéritifs à essences convulsivantes, aussi observe-t-on fréquemment du *delirium tremens*, de l'*aliénation mentale*, des *polynévrites toxiques*, des *cirrhoses du foie*, etc.

VILLES. — A part le Sénégal qui est déjà une vieille colonie nous n'avons dans toutes nos possessions de l'Afrique occidentale aucune ville qui mérite une description, toutefois Kayes au Soudan et Conakry en Guinée commencent à prendre quelque aspect. Libreville au Gabon, Brazzaville dans le moyen Congo sont des chefs-lieux administrativement très importants, mais peu confortables.

Tous les autres postes sont des villages nègres, aux cases

malpropres, à côté desquels sont édifiées quelques factoreries et un petit nombre de maisons à l'européenne ; elles offrent un confortable très relatif aux commerçants et aux fonctionnaires.

St-Louis du Sénégal au style mauresque a un aspect assez propre et élégant, on y trouve tout le confort d'une grande ville coloniale, mais aux extrémités de l'île il existe deux grands faubourgs nègres malpropres et dans les environs des marais nombreux qui sont un danger permanent.

L'eau distribuée en ville est prise à 15 kilomètres de la ville dans un bras du fleuve Sénégal, aussi n'est-elle pas sans danger et faut-il toujours la faire bouillir ou la bien filtrer. Il est à prévoir que dans une dizaine d'années St-Louis sera complètement assainie et n'aura rien à envier, tant au point de vue salubrité que bien-être matériel, aux grandes villes algériennes.

Rufisque est une ville neuve très commerçante et très propre son assainissement se poursuit sans relâche et l'on peut y habiter sans grand danger de fièvre. Bonne eau potable.

Dakar sur un plateau salubre a un aspect européen et devient chaque jour plus confortable et plus prospère. L'eau y est excellente.

DÉSERTS SAHARIENS. - DÉSERTS DU KALAHARI

III. — La zone des steppes des déserts subtropicaux comprend au nord une grande partie du Sahara et les déserts de l'Egypte qui se prolongent jusqu'à la Mer Rouge ; au sud le désert de Kalahari et les steppes australes jusqu'au Natal. Si ces diverses contrées sont privées des eaux de pluie, c'est qu'elles ne sont jamais visitées par le pot-au-noir qui s'arrête à leurs limites équatoriales et qu'elles sont éternellement léchées par le souffre asséchant des alizés.

Le climat y est extrême ; aux jours brûlants, succèdent des nuits très froides, le rayonnement nocturne abaisse dans certains points le thermomètre de 2 à 3 degrés en-dessous de zéro. Après les étés torrides, viennent des froids qui en hiver peuvent descendre à — 10° surtout au nord.

Les pluies sont des plus irrégulières, après des périodes de sécheresse de 6 à 15 ans, tombent des pluies diluviennes.

C'est dans la partie australe du Sahara qu'il fait le plus chaud ;

le docteur NACHTIGAL a observé 46° à l'ombre au Borkou et à Kaouar, les températures de 40 à 45° à l'ombre ne sont pas rares; au soleil, elles dépassent parfois 65°

Le Sahara n'est pas « cette vaste cuvette de sable » que certains prétendent ; il a ses chaînes de montagnes avec ses vallées, ses lacs et ses fleuves. Dans le massif du Hogghar « la Suisse africaine » on assure qu'il y a des neiges sur certains sommets de 2.500 à 3.000 mètres ; hormis le Hamada qui est le vrai désert sans eau, sans végétation et inhospitalier, on trouve de nombreuses oasis avec leurs ruisseaux, leurs jardins de palmiers et de verdure, avec parfois leurs arbres fruitiers et des champs de céréale, des maisons et des mosquées ; certaines même sont peuplées d'un très grand nombre d'habitants (L'oasis du Hogghar compte près de 200.000 Touaregs).

TRIPOLITAINE

La *Tripolitaine* est un désert avec ses montagnes et ses oasis au Sud ; ses pays sont tempérés par les vents méditerranéens, au Nord.

Son climat est différent soit qu'on le considère sur les côtes, dans les oasis, dans les plaines ou dans le désert: en général, il est chaud et sec ; dans la plaine de Barka il est salubre et sain ; dans le Fezzan et à Gadamès il est brûlant l'été et froid l'hiver, sujet aux variations brusques, insupportable quand souffle le siroco en automne. Les pluies sont rares et peu abondantes entre octobre et mai, les ouragans fréquents !

Tripoli est une ville sale et dépourvue d'eau potable : la pathologie de l'Algérie s'y rencontre encore aggravée ; la *dengue* y est actuellement endémique. Le Fezzan paie un lourd tribut au *paludisme*, plus meurtrier en été ; de temps en temps on note des retours de la *peste* introduite pour la première fois en 1856.

Le désert se continuerait jusqu'à la Mer Rouge s'il n'était interrompu par un plateau hérissé de chaînes élevées de 1500 à 2000 mètres, coupées par de profondes vallées au fond desquelles coule le Nil, qui vient dessiner son cordon verdoyant jusqu'au littoral méditerranéen, constituant une campagne magnifique au milieu de deux montagnes : c'est *l'Égypte*.

EGYPTE

EGYPTE. — Dans cette vallée, même le ciel est celui du Sahara, le climat y serait identique si l'air n'était rendu plus humide par suite de l'évaporation constante de la nappe d'eau du fleuve : il ne tombe pas plus de 0,30 cent. de pluies au Caire ; à Alexandrie, pourtant située au bord de la mer, on n'a pas relevé plus de 0ᵐ20. Aussi, le climat de l'Egypte est-il presque aussi chaud que celui du Sahara ; la moyenne annuelle de température est de + 20º à Alexandrie, + 22º au Caire, + 26º à Keneh, + 28º à Thèbes ; les écarts sont également très grands, il peut y avoir 40º à l'ombre et presque geler la nuit suivante.

La *malaria* sévit surtout en octobre (octobre à décembre), et c'est dans la Haute-Egypte qu'elle se montre avec le maximum de fréquence et de mortalité.

La *fièvre typhoïde* est endémique à toute l'Egypte ; elle atteindrait 7 p. 100 de la table de la mortalité totale ; les mois les plus redoutés sont septembre, octobre et novembre ; mais elle est moins grave pour les indigènes que pour les Européens.

La Nubie est assez souvent visitée par les épidémies de *typhus exanthématique* et de temps en temps ces épidémies envahissent le reste de l'Egypte.

Il en est de même pour le *typhus récurrent*.

La *dysenterie* y est d'une fréquence extrême ; elle se complique généralement d'*abcès du foie*. La *douve du foie* y est également signalée.

La *variole* apparaît de temps à autre ; elle est endémique en Nubie. Les autres fièvres éruptives, *rougeole* et *scarlatine* ne sont pas moins fréquentes qu'en Europe occidentale.

Le *rhumatisme* est commun.

Les *ophtalmies granuleuses* et *purulentes* y occasionnent d'innombrables cas de cécité. « C'est pitié, dit RECLUS, de voir les petits enfants autour desquels les mouches tournoient en essaims : ils n'ont pas même la force de chasser les insectes qui se posent sur leurs yeux malades ; et tristes, sans mouvements, ils attendent que le sommeil revienne interrompre leur souffrance. »

La *tuberculose* serait plus rare en Nubie qu'en Egypte ;

toutefois elle n'a nulle part un caractère de grande extension.

La *scrofule* est fréquente parmi les fellahs et les nègres.

Les *maladies vénériennes* sont très répandues, mais cependant leurs caractères de virulence seraient moindres qu'en Algérie.

La *lèpre* est endémique dans toute la contrée et particulièrement en Haute-Égypte.

L'*éléphantiasis*, le bouton du Nil et nombreuses dermatoses ont de tout temps été signalés. On trouve la *Filaire de Bancroft* tout le long du Nil, ainsi que le *Dragonneau* (c'est en Nubie qu'il semble le plus fréquent).

C'est en Egypte que BILHARTZ étudia le Distomum hematobium, parasite de l'*hématurie* dite d'Egypte ou cystite vermineuse ou encore dysenterie du Nil. On rencontrerait, dit-on, les lésions bilharziennes chez la moitié des sujets égyptiens et la maladie atteindrait son maximum de fréquence en juin et juillet.

L'*ankylostomose* est fréquente. On y signale également la *trichinose*.

La *dengue* est souvent signalée, les *fièvres éruptives* sont moins fréquentes qu'en Europe.

Le *choléra* y est souvent importé par les pélerins.

La *peste* : la statistique publiée par le conseil sanitaire maritime et quarantenaire d'Egypte porte que, dans le courant de 1907, on a relevé officiellement dans ce pays 1.253 cas de peste dont 915 mortels.

M. MILTON-CRENDIROPOULO, directeur du laboratoire du conseil quarantenaire d'Egypte, vient de signaler une *maladie fébrile nouvelle* (qu'il a eu l'occasion d'observer pendant l'année 1907, au lazaret de Tor, parmi les pélerins de retour de la Mecque), dont l'allure assez caractéristique diffère de celles connues jusqu'à ce jour. Le nombre de ces malades a été assez élevé pour en permettre l'étude, malgré le court séjour des pélerins au lazaret. Cette étude a été en outre facilité par quelques cas de contagion observés parmi le bas personnel du campement en contact direct avec les pélerins.

La maladie débute par une courbature accompagnée de petits frissons fréquents souvent suivis de bouffées de chaleur de courte durée, de céphalalgie, de douleurs musculaires aux membres inférieurs et, rarement, de bourdonnements d'oreilles ; quelquefois, une petite toux spasmodique sèche traduit une simple irritation bronchique ; il y a un peu d'embarras gastrique et de constipation. Tous ces symptômes sont en général peu prononcés et fugaces, seule la marche de la fièvre lui donne une allure caractéristique : celle-ci reste aux environs de 38° pendant 24 ou 48 premières heures puis, dépasse 40° brusquement le soir, tandis que les autres symptômes paraissent s'amender. Vers le matin, la chute survient suivie d'une très légère sudation. Le surlendemain, nouvelle ascension pareille à la première qui pourrait induire en erreur, parce qu'elle simule la fièvre tierce. A partir de ce second accès, la température continue avec de fortes rémissions matinales en suivant une ligne graduellement descendante; dans la majorité des cas, l'état général est assez bon et seul le thermomètre révèle la continuation de cette affection fébrile. La durée totale de la maladie est de 10 à 15 jours ; la convalescence est courte, caractérisée par une anémie prononcée due à l'abaissement du nombre de globules rouges. Cette anémie n'est pas tenace et ne semble pas dépasser un mois. Dès le deuxième stade fébrile, il y a mononucléose marquée ; à aucun moment on ne trouve d'hématozoaires de Laveran, ce qui permet d'éliminer le malaria, et la séro-réaction négative montre qu'il ne s'agit pas d'infection éberthienne. Quelques symptômes du début font penser à la grippe ou à la dengue, la constance des intermittences, l'absence d'exanthème et la légéreté de la convalescence sont suffisantes pour exclure ces deux affections.

« C'est vers 1850 que l'Égypte a commencé à attirer les malades et à cette époque il n'y avait que la ville du Caire qui était connue comme station hivernale sanitaire, car Luxor et Assouan ne possédaient aucun aménagement pour recevoir les malades. Pas d'hôtels, pas d'habitations convenables, rien. Donc, les malades passaient leur saison d'hiver au Caire et il n'y avait que de rares personnes riches qui entreprenaient le voyage en dahabieh jusqu'à Assouan, voyage qui exigeait 3 à 4 mois, aller et retour.

L'École de médecine du Caire brillait alors par la présence de professeurs allemands de grande valeur, comme GRIESINGER, BILHARZ, RAYER, LAUTNER, etc., dont le premier fut plus tard doyen de la faculté de médecine de Berlin ; le second, s'est immortalisé par la remarquable découverte de la maladie du pays qui porte son nom. Tous ces grands savants par leurs publications et leurs ouvrages scientifiques, ont fait connaître aux pays de l'occident les merveilleuses qualités du climat d'Égypte pour certaines maladies, comme la phtisie, les catarrhes des voies respiratoires en général, la néphrite chronique, les rhumatismes, etc.

Le nombre des malades qui, les premiers temps, ont commencé à aller demander le salut de leur santé au climat d'Égypte était naturellement très restreint, mais il a continué à augmenter d'année en année, de sorte que la fréquence des voyageurs étrangers qui visitent l'Égypte, en hiver, a atteint ces dernières années, le chiffre de 60.000 ! Un huitième environ de ce grand chiffre appartient à l'état pathologique, le reste vient en Égypte pour fuir les rigueurs de l'hiver, pour échapper à certains maux qui, dans son pays, lui sont inévitables et pour admirer les beautés physiques et d'art ancien de cette contrée, du soleil et de l'éternel printemps.

La ville du Caire, il y a 30 ans, possédait de 150.000 à 200.000 habitants, elle était composée de la grande ville indigène et du quartier européen, séparée et éloignée de cette dernière par des espaces vides. Le quartier européen qui était composé de jolies petites villas entourées de grands jardins à 2 étages, rarement 3, renfermait aussi quelques hôtels et pensions et présentait toutes les conditions hygiéniques voulues : donc il réalisait toutes les qualités pour recevoir et conserver pendant tout l'hiver les malades étrangers qui n'avaient pas les moyens de se rendre à Assouan.

Mais depuis la ville de Caire a augmenté énormément en population et au lieu de 150.000 de jadis, elle renferme aujourd'hui 850.000 habitants et même plus ! L'espace qui séparait la ville indigène du quartier européen a disparu. Les jardins, les jolies villas et les petites maisons ont fait place à de grands immeubles de rapport de 4 à 5 étages.

des vraies casernes : les petits hôtels et les petites pensions ont été remplacés par des hôtels grands et immenses. Nous avons donc d'un côté une considérable agglomération avec tous les inconvénients et la mauvaise atmosphère d'une grande ville ; de l'autre côté le manque de systèmes sanitaires, égouts, etc..., ce que le gouvernement commence à peine à présent à mettre en pratique ; ce retard est dû au système politique du pays qui ne peut rien faire sans le consentement des gouvernements européens.

Enfin, la ville du Caire ne possède plus les qualités de jadis pour pouvoir retenir et garder pendant tout l'hiver les malades. Vous pouvez la comparer à celle de Nice, de Paris même. Au Caire on trouve maintenant tous les divertissements, tous les plaisirs, toute la vie mondaine et sociale des grandes villes d'Europe. Pour le touriste bien portant, le séjour est délicieux, car il y rencontre sous un ciel toujours bleu et sous un beau soleil, tout ce qu'il a laissé dans la capitale de son pays. Donc la ville de Caire ne présente plus actuellement les conditions indispensables de l'ancien temps pour le séjour prolongé d'un malade ; mais les colonies européennes, sous les auspices d'un gouvernement libéral ont créé, il y a déjà une vingtaine d'années, des stations sanitaires dans différentes parties de l'Egypte qui avec le temps et les améliorations continuelles sont devenues de nos jours des sanatoria de premier ordre.

Les poitrinaires devront donc préférer Assouan, la saison commence le 1er décembre, mais avant cette date, il y a toujours certaines fièvres (*dengue ou malaria*) qui y règnent surtout en octobre et en novembre.

Il ne faut jamais envoyer en Égypte des poitrinaires avancés à la dernière période, pas plus que des urémiques et des cardiaques.

Les malades étrangers trouvent tout près du Caire la station de Hélouan, avec climat sec et très sain, température beaucoup plus chaude qu'au Caire, établissement de bains parfait, source sulfureuse, hôtels et pensions aussi confortables que dans les meilleures villes d'eaux d'Europe. En général, on trouve dans toutes les stations sanitaires d'Egypte le même confort et la même élégance.

Une autre station avec climat et situation délicieuse est le Mena House aux pieds des Pyramides.

Les stations de la Haute Egypte, Louxor et Assouan, sont incomparables. Leur saison commence vers la mi-décembre. Dans le temps, ces dernières n'étaient accessibles qu'aux riches, mais aujourd'hui, à cause des communications rapides par chemin de fer, elles sont à la portée de tout la monde. On est en 16 heures du Caire à Louxor, et en 24 à la première cataracte, à Assouan, par des trains de luxe qui ne cèdent en rien à celui de Paris-Nice.

La station sanitaire l'Héliopolis, la ville du soleil, près du Caire (7 à 8 kil.) promet de devenir merveilleuse. On a créé cette station sur la route du Caire à Suez, en plein désert, sur un plateau élevé, une véritable oasis d'où l'on jouit d'une vue splendide sur la ville du Caire, la citadelle, les pyramides, etc. L'air y est sec et le plus pur qu'on puisse imaginer. En y venant de la ville du Caire on est frappé de cet air délicieux et vivifiant du désert qu'on respire à pleins poumons. Les communications sont très faciles et rapides ; Héliopolis est déjà devenu la promenade favorite des Cairotes et le premier sanatorium d'Egypte.

(Dr COMANOS PACHA)

Entre l'Égypte et la mer Rouge, le désert se continue tout le long du littoral par une bande de terre sèche et infertile, où l'on trouve les ouadi desséchés, les salines et les acacias des steppes égyptiennes, qu'elle dépasse encore par la chaleur; l'Erythrée italienne est une des régions les plus brûlantes du globe, de là son excessive mortalité.

SOMALIE

Djibouti. — La colonie française de Djibouti qui lui fait suite a des vents marins de l'océan Indien qui en atténuent la sécheresse, et la Somalie anglaise qui s'avance plus encore dans l'océan souffre moins de la chaleur.

Djibouti, sur la baie de Tadjourah, est entourée à l'ouest par les montagnes Danakils et abritée au Nord par le groupe des îles Mushah ; son climat est d'une extrème sécheresse, toutefois les vents marins en atténuent la rudesse. La saison chaude s'étend du 15 mai au 15 septembre avec la Mousson du S.-O. ; pendant ces cinq mois la température varie entre 32 et 42°. En mai et en septembre, la température est à peu près constante ; on relève 33° à midi et 32° à minuit ; ce sont les mois les plus pénibles à supporter à cause des calmes qui accompagnent toujours les changements de mousson. A une légère brise du N.-E. qui souffle à 10 h. du matin et à 6 h. du soir, succède un calme profond qui dure toute la nuit, ce sont les mois les plus fatigants pour l'organisme et les plus dangereux pour l'Européen ; c'est l'époque des *coups de chaleur asphyxiques.*

Quand la mousson du S. O. est bien établie du 15 juin au 1er septembre, on supporte mieux cette chaleur et c'est sans conteste la période de l'année où nous avons le moins de malades.

La saison sèche de septembre à mai est très agréable, la température moyenne est de 25° Les nuits ne sont jamais froides ; le thermomètre descend rarement en dessous de 20° (D'après le Dr BOUFFARD).

La pression atmosphérique varie de 755 à 766. Pluies rares, moyenne des jours de pluie 15 à 18 ; il tombe environ 17 cent. cubes d'eau par an. Orages très rares. Quelques secousses sismiques chaque année et un cyclone tous les 10 ou 15 ans.

Les maisons de style arabe sont basses et mal aérées, les Européens s'en accommodent mal, ils construisent sur le plateau des habitations plus confortables.

Les indigènes vivent dans une plaine basse, souvent envahie par les fortes marées, inondée par les pluies et dans les conditions hygiéniques les plus mauvaises ; la grande sécheresse heureusement a tôt fait de s'opposer au développement des agents infectieux.

Il y a actuellement environ 1300 blancs 4 à 5000 indigènes de toutes races. Obock, maintenant délaissé, a un climat encore plus chaud : le thermomètre y atteint souvent 45 et même 55°.

« Nous sommes en l'un des points les plus chauds du monde. Il est 8 h. du matin, on éprouve déjà aux joues, aux tempes, une sensation cuisante comme si l'on était trop près d'un grand feu, et il y a sur la mer, sur les sables rapprochés qui éblouissent, une terrible réverbération de soleil. Mais c'est une chaleur sèche, presque saine, si on la compare à ces humidités de chaudière que nous avons laissées derrière nous en Cochinchine et en Annam ; les vents qui soufflent ici, d'où qu'ils viennent, ont passé sur les grands déserts sans eau de l'Afrique ou de l'Arabie ; on sent que cet air est pur et, si l'on peut dire, vivifiant (P. Loti).

Les *insolations*, l'*embarras gastrique a calore* étaient toute la pathologie d'Obock au début de l'occupation ; actuellement, notre colonie de la Somalie a un état sanitaire médiocre ; cela tient, dit M. Wurtz, aux conditions suivantes : « Actuellement, l'eau est amenée à Djibouti par des conduites, elle est distribuée en ville par des bornes-fontaines et des robinets. Cela a déterminé des points de stagnation d'autant plus nombreux que l'hygiène urbaine est, dans cette colonie, relativement négligée. Les moustiques étaient, il a huit ans, encore absolument inconnus à Djibouti, même à Ambouli près des puits ; maintenant ils s'y trouvent en abondance, ils se sont infectés et des fièvres ont été contractées aussi bien à Ambouli qu'à Djibouti... »

Le *paludisme* s'étend bien avant dans le désert, il est certains points d'eau où les caravanes ont vu leur personnel atteint même en une seule nuit de 80 pour 100.

Les *fièvres typho malariennes* paraissent avoir sévi sur les troupes anglaises qui vinrent prendre possession de Berbera.

La *fièvre ondulante* a été rencontrée sur les bords de la Mer Rouge. La *dysenterie*, rare et bénigne à Djibouti, sévit avec intensité dans les oasis ; mais la *Bilharziose* se rencontre sur tout le littoral de la Mer Rouge et en nombreux points de l'Afrique orientale. L'*ankylostomose* est fréquente en Erythrée. Le *choléra* fit plusieurs apparitions ; mais depuis l'épidémie de 1892 on ne l'a plus signalé.

La *variole* est commune à toute la côte Somalienne ; mais les indigènes se protègent eux-mêmes par l'isolement de leurs malades. La vaccination est difficile chez les femmes ; cependant elles l'accepteraient si ce service était fait par des femmes-médecins.

La *rougeole* tue chaque année de nombreux enfants dans

la population indigène. En 1903, une épidémie à forme hémorragique fit de grands ravages.

La *dengue* se déclare fréquemment à Obock ; Djibouti en serait encore indemne.

La tuberculose est excessivement rare, de même que la lèpre.

Le *pied de Madura* s'observe sur tout le littoral de la mer Rouge ; il semble être dû à un mycelium, (mycelium Bouffardi) qui pénétrerait dans les tissus, par la piqûre des épines du mimosa.

L'*ulcère phagédénique* est très fréquent dans cette même région ; il paraît s'arrêter vers 1.800 mètres d'altitude ; le *tétanos* y fait un grand nombre de victimes.

Les *affections vénériennes* sont d'observation courante, c'est surtout la blennorragie qui domine, elle est inguérissable chez la femme « infibulée ». La *syphilis* qui ravage l'Abyssinie serait assez rare à Djibouti : mais la chancrelle s'observe assez souvent : toutefois, elle n'a pas l'allure phagédénique signalée en Abyssinie.

La *blennorrhée* des Européens s'arrête facilement pendant la saison sèche. Quelques écoulements se tarissent, dit-on, sans traitement pendant la traversée de la mer Rouge, et par l'habitat en Erythrée et en Somalie.

Il est presque impossible pour les Européens d'éviter la *furonculose* : les indigènes même en souffrent tous les étés, ainsi que du *lichen tropicus*. Ils traitent ces affections par des lotions au henné.

La *gale* et les *affections parasitaires* du cuir chevelu sont combattues par des applications d'une pommade faite de chaux et de graisse.

La *Filaire de médine* se rencontre tout le long de la mer Rouge. Les femmes indigènes souffrent pour la plupart de *métrites* et surtout de *dysménorrhée*. Les Européennes ont des difficultés à s'acclimater, elles sont sujettes à des accidents congestifs utérins qui disparaissent après 3 ou 4 mois de séjour.

Dans les deux sexes, on observe des cas d'*œdème fugace* des deux pieds, et les *cardiaques* et *néphrétiques* ne peuvent y passer l'été.

Parmi les coutumes indigènes, la circoncision est généralement pratiquée et les complications sont l'exception.

Chez la femme, une coutume barbare faite en vue de conserver la virginité des jeunes filles et la fidélité des épouses. Lors de l'absence du père ou du mari, consiste à amputer le clitoris et les grandes lèvres, puis à les recoudre de façon à ne laisser qu'un orifice étroit pour l'urine et les menstrues. Le mari seul a le droit de découdre sa femme. Cependant celle-ci n'est jamais complètement décousue : on le fait seulement lors de l'accouchement, sectionnant alors la cicatrice jusqu'au mont de Vénus, et, l'accouchement terminé, on refait deux points de suture.

Ces pratiques contribuent pour beaucoup à créer des *dystocies*, l'accouchement traîne en longueur, la dilatation est longue, les ruptures du périné sont fréquentes et la mortalité infantile est très grande.

L'ABYSSINIE

Malgré la proximité de l'équateur, l'Abyssinie a une température moins chaude que la Nubie et l'Égypte, grâce à l'altitude du sol, à l'abondance des pluies, au grand nombre des rivières. La saison des pluies dure d'avril à septembre. « Pendant toute la saison des pluies estivales, il pleut régulièrement chaque jour à des heures fixes. Le matin, le ciel est toujours pur et le soleil est splendide ; mais vers midi, les nuages s'amoncellent, bientôt le tonnerre gronde, et enfin, vers 2 heures, l'orage éclate avec une violence inouïe, souvent même il tombe de la grêle ; puis, entre 5 et 6 heures, tout disparaît comme par un enchantement, et le temps redevient beau » (Bainier). Les Abyssins distinguent 3 régions naturelles d'après l'altitude, la température, la nature du sol, les productions végétales et les animaux :

1° La Quolla, Koualla ou Koulla, sont les plateaux inférieurs à 1800 mètres, les vallées ou gorges, ou fissures creusées par les torrents entre les parois des rochers ; c'est la région des terres chaudes ou brûlantes, où l'air circule mal, vraies fournaises où la réverbération des rochers fait monter la température à 70°

2° La Dega ou zone froide, au-dessus de 2400 mètres (moyenne 0 à 18°). La neige n'y est pas rare et sur le passage des cols élevés, les voyageurs succombent même au froid. Il y pleut des jours entiers.

3° La Voïna-dega, terres moyennes de 1.600 à 2.500 m., sont

celles de la région tempérée où sont assises les villes, les populations, les cultures. Voïna-dega veut dire plateau de la vigne ; c'est dire qu'on y rencontre une chaleur constante, à peine plus élevée que celle de la Méditerranée.

Ainsi Gondar (1.900 m.) a une moyenne annuelle de 19°, sans que le mois le plus froid ait moins de 16°. C'est une chaleur annuelle légèrement supérieure à celle du Sud de l'Espagne, de l'Italie et de la Grèce ; mais comme nous sommes dans un pays où les pluies tombent en été et modèrent la température, on n'observe pas les chaleurs qui rendent les mois d'été si insupportables dans le midi de l'Europe. La moyenne du mois le plus chaud, avril, ne dépasse guère 23° à Gondar : ainsi cette partie de l'Abyssinie est à la fois plus chaude que le Sud de l'Europe et pourtant plus tempérée.

Les pluies ressemblent encore à celles du Soudan ; elles tombent en été et durent plus longtemps dans le Sud que dans le Nord ; à Gondar, il pleut du 20 juin environ jusqu'à la fin de septembre, tandis qu'au nord d'Adoua les seuls mois pluvieux sont juillet et août : il tombe en moyenne 1 mètre d'eau par an, sauf au Nord, où la quantité varie beaucoup de 20 à 80 centimètres.

Aussi le Tigré est-il plutôt une steppe, avec des variations de température qui rappellent celles de la Nubie.

PATHOLOGIE

Le littoral de la mer Rouge est malsain, le *paludisme* y règne à l'état endemique, on l'observe jusque dans les montagnes à 1200 m. d'altitude (?) cependant dans l'intérieur, il est presque inconnu ; dans ces régions les fièvres dont souffre la grandre majorité de la population semblent être des fièvres récurrentes.

De grandes épidémies de *variole* sévissent fréquemment dans toute la contrée, la vaccination commence à être prati_ quée, dit-on, assez sérieusement à Addis-Abbeba.

La *lèpre* se localise surtout dans les hauts plateaux ; c'est dans le Choa qu'elle est la plus répandue ; aux abords des villes on trouve quantité de mendiants lépreux tout couverts d'ulcères sur lesquels butinent des essaims de mouches. Elle exerce aussi de grands ravages dans les montagnes du Samer et sur les bords du lac Tsama.

La *syphilis* commune dans l'armée abyssine (R. Wurtz) y a les mêmes caractères qu'en Algérie ; Le Blanc dit : « Chaque individu a eu, a, ou aura la vérole.

Les *lésions scrofuleuses* sont d'une fréquence extrême, et la plupart des enfants souffrent d'*ophtalmies* diverses ; les vents chargés de sable, la réverbération du soleil, le manque d'hygiène favorisent les infections oculaires, et la *blennorragie* fait de nombreux aveugles.

L'usage coutumier de la viande crue occasionne beaucoup de *tœnias* ; il ne répugne pas à l'Abyssin de consommer jusqu'à des bêtes mortes de maladies. L'*ankylostomose* y est signalée.

Le *goître* existe dans les hautes vallées et le *cancer*, signalé à Addis-Abbeba. ne semble pas être très fréquent.

Dans le Choa, la *fièvre typhoïde* se déclare lors de la

saison des pluies, ainsi que la *dysenterie* et les *diarrhées* ; toutefois la dothiénenthérie n'est jamais très grave.

Cette saison est aussi celle des poux, puces et punaises et moustiques qui envahissent toutes les demeures. L'abyssin cohabite habituellement avec ses troupeaux, et l'étable n'est séparée de la chambre à coucher que par quelques branchages.

Dans presque toutes les régions, la saison pluvieuse est celle des grandes épidémies de *variole*, de *paludisme* et de *fièvre récurrente*.

La *filaire de Médine* fait partie de la pathologie abyssine.

Le D^r LE BLANC n'a pas observé un cas de phtisie dans tout son séjour ; cependant d'autres explorateurs en ont rencontré quelques cas.

Les *pneumonies* y seraient rares, les *bronchites* et les *pleurésies* ne s'observeraient que sur le littoral de la mer Rouge.

De temps à autre, sévissent des épidémies assez graves de fièvres éruptives, en particulier la *rougeole* et la *scarlatine*.

Le *choléra* s'est souvent déclaré en Abyssinie et en 1865 il occasionna une énorme mortalité.

L'*ulcère phagédénique* est rare, mais les *dermatoses*, les *furonculoses* et la *gâle* sont très répandues.

AFRIQUE SEPTENTRIONALE, AFRIQUE AUSTRALE

IV. — Zone des régions tempérées des pluies subtropicales d'hiver, méditerranéennes au nord, Afrique australe au sud.

L'*Afrique septentrionale, Maroc, Algérie, Tunisie,* ne forme qu'une seule contrée par le relief, c'est l'Atlas qui en forme l'unité.

Le climat et la pathologie sont à peu près semblables ; toutefois le Maroc est plus frais que l'Algérie, et la Tunisie se trouve plus exposée aux vents du Sahara.

De la Méditerranée au Sahara on distingue 3 zones climatologiques :

1° Sur le littoral, le Tell, ou climat humide et doux (temp. moy. d'Oran + 17°, d'Alger + 20°, de Tanger + 18° et Mogador + 20°, de Tunis + 18°3).

2° La région des hauts plateaux, au climat méditerranéen, mais aggravé par l'altitude (aux chaleurs brûlantes de l'été succèdent les froids de l'hiver qui peuvent descendre à — 10°).

3° Enfin, la zone saharienne avec ses vallées, ses ouadi, au climat sec et excessif à l'extrême (moy. à Laghouat + 23°) mais il n'est pas rare d'y voir le thermomètre atteindre 50° pendant le jour et descendre la nuit à zéro.

L'ALGÉRIE

Climat : « L'Algérie est située dans la partie centrale de la zone tempérée arctique : son climat est chaud, mais considérablement modifié par la constitution physique du pays : la température élevée dans les plaines basses du midi, est modérée sur les plateaux du centre et dans les montagnes du Nord. La neige est fréquente et le froid intense l'hiver sur les plateaux. Deux saisons : celle des pluies, de novembre à avril, amenées par les vents d'ouest et du nord-ouest, irrégulières et variables, déchaînées souvent en averses violentes ; celle de la sécheresse, d'avril à novembre, pendant laquelle la pluie est rare, le vent souffle du nord-ouest ou du sud-est ; ce dernier est le vent du désert, le simoun (empoisonneur). Temp. moy. d'Alger + 20°63 ; temp. extrême + 35 à 40° l'été et — 2 à — 3° en hiver. Par le siroco ou simoun, le thermomètre monte à 45°, on l'a vu à 57°, à 66 et jusqu'à 72° dans les gorges de la Chiffa. A Biskra, la chaleur est souvent de 45, 48 et même 52°, à Touggoutt de 51° ; en hiver le thermomètre descend dans ces deux oasis, à zéro et même à — 5°. »

« Tout le long du littoral la température oscille en été de 20° à 30°, et en hiver de 8 à 15°. La température de la nuit est à peu près la même que celle du jour en toutes saisons. » (Ed. Et. Sergent).

La pathologie algérienne est très chargée, et c'est une des mieux étudiées par nos médecins coloniaux. Elle peut se résumer en 9 affections principales : *malaria, maladies typhoïdes, variole, pneumonie, lèpre, syphilis grave, phagédénisme et affections cutanées et parasitaires, ophtalmies et tendances aux kéloïdes.*

La *malaria* est commune aux embouchures des nombreux cours d'eau du littoral, dans quelques vallées de la province d'Alger et surtout de Constantine, les hauts plateaux n'en sont pas indemnes ; c'est surtout dans les oasis qu'elle revêt le plus de gravité.

L'Algérie a été pour les médecins de l'armée, la grande

école où ils ont appris à bien connaître *la fièvre paludéenne* ; la plaine de la Seybouse, près de Bône et la plaine de la Mitidja dans la province d'Alger sont particulièrement célébres. D'une manière générale, on comptait lors de la campagne d'occupation. 428 paludéens sur 1.000 malades de l'armée ; actuellement, grâce aux travaux d'assainissement et à la distribution de quinine préventive, l'endémie est en très grande décroissance. Le *paludisme* est beaucoup plus rare au Maroc.

La *bilieuse hémoglobinurique*, si répandue dans la zone intertropicale. que l'on rattache au paludisme, *est totalement inconnue en Algérie*.

La *fièvre typhoïde* qui est d'une fréquence extrême dans la population Arabe, n'occasionne qu'une faible mortalité, ceux-ci étant immunisés dès leur jeunesse. On la rencontre surtout dans les provinces d'Alger, particulièrement dans la population campagnarde ; on y constate également des formes mixtes de *typho-malaria*. Elle sévit en été jusqu'en automne. En Kabylie, où l'eau est captée avec soin, la fièvre typhoïde est rare.

Le *typhus exanthématique*, signalé comme très fréquent dans les montagnes de Kabylie, n'est rien moins que démontré ; toutefois, après la grande famine de cette année, les médecins d'Alger et de Bône auraient eu de nombreux cas à soigner dans leurs hôpitaux.

Le *typhus récurrent* se montre plus souvent ; Laforgue, après Arnould, a pu dernièrement réunir une vingtaine d'observations nouvelles de fièvre *récurrente*.

La *dysenterie* prédomine plus dans le Sud que dans la région septentrionale ; elle se complique souvent *d'abcès du foie*. Il convient de rappeler que c'est à Alger que MM. Chantemesse et Vidal ont découvert le bacille dysentérique (Il existe donc, ici comme en Indochine, deux sortes de dysenterie : la dysenterie bacillaire et la dysenterie amibienne).

Les affections du tube digestif sont fréquentes : la plus grave est la gastro-entérite des jeunes enfants qui y fait encore peut-être plus de victimes qu'en France.

Les Arabes pauvres et les Kabyles consomment surtout dans

les temps de disette le djelben (*lathyrus sativus*) on sait les accidents qu'il occasionne (*Lathirisme*).

La *variole* entre pour une grande part dans la table de la mortalité ; la contagion est extrêment facile à cause de la promiscuité dans laquelle vivent les indigènes et à cause des nombreux insectes (mouches, moustiques, etc.) qui peuvent véhiculer le virus de l'homme malade à l'homme sain ; de plus, l'Arabe, comme le noir, paraît plus sensible à la variole. Il en est même qui font plusieurs récidives ; la pratique de la variolisation est souvent l'occasion d'épidémies à répétition.

Il est peu de ports algériens qui ne paient chaque année un assez lourd tribut à la *fièvre de Malte*.

L'Arabe est prédisposé aux *pneumonies* et la *tuberculose pulmonaire* fait beaucoup de victimes; toutefois parmi les colons ou soldats européens la proportion est moindre qu'en France. La province d'Oran serait la plus chargée. Le refroidissement du soir est fatal aux tuberculeux ; ce climat ne convient donc pas comme on l'a prétendu, aux phtisiques. On a observé, en 1901, à Alger, une épidémie de *méningite cérébro-spinale*. La *lèpre*, que l'on rencontre à travers toute la contrée, atteint plus particulièrement les peuplades kabyles ou berbères de l'intérieur ; cependant, il semble que l'endémie soit en voie de diminution ; il n'en est pas de même dans la population israélite. La lèpre semble être fréquemment importée par les Espagnols dans nos régions du littoral. (C'est surtout aux environs de Tlemcen, d'El-Aricha, de Cherchell. de Palestro, de Tizi-Ouzou, de Bouïra, de Msila. de Bougie, de Mila, de Constantine et des Zibans, qu'on trouve des petits foyers d'endémicité (Sergent).

La *syphilis*, très répandue chez les indigènes, a un caractère de malignité inconnu en Europe ; les blancs qui contractent la vérole ne semblent pas présenter ces accidents plus graves, on voit donc qu'il y aurait plutôt question de terrain que de virus.

La fréquence des traumatismes et surtout la malpropreté des Arabes compliquent les manifestations cutanées et muqueuses. Le *phagédénisme* tient pour une grande part aux affections associées ; toutefois il faut reconnaître que le virus aurait des tendances à créer un tertiarisme plus précoce et plus grave.

Il est de notion courante que la syphilis nerveuse n'existe pas chez l'Arabe. ceci est vrai pour les populations musulmanes en général très sobres ; mais les Arabes d'Algérie sont maintenant atteints autant que l'Européens de *tabes* et de *paralysie générale*. l'alcoolisme faisant chaque jour des progrès plus grands.

La *blennorragie* et les *chancres mous* sont d'une extrême fréquence et pour les mêmes raisons de malpropreté. ces lésions se compliquent souvent de *phagédénisme*.

Les *ophtalmies purulentes* et *granuleuses*, les *conjonctivites* entrent pour une très grande part dans la pathologie arabe ; le nombre des aveugles est effrayant. la *variole*, la *lèpre* venant s'ajouter à l'étiologie générale des *affections oculaires*.

Le nombre des malades porteurs d'*éléphantiasis* est encore assez grand, mais il y aurait plutôt tendance à la régression « La filariose est inconnue chez les aborigènes de Berberie ».

Le *clou de Biskra*. qu'on rencontre également au Maroc, se rencontre surtout au sud de la province de Constantine, à Biskra, Zaatcha, Tuggurth, au sud de la province d'Alger, à Laghouat et dans nombreuses oasis du Sahara.

Les *affections parasitaires* atteignent plus de la moitié de la population indigène non seulement les ectoparasites (gale. puces, punaises champignons divers etc.). mais encore les vers intestinaux (*tenias ankylostomes, bilharzia. etc.*). Beaucoup de Berbères sont porteurs de kystes hydatiques et de Douves hépatiques.

La *diphterie* semble y faire le double de victimes qu'en France. mais elle serait rare au Maroc. Le rhumatisme articulaire aigu touche surtout les populations du littoral.

La *rougeole* quand elle se déclare. y cause des épidémies souvent meurtrières ; par contre. la *scarlatine* n'est pas souvent observée (cependant des épidémies plus fréquentes actuellement sont signalées.

Le *choléra* fut introduit en Algérie par les troupes en 1834-35, en 1837. en 1859-60 et en 1865 : puis par un navire venant de

Malte en 1850, 1854 ; les autres fois, par les pèlerins venant de la Mecque. La dernière date de 1883, Constantine.

La *peste* se montre un peu plus fréquemment que dans nos ports français de la Méditerrannée ; la dernière épidémie remonte à novembre 1907 (1).

La *rage* est surtout observée en Berbérie.

Le département de Constantine compte 1.500.000 habitants ; M. MARLY, médecin de l'hôpital civil, a vu passer dans le service spécial des aliénés, une moyenne annuelle de 60 malades et en 10 ans, la colonie entière n'aurait envoyé que 139 aliénés dans les asiles métropolitains.

Les Arabes et surtout ceux de la classe riche, sont sujets au *rhumatisme chronique* et au *diabète*. Les *épithéliomas* sont assez rares et parmi les *cancers* ce sont les formes *sarcomateuses* qui sont le plus souvent rencontrées. Le *goitre* existe dans l'Atlas et la Grande Kabilie.

La médecine arabe, surtout au Maroc, est exercée par des tobib, sortes de charlatans qui débitent des plantes médicinales et des allumettes dans les souks ou marchés.

La fonds de la thérapeutique arabe se compose surtout de plantes médicinales. Ils utilisent les bulles de scille pulvérisés comme diurétique ; la valériane, l'assa fétida, dans les affections nerveuses et les avortements ; l'armoise dans la médecine des femmes et l'écorce de noyer comme astringent.

L'oignon est une panacée universelle qu'on administre intus et extra : le goudron est employé extérieurement contre les affections cutanées et en boissons dans les affections pulmonaires. La syphilis est traitée par la salsepareille et même par des fumigations de sulfure de mercure. Le massage, les frictions aux huiles odoriférantes et la révulsion sont d'usage courant. En Tunisie, le docteur NICOLLE vient de signaler le cas d'une enfant atteinte *d'anémie avec spléno mégalie*, chez laquelle on porta successivement le diagnostic de paludisme et Kala-Azar. A l'examen d'un frottis de sang

(1) Le docteur CONSEIL signale que la peste est endémique à Tunis ; de même le docteur BILLIET l'avait notée en Algérie. (L'épidémie de peste semblait disparue depuis février 1909, cependant M. CONSEIL a pu trouver 3 rats pesteux. L'épizootie constituerait encore un réel danger.)

de la rate recueilli durant la vie on trouva *des parasites de Leishman Donovan*. C'est une forme de Kala-Azar. probablement spéciale au bassin méditerranéen, qui prend le masque d'une anémie splénique infantile et ne se différencie de la première que par l'âge du malade.

Le *Clou de Gafsa* est analogue au clou de Biskra. on sait que cette affection est due aussi à une Leishmania.

L'Afrique septentrionale possède des serpents venimeux, surtout la vipère à corne et le naja.

AFRIQUE AUSTRALE

Le Mozambique. — Le Mozambique se rattache plutôt comme climatologie et comme pathologie à l'Afrique équatoriale; le climat est brûlant, humide et malsain dans les plaines basses et marécageuses du littoral, et ce n'est que dans la région montagneuse du centre qu'on y trouve des climats tempérés et moins insalubres. De plus. sur les hauteurs, de brusques changements de température exposent aux *dysenteries* et aux *affections* de l'appareil respiratoire. Les *fièvres paludéennes* sont particulièrement terribles sur tout le littoral ; la *dysenterie*, l'*hépatite*. la *fièvre typhoïde*. la *diphtérie* rendent le séjour des plus dangereux pour l'Européen. Les épidémies éclatent particulièrement entre février et mai d'une part et septembre à octobre d'autre part.

Le *choléra* et la *peste* sont souvent importés de l'Ouganda; les épidémies de *variole* se répètent souvent; la *dengue* semble y être à l'état endémique.

Les *bronchites*. les *pneumonies* et les *pleurésies* y sont souvent signalées; mais la *tuberculose* est considérée par tous les auteurs comme très rare sur la côte orientale.

La *lèpre*. l'*éléphantiasis*. le *dragonneau*, les *ophtalmies*, la *syphilis* sont des affections courantes.

L'*ulcère du Mozambique* ne constitue pas une affection particulière à cette contrée; ce n'est autre que l'ulcère phagédénique des pays chauds.

On signale encore l'*ankylostomiase*. la *filariose*, la *bilharziose*, le *dragonneau*. la *puce chique*....

Zambézie. — La région du Zambèze est comparable comme climatologie à celle du Soudan ; les pluies y atteignent une moyenne de 1 m. à 1ᵐ30; elles sont torrentielles de novembre à février, la chaleur est à ce moment accablante et la dépression barométrique est pénible à supporter ; les vents soufflent du Nord des humides régions de l'Afrique septentrionale et de l'Océan Indien ; par contre, de mars à octobre, souffle l'alizé du sud-est, et la sécheresse est alors extrême ; à Tété, à 150 m. d'altitude, on note 38° en été et 18° en hiver ; plus loin, sur les plateaux de l'ouest, la moyenne est de 25°, cependant dans les hautes montagnes on a noté jusque — 4°.

Les nombreuses rivières débordées qui viennent grossir le Zambéze constituent d'immenses marécages à végétation luxuriante ; mais, par contre, le climat, en maints endroits, est de ce fait très insalubre.

La *variole*, la *rougeole*, y font de grands ravages ; la *dengue*, l'*influenza*, la *diphtérie* même visitent souvent ces contrées.

Les explorateurs ne signalent pas la tuberculose. mais les *pleurésies* et les *pneumonies* y feraient de nombreuses victimes dans la population indigène.

Le *paludisme* règne tout le long du grand fleuve et aux abords des lacs ; la *dysenterie*, la *fièvre typhoïde*, une foule d'*affections fébriles* peu étudiées compliquent plus ou moins les accès de Malaria.

Le *rhumatisme* est commun, comme dans tout le centre africain, mais les *complications cardiaques* y seraient rares.

La *lèpre* est endémique tout le long du Zambèze et dans la région du Nyassa.

La Cafrerie et le Natal. — La Cafrerie et le Natal offrent, sur le littoral, un climat chaud et humide sans excès : mais, à peu de distance, dans l'intérieur, les étages des coteaux boisés se succèdent et offrent des régions salubres à la colonisation; l'air y est sec et frais et dans les terres le froid est assez vif.

A Piétermaritzbourg, à 700 mètres d'altitude. la température la la plus haute ne dépasse pas 37° à l'ombre ; elle se maintient plus souvent dans les environs de 32°, et la température la plus basse a été de — 6°.

Port Natal et Durban jouissent d'un climat des plus heureux, la moyenne de température est de 20°.

Le *paludisme* y est rare et ne se rencontre guère que sur le littoral : on note plutôt la *dysentrie* et les *diarrhées*, ainsi que la *fièvre typhoïde* et la *bilharziose*. La *variole*, la *diphtérie* et la *rougeole* s'y font de plus en plus rares : les *affections pulmonaires* sont assez fréquentes, mais la *tuberculose* a un caractère très bénin. Le Dᴿ KAROFF nous a assuré que les *lépreux* étaient nombreux dans toute cette région : nous n'avons pu vérifier ces renseignements.

TRANSVAAL. — Les États du Transvaal et de l'Orange, dans l'intérieur des terres, sont dans la partie du N. E. de la zone des pluies équatoriales, et la portion Ouest est relativement sèche. C'est cette sécheresse de l'air qui, comme au Cap, rend ces pays salubres par excellence.

Grâce à l'altitude du pays, on y jouit de tous les climats ; le plateau de l'Orange est particulièrement recommandé par les médecins de l'Afrique australe pour la grande égalité de la température (moyenne annuelle + 16° 5), les matinées et les nuits y sont un peu fraîches, mais les journées sont agréables et faciles à supporter, grâce à la siccité de l'air. Au Transvaal, il n'y a que le bassin du Limpopo qui soit réellement insalubre.

LE CAP. — Le Cap a un climat doux et salubre, extrêmement sec, sa température est peu variable ; la température moyenne de l'été est de 16° avec 37° comme maximum et — 4 comme minimum, les pluies tombent en été, sauf dans la partie occidentale où l'hiver est la saison pluvieuse. A l'intérieur on y trouve des déserts qui s'agrandissent d'années en années, forçant les habitants à émigrer avec leurs troupeaux : par contre, la neige se montre au sommet du Grand Karrou.

Sur la côte Ouest et à mesure qu'on monte vers le Nord, les pluies se font de plus en plus rares ; on a comparé ce climat à celui du Chili, on ne compte pas plus de 6 jours de pluie à Walfishbay, ce ne sont que des brouillards humides qui tombent doucement en petites gouttes pendant la nuit ou le matin, pourtant nulle part il n'existe de désert absolu, le Kalahari est une steppe qui n'est pas dénuée de végétation.

Ces régions conviennent particulièrement à la colonisation européenne ; nulle part, en Afrique, on ne trouve de contrées aussi propices à l'acclimatement ; la mortalité y est très faible et la proportion des naissances est trois fois plus forte que celle des décès.

Cependant on y observe des fièvres mal étudiées, mais le

paludisme y est inconnu ; la *fièvre typhoïde*, assez rare au Cap, croît à mesure qu'on s'avance dans les territoires du Natal et du Transvaal, où elle acquiert un certain degré de gravité.

En automne, les *diarrhées* sont assez fréquentes, elles sont souvent de nature parasitaire ; l'*ankylostomiase* y aurait été observée ainsi que la *bilharziose*.

Au Cap, la *variole* ne fait que de rares apparitions, ainsi que la *scarlatine*, la *rougeole* et la *diphtérie*.

Au Transvaal, la mortalité du fait de ces affections se note dans de plus grandes proportions ; les régions du lac N'gami, de la rivière Orange et du Limpopo *qui sont des centres paludéens*, ont une pathologie plus chargée, la *fièvre typhoïde* y est plus grave, la *dysenterie* plus commune, la *variole*. la *rougeole*, la *coqueluche* et la *diphtérie* plus fréquentes.

Le *rhumatisme* est commun au Cap et dans tous les Etats du Centre et de l'Est ; les européens en sont souvent affectés.

Les *affections de l'appareil pulmonaire*, rares au Cap, sont particulièrement graves au Natal et dans la région orientale du Transvaal ; mais en général la *tuberculose* est rare, elle n'atteint que les habitants de la côte et encore dans des proportions minimes.

Les noirs qui travaillent dans les mines sud-africaines meurent surtout de *pneumonie*.

La *lèpre* n'est pas très étendue ; la *syphilis* n'y présente aucun caractère spécial. on la rencontre moins souvent qu'en Angleterre ou qu'en France.

Les *opthalmies granuleuses* semblent particulièrement affecter les populations de la Cafrerie et du Natal.

La *fièvre ondulante* atteindrait assez fréquemment les colons, bien plus que les indigènes.

AFRIQUE INSULAIRE

V. Afrique Insulaire. — Parmi les îles africaines. Madagascar, la Réunion et Maurice, dans l'Océan Indien, ont un cilmat déterminé par l'alternance des moussons, la saison sèche dure d'avril à novembre et la saison des pluies de novembre à avril. Les montagnes en modifient le climat qui serait tropical, chaud et humide ; la côte est généralement plus insalubre que les plateaux intérieurs.

MADAGASCAR

Madagascar. — La capitale Tananarive, sur le plateau intérieur, à 1400 m. d'altitude, a un climat relativement sain, tempéré et agréable ; l'acclimatement y est facile, la température varie de 7 degrés en hiver à 30° en été.

Tamatave à l'Est et Majunga à l'Ouest, ont un climat moins heureux ; leur état sanitaire s'améliore de jour en jour, grâce à de grands travaux d'assainissement.

Cependant sous l'action du climat à la fois chaud et humide du littoral, l'Européen a des difficultés à s'acclimater ; *l'embarras gastrique* est fréquent, la *congestion du foie*, la *diarrhée* et les *vomissements bilieux* sont souvent observés. Il est même parfois difficile de différencier cet état hépatique de la bilieuse paludéenne ; seule, la recherche de l'hématozoaire permet de faire un diagnostic. A Tananarive même, l'Européen paie souvent son acclimatement au prix d'*entérites* parfois tenaces.

L'endémie palustre, la *bilieuse hémoglobinurique*, la *dysenterie* et quelques *abcès du foie*, la *fièvre typhoïde*, le *rhumatisme*, font encore un grand nombre de victimes.

La *typhoïde* et le *paludisme* s'associent le plus souvent et donnent naissance à une maladie mixte qu'on a appelée la *typho-malarienne ;* c'est elle qui a causé les plus grands ravages parmi les troupes blanches pendant la dernière expédition de 1895.

La *variole* (nendra) était endémique avant la conquête européenne : mais grâce aux progrès de la vaccination, elle est actuellement en décroissance. C'est dans la région de Majunga, dans les provinces septentrionales et sur le plateau central qu'elle est la plus tenace : elle a toujours été rare à l'ouest.

Une épidémie d'*oreillons* a sévi dernièrement à Tamatave ; elle s'est localisée à la population indigène et n'a fait aucune victime parmi les Européens.

La *rougeole* se manifeste de temps en temps en fortes épidémies qui emportent un grand nombre d'enfants et d'adultes ; on la confond souvent avec la *rubéole* qui est très répandue sur les hauts plateaux. La *diphtérie* y est généralement grave, d'importation récente elle menace les agglomérations des hauts plateaux. Les enfants paient un lourd tribut aux complications pulmonaires de ces deux dernières affections et pendant la saison froide les *broncho pneumonies* font beaucoup de victimes. La *coqueluche* et l'*influenza* entrent aussi pour une grande part dans la table de la mortalité.

La *pneumonie* qui frappe une grande quantité d'indigènes revêt toujours une forme insidieuse, à réaction fébrile peu intense : elle ne s'étend pas comme chez le noir africain à toutes les séreuses, mais se complique assez souvent de méningite. C'est à l'époque des changements de mousson qu'elle est particulièrement observée et c'est la race Hova qui y est la plus sensible, l'alcoolisme étant dans cette population très répandu : à cela il faut joindre, comme pour toutes les races, le peu de résistance du fait du paludisme et de la syphilis. La tuberculose fait moins de décès qu'en France : cependant la maladie une fois déclarée, évolue plus rapidement à la côte que sur les hauts plateaux : d'une façon générale elle est torpide et lente.

Madagascar a de tout temps été un foyer de *lèpre* : les régions du massif central et du versant oriental en sont particulièrement affectées.

Le *tétanos* fait beaucoup de victimes, surtout à la côte et dans les forêts, et les *maladies nerveuses* sont assez fréquentes partout. Les manifestations de l'*hystérie* ont souvent attiré l'attention des explorateurs de la grande île.

On a décrit, sous le nom de *menabe* ou *velonandrano*, des crises hystériformes qui se produisent à la suite de danses échevelées ; la contagion était des plus faciles, et des villages entiers en étaient parfois atteints. Le paludisme contribue pour une grande part à faire éclore les délires hystériques.

La *syphilis*, la *blennorrhagie* et les *chancres mous* sont excessivement répandus, mais sans caractère de gravité spéciale. Beaucoup d'enfants sont atteints d'*ophtalmie purulente :*

à Majunga et à Tamatave. les médecins ont à soigner un grand nombre d'adultes atteints d'*ophtalmie granuleuse*.

La *gale*, la *phtiriase* favorisent toutes les infections secondaires de la peau.

La *puce chique*, introduite depuis peu (1900) à Madagascar par les tirailleurs Sénégalais, s'est propagée rapidement dans toute la colonie; elle est commune non seulement dans les sables du littoral, mais jusque dans les forêts de l'intérieur.

L'*éléphantiasis* des Arabes affecte plus particulièrement les indigènes de l'ouest: cependant, la *filariose* y est à peine signalée; des *hématuries*, la *bilharziose* et l'*ankylostomiase* frappent également beaucoup d'individus.

Le *béribéri* se manifeste assez souvent dans les prisons, il éclate aussi en épidémies parmi les populations du plateau central et les malades cessent d'eux-mêmes de consommer du riz, ils se retirent dans les vallées pour se mettre au régime végétarien.

Enfin il faut citer une maladie appelée *changou*, verrue plus ou moins large, recouverte de croûtes jaunâtres, sécrétant un liquide ichoreux. ressemblant au frambœsia et tour à tour considérée comme une affection spécifique ou une manifestation de la syphillis, qu'on rencontre plus particulièrement chez les indigènes de la côte.

Signalons pour terminer quelques cas de *pied de madura*, *d'actinomycose, d'hodi-potsy* (tàches pigmentaires de la peau qui doit être du *pytiriasis*), *d'ainhum, d'ulcères malgaches* (analogues aux ulcères annamites), *d'erysipèle et lymphangite des jambes...*

La mortalité causée par la *rage* est partout très grande, la majorité de la population étant dans l'impossibilité de recourir aux soins des médecins de l'Institut Pasteur de Tananarive: en 1906. cet établissement a eu à traiter 142 personnes dont 32 Européens et 110 indigènes. la plupart de la région de Tananarive et de l'Imérina centrale.

Depuis 1898. il y eut cinq épidémies de *Peste* dont trois à Tamatave et deux à Majunga. la dernière en 1907 éclata à Majunga et dans les environs: elle semble avoir été importée de Zanzibar; mais grâce à des mesures énergiques, l'épidémie fut rapidement circonscrite et le chiffre de la mortalité fut peu élevé.

Le *charbon*, connu de tout temps dans la grande île, est actuellement en décroissance depuis une campane énergique faite par les vétérinaires qui font des vaccinations répétées aux animaux.

Une des satellistes de Madagascar. *Ste-Marie* a le même climat que celui de la côte orientale de la grande île 21° à 37° centigrades en janvier et février. 2 saisons, l'une pluvieuse de novembre à avril et une sèche, d'Avril à novembre ; la chaleur et l'humidité sont favorables à toutes les cultures coloniales, mais pernicieuses à l'Européen.

Nossi-Bé petite île voisine située au Nord-ouest de Madagascar avec les îlots de *Nossi-Counoba*. *Nossi-Mitsiou* et *Nossi-Fali* ont le climat de la grande île ; des marais de palétuviers y rendent le séjour assez insalubre.

Les *Comores* sont, en général, malsaines ; la *Grande-Comore* au nord est la seule qui jouisse d'un climat relativement salubre et ceci s'explique par l'absence de cours d'eau et de marais. Il n'en est pas de même pour *Moheli*. au S.-O.. *Aniouan* à l'est et *Mayotte* au S.-E.. où les marécages sont nombreux et où le *paludisme* sévit avec intensité.

A la *Grande Comore* on signale la *dysenterie*. la *malaria*. la *phtisie*, la *lèpre*. le *pian*. l'*ulcère phagédénique*, la *syphilis*.

La *tuberculose* y est très fréquente. la promiscuité et la saleté inhérente à ces indigènes paresseux sont les facteurs puissants de contamination. Le *mal de Pott* et les *arthrites* y sont souvent constatés.

A *Mayotte*, on note toujours quelques cas isolés de *variole* malgré le service de vaccination bien fait dans cette colonie : du *paludisme* grave, de la *bilieuse hématurique* qui atteint plus spécialement l'Européen ; la *tuberculose* n'y a pas une grande extension, mais la *lèpre* était connue bien avant notre occupation.

Les Mascareignes. — La Réunion et Maurice ont un climat en général salubre et agréable ; l'année comprend une saison des pluies de novembre à avril avec 35° comme maximum, (c'est l'époque des orages et des cyclones): et une saison fraîche de mai à octobre (17 à 26°).

Le *paludisme* existe depuis 1867 ; actuellement les fièvres sont toujours graves.

LA RÉUNION. — La *fièvre typhoïde* y est endémique ; souvent elle passe inaperçue, car elle revêt habituellement la forme de *typho-malaria* et elle est traitée souvent pour du paludisme.

La *bilieuse hémoglobinurique* est moins fréquente qu'à Madagascar ; des épidémies de *dengue* et de *grippe* se montrent aux grands changements de température. La *variole* semble ne pas exister.

On a signalé une sorte de *roséole* attaquant indistinctement toutes les classes de la population : il est probable qu'on a affaire en ce cas à une *rougeole* atténuée. La *diphtérie* n'y est pas inconnue. La *peste* est assez fréquemment signalée au port de la Pointe des Gallets et Thirioux rattache à la peste une *lymphangite infectieuse avec bubons d'emblée* dont souffrent depuis longtemps un grand nombre d'indigènes.

Le *tétanos* (mal machoires) enlève chaque année un grand nombre de nouveau-nés.

Comme à Madagascar, on y a constaté de nombreux cas d'*ulcères phagédéniques*. La *lèpre* existe un peu partout dans l'île, mais les districts les plus atteints sont surtout ceux situés au bord de la rivière qui avoisine la ville de St-Denis.

Il y a une léproserie, mais la majorité des malades vivent dans leur famille et en contact journalier avec la population.

L'*éléphantiasis* est très fréquent, il est désigné communément dans le pays sous le nom d'*érysipèle chronique*. L'hématochylurie est aussi commune qu'à Maurice, mais la *bilharziose* y serait moins fréquente.

On y signale quelques cas d'*aïnhum* et les *puces chiques* introduites depuis peu se sont répandues rapidement à toute l'île.

La *tuberculose* a généralement une forme rapide.

L'*hystérie* et l'*épilepsie* se rencontrent dans de notables proportions : l'*alcoolisme*, la *syphilis*, le *paludisme* et les excès génésiques entrent pour une grande part dans l'étiologie de ces troubles nerveux.

Les *maladies vénériennes* atteignent la majorité de la population.

MAURICE. — Le *paludisme* s'étend sur toute la côte et n'existe pas du tout sur les hauts plateaux du centre de l'île ; la *fièvre typhoïde*, la *dysenterie* et les *abcès du foie*, les *diarrhées* sont fréquentes ; des épidémies de *fièvre intermittente* de *dengue*, de *diphtérie*, de *variole*, de *rougeole*, éclatent de temps en temps dans l'île Maurice.

Les *bronchites*, les *pneumonies*, la *tuberculose* ne sont pas très intenses.

La *lèpre*, la *syphilis*, l'*éléphantiasis*, l'*hématurie*, et la *bilharzia*. complètent sa pathologie.

AMIRANTES et SEYCHELLES. — Les Amirantes et Seychelles sont des îlots granitiques entourés de bancs de sable et de coraux ; leur climat est doux et agréable.

Le *paludisme*, la *dysenterie*, la *phtisie*, la *lèpre*, sont les plus fréquentes. La *Filariose* vient d'y être constatée.

ZANZIBAR. — Cette île a un climat malsain. la chaleur y est toujours accablante ; le sol humide et marécageux engendre les *fièvres paludéennes*. les *dysenteries* et les *abcès du foie*.

De fréquentes épidémies de *choléra*, de *variole*, de *fièvre typhoïde*, de *dengue*, de *fièvre ondulante* et de *rougeole* y sont fréquemment signalées. Les *insolations* sont souvent foudroyantes pour les Européens non acclimatés.

La *tuberculose*, la *syphilis*, l'*éléphantiasis*, les *ulcères* et la *lèpre* forment le fonds de sa pathologie.

L'ASIE

L'Asie dont la superficie est près de 45 millions de kmc. est dans sa plus grande portion, située dans la zone tempérée boréale ; ses limites septentrionales débordent le cercle polaire arctique et ses péninsules méridionales (Indochine, Inde et Arabie) appartiennent à la zone tropicale, tandis que ses îles orientales (Kouri, Japon, Formose) se trouvent dans la zone attiédissante des courants humides du Pacifique.

L'énorme massif montagneux de l'Asie centrale avec ses ramifications au Sud, à l'Est et à l'Ouest, oppose une barrière infranchissable aux vents du Sud et du Sud-Est et prive la plus grande partie des terres septentrionales et centrales des moussons indiennes qui se condensent sur les 1res crêtes des Monts Himalaya, laissant s'écouler d'abondantes pluies sur les Indes et sur la Chine méridionale. Au Nord, le faible relief de la plaine de Sibérie, ouverte aux vents glacés du pôle et défendue contre ceux du Sud par le bloc thibétain a un hiver perpétuel; la Sibérie orientale a des froids de 24° en dessous de zéro et un été qui dure à peine deux mois.

La partie occidentale, que le massif arménien ne protège qu'imparfaitement est largement ouverte par la dépression Aralo-Caspienne aux vents desséchants du Sud-Ouest, ou vents sahariens; c'est presque partout une région désertique (Arabie, Iran).

La carte climatérique de l'Asie peut, si l'on ne tient pas compte des modifications secondaires, se diviser en 5 grandes régions :

1° *Climat sibérien* essentiellement continental excessif et très froid; c'est surtout dans la Sibérie orientale qu'il est le plus rigoureux. On note dans la dépression qui se trouve entre Yakoutsh et l'embouchure de la Léna des hivers longs de près de 10 mois; la température se maintient à 30° et descend à 60° au dessous de zéro.

A l'est de Léna et surtout derrière les Monts Altoï et Yablonoi, qui s'opposent aux vents directs du pôle, la Sibérie méridionale a des hivers souvent moyens et les moussons d'été venus du Pacifique en se refroidissant aux aspérités de ses hautes terres, lui procurent des étés très pluvieux; la moyenne annuelle des pluies à Vladivostoch est de 0,37 cent., à Nertchinsko de 0,39 et à Irkoutsh de 0,14 cent.

A ces différentes zônes climatériques correspondent des zônes de végétation très marquées : *steppes,* à pluies insignifiantes, où l'on ne rencontre que des mousses et une herbe rare, et çà et là quelques terres cultivables; les *Toundras* toujours gelées; la *Tatga* ou forêt marécageuse, sur les pentes septentrionales des Monts Altbaï et Sajan; dans la Sibérie occidentale, les grands froids ne permettent pas aux arbres une grande élévation, tandis que dans la Sibérie orientale, l'abondance de l'humidité facilite le développement des épaisses forêts. C'est dans ces régions plus que dans les steppes que les moustiques abondent.

La pathologie spéciale à ces climats est celle de toutes les régions froides, le scorbut y serait moins fréquent, toutes proportions gardées, qu'au Canada.

La pathologie de la Sibérie est encore très mal connue : toutefois, les *fièvres paludéennes* se rencontrent avec le plus de fréquence dans l'extrême nord, dans le gouvernement de Tobolsk et dans les environs du lac Baïkal (la Tatga).

La *fièvre typhoïde* qui passe pour ne pas exister en Sibérie, ne serait pas inconnue dans ces régions ; ainsi à Tobolsk, on a signalé tantôt des épidémies de *typhus*, tantôt de *fièvre typhoïde*. Il est probable que la dothiénentérie était seule en cause. *L'influenza* sévit couramment dans tout le pays et le *rhumatisme* atteint une grande partie de la population.

La *scarlatine, la rougeole,* coïncident souvent avec les épidémies *d'influenza* ; toutefois *la diphtérie* n'y serait pas très fréquente et la *coqueluche* n'y revêtirait que des formes bénignes.

Les *affections catarrales du poumon,* la *pneumonie* notamment enlèvent chaque année un grand nombre de malades : par contre, *la phtisie* y serait très rare.

La *syphilis* atteint la majorité des individus de la Sibérie orientale et centrale, et certains auteurs prétendent que dans les steppes kirghizes et dans la presqu'île du Kamtchatka elle atteint le 1 10 de la population.

D'assez fréquentes épidémies de *variole* ont visité la Sibérie et le *choléra* lui fut quelquefois importé de Chine et de Mongolie.

D'après Hirsch, le *goitre* serait endémique dans les vallées de la Léna et de ses affluents, dans les vallées de l'Altai, etc., dans le gouvernement d'Irkoutsk, le nombre atteindrait le chiffre incroyable de 1 pour 12.

2° *Climat des massifs et plateaux de la Haute-Asie,* ou climat des pays sans eau ; ce climat est excessif comme celui de la Sibérie, mais à un degré moindre avec hiver très long. Les déserts de Mongolie, du Thibet et de l'Iran sont tout différents du Sahara. « Le désert mongol, même en été, ne ressemble guère à celui d'Afrique. La chaleur est plus brûlante, mais n'accable point ; le vent plus aigu, mais moins étouffant. Le sol constellé, au printemps, par ci et par là, de rares graminées aussitôt jaunies, est, dans la plaine, dur et uni ; il luit en véritable terre cuite. Seules les pentes des interminables rangées de collines qui sillonnent ce fonds d'une mer antédiluvienne, forment d'affreuses barrières sablonneuses, qui, de leur blancheur aveuglante, font détourner déjà à distance la tête de ceux qui approchent. » — A. Ular.

En été, c'est la chaleur constante, nuit et jour ; en hiver, ce sont les froids continuels et les voyageurs sont obligés de se couvrir non seulement le corps d'épais lainages, mais encore la figure, tant le vent est aigu. On a ainsi des écarts de température de l'été à l'hiver qui dépassent 80°. Ourga a des chaleurs de 34° et des froids de — 48°.

3° LE CLIMAT DE LA ZONE DU GRAND OCÉAN est relativement tempéré et très variable suivant les latitudes.

EMPIRE CHINOIS. — Ce formidable empire qui s'étend sur 25 degrés, développe 800 lieues de côtes sur l'Océan Pacifique, dont il reçoit les bienfaisantes effluves. Protégée des vents du grand plateau par les montagnes intérieures, la plaine centrale jouit d'un climat délicieux : ses régions septentrionales sont soumises aux mêmes influences que la Mongolie, son climat est excessif : les froids sibériens de l'hiver succèdent à des chaleurs de 40° l'été ; mais dans les montagnes, la température devient plus fraîche et plus humide. La Chine méridionale, sous le domaine des moussons, a une température plus uniforme et les extrêmes de froid s'y font moins sentir.

Pour donner une idée, en résumé, de la *climatologie et de la pathologie de la Chine*, nous ne pouvons mieux faire que d'emprunter à notre savant confrère, le Dr MATIGNON, les principaux passages de sa communication au congrès d'hygiène urbaine et de climatologie de Biarritz 1908.

« Toutes les grandes villes chinoises sont bâties sur un modèle identique : ce sont des cités rectangulaires ou quadrangulaires, ceintes de hautes murailles en pisé revêtu d'un manteau de briques, en dehors desquelles se trouvait jadis un fossé plein d'eau. Les murailles sont percées, chacune, d'une ou deux portes réunies à celles de la muraille opposée par de larges avenues qui partagent la ville en un certain nombre de carrés réguliers, que des rues, des ruelles, des boyaux de plus en plus étroits, subdivisent à l'infini en pâtés de maisons. Celles-ci sont sans étages et ont toutes une cour intérieure. Les terrains vagues abondent dans les cités chinoises : ils servent souvent de dépôts pour les immondices ou de champ d'épandage pour la fabrication des poudrettes.

J'ai surtout en vue ici, les villes du Nord de l'Empire, Moukden, Tien-Tsin, Liao-Yang, Pékin...

En Chine, on n'entretient rien ; on laisse tout crouler ; on bâtit à nouveau, mais on ne répare guère. Les grands centres chinois donnent assez l'impression d'une ville partiellement ruinée par un bombardement ou un tremblement de terre. Aussi, peu à peu, les égoûts se sont crevés par place, encombrés ou obstrués par ailleurs. Depuis de nombreux lustres, ils ne fonctionnent plus ou, quand ils marchent, par intermittence, au moment des pluies, c'est pour fonctionner à rebours, si je puis dire, et déverser sur la chaussée leurs immondices, soit au niveau de leurs anciens regards, soit par des trous de leurs parois mises à nu, car, dans certains endroits la rue s'est progressivement creusée et les égouts se trouvent à un mètre au-dessus du niveau de la chaussée.

On connaît les vers fameux :

> Ce qu'on voit aux abords d'une grande cité.
>
> Ce sont ses abattoirs, ses murs, ses cimetières...

Aux alentours des cités chinoises, il n'y a pas d'abattoirs. L'hygiène urbaine ne s'est pas encore préoccupée de la création de ces utiles établissements. Les animaux sont dépouillés par les bouchers, dans la ville, devant la porte de leurs boutiques et les abats, intestins, sang, sont abandonnés sur la chaussée, à la voracité des chiens, des porcs et des oiseaux de proie.(Aussi l'*échynoccose* doit-elle être fréquente).

« Si les abbattoirs manquent au tableau du poète, en revanche les cimetières abondent. Certaines villes, Moukden par exemple, reposent au milieu des morts. Tout autour de la ville, les tombes et aussi les cercueils non recouverts de terre, forment une ceinture de plusieurs centaines de mètres de largeur. Ces taupinées de terre de 1 m. 5o, en moyenne, qui hérissent le sol, pourraient être prises par le voyageur non prévenu, pour des travaux de défense érigés par le génie militaire. Mais la réalité est vite saisie. Des ossements gisent en grand nombre sur le sol, des cercueils à moitié démolis, laissent voir des vestiges de leurs anciens locataires. Fréquemment, votre passage met en fuite des troupes de chiens en train de se partager les restes d'un cadavre dans un cercueil abandonné...

Quatre choses caractérisent une ville chinoise : les odeurs, la saleté, les poussières pendant la saison sèche et la boue pendant l'été.

Les odeurs d'une ville chinoise sont spéciales. Ce sont des produits synthétiques des plus complexes, faits d'urine et d'immondices fermentés, de gadoues et de matières fécales amoncelées çà et là, de relents d'huile et de graillon des cuisines en plein vent. Ces odeurs âcres vous prennent à la gorge. Et pour bien vous faire saisir cette impression de sentine générale que donne à votre odorat toute ville chinoise, je ne saurais mieux faire que de vous citer les paroles d'un haut mondain qui rentrait à Pékin, après avoir séjourné de nombreuses années à l'étranger. Frappé, lui aussi, en franchissant la porte de la capitale, par ces odeurs si particulières, il se retourna vers son secrétaire et lui dit : « Nous rentrons dans nos latrines ! »

La saleté de la rue chinoise est proverbiale. et à juste titre. les Célestes ont depuis longtemps remplacé le « système du tout à l'égout », cette conquête si pénible de l'hygiène moderne, par la méthode plus simple et moins dispendieuse du « tout à la rue ».

Tout est jeté sur la chaussée : ordures ménagères, immondices, détritus de toutes sortes. Les chiens et les porcs sont chargés du service du nettoiement. Ils ne s'en acquittent qu'en partie, je dois le reconnaître. Aussi, peu à peu, sous l'accumulation successive des ordures, la chaussée s'est surélevée et. dans certains endroits, elle atteint 1 m. 5o au dessus du seuil des portes.

Le long de cette chaussée. çà et là sont creusés des trous dans lesquels on déverse les eaux grasses. Ils servent aussi d'urinoirs. Un liquide épais. verdâtre et odorant encombre ces fosses ; il est utilisé pour l'arrosage de la chaussée. Les employés de la voirie vont y garnir leurs sceaux et avec des pelles creuses. ils répandent le liquide pour faire tomber la poussière de la rue, procédé des plus simples évidemment, mais qu'on ne saurait préconiser !

Il n'existe pas, dans les rues en Chine, de water-closets publics. On se satisfait où l'on se trouve. Dans certains endroits de la ville de Pékin, en particulier, d'ingénieux industriels ont eu la précaution de placer des rangées de briques, disposées deux par deux, pour la place des pieds. Aussi, quand vous passez le long des murs du Palais, par exemple, sur certaines places, vous voyez des théories de paisibles chinois accroupis, devisant des choses du jour, comme au cercle. Une ou deux fois par jour, des vidangeurs passent qui, avec une petite pelle, ramassent les précieux engrais, qu'on fait ordinairement sécher sous les murs de la ville, où se trouvent les champs d'épandage.

Dans les maisons, pas de water-closets : les femmes n'ont pas le droit de se satisfaire dans la rue comme les hommes ; simple question de superstition : un homme qui voit une femme accroupie est exposé aux pires malheurs pour la journée. Mais dans la maison, on trouve la chaise percée ou le seau de bois, dans lequel on fait ses besoins et le contenu est chaque matin, versé sur la chaussée devant la porte.

La poussière, pendant la saison sèche, c'est-à-dire environ dix mois de l'année, est un des fléaux des villes chinoises. La chaussée n'est pas macadémisée. Elle est faite de terre très pulvérente et des stratifications d'immondices dont je viens de parler. Le mouvement de la rue est intense : piétons, chevaux, mules, chameaux et ânes seraient à eux seuls suffisants pour soulever beaucoup de poussière. Mais les roues tranchantes des fiacres éventrent constamment le sol et facilitent encore la pulvérisation de la terre. Aussi, quand le vent souffle — et il souffle en moyenne, pendant l'hiver et au printemps, deux jours par semaine — l'atmosphère s'obscurcit, c'est le « vent jaune » qui vous empêche de voir. Une poussière fine, impalpable, se glisse partout, adhère à la peau, fait corps avec les cheveux et la barbe. Quand on est resté une heure dans la rue, on est aussi noir que si l'on sortait d'un puits d'une mine. Malgré cette abondance de poussière, les *affections pulmonaires — la tuberculose entre autres — ne sont pas très fréquentes.*

Pendant la saison des pluies — de juillet à fin août — la poussière fait place à la boue. Le sol argileux est peu perméable. Les égoûts ne fonctionnent plus, l'écoulement des eaux ne peut se faire. Des mares, de véritables lacs s'établissent qui, dans les endroits abrités du vent et du soleil, mettront des semaines à disparaître ; les porcs et les enfants y viendront prendre leur bain. C'est d'ailleurs la seule eau qui passera de l'année sur le corps de ces derniers.

On pourrait supposer qu'avec pareille hygiène la santé des grandes villes chinoises doit être déplorable ; il n'en est rien. On ne se porte pas mal dans toutes ces agglomérations urbaines.. en dehors des périodes d'épidémie qui parfois font de terribles saignées dans la population. En 1895, le *choléra* enleva en 1 mois 1/2 à Pékin 65.000 personnes ; soit le 1/10ᵉ de la population. Les maladies épidémiques qui règnent surtout dans ces villes sont : la *variole*, le *syphilis* et le *choléra*, c'est-à-dire les « maladies évitables », celles contre lesquelles l'hygiène est armée.

La *typhoïde* est assez rare en Chine, malgré l'infestation de tous les intestins chinois — 98 p. 100 — par les *ascarides* ou les *tricocéphales*.

La *variole* court les rues : 8 célestes sur 10 portent des cicatrices apparentes de la maladie. La vaccination n'est pas encore pratiquée : on utilise la variolisation, procédé infidèle, non point pour donner la maladie, mais pour faire contracter une variole atténuée. La variolisation se fait de trois façons : soit en faisant endosser au candidat les habits d'un varioleux, soit en plaçant dans son nez un bourdonnet de ouate imbibé de pus variolique, soit en insufflant dans les narines, la droite pour la femme, la gauche pour l'homme, des squames desséchées et pulvérisées. C'est surtout à la fin de l'hiver et au début du printemps que la variole se montre. Les malades ne sont pas isolés. Ils partagent la même chambre que leurs proches et dès que la période de dessication commence, ils vont voir les voisins, portant de maison en maison, sinon la bonne parole, au moins les bons germes de contage. Aucune mesure n'est prise après les épidémies et la désinfection n'est pas soupçonnée. J'ai eu l'occasion de voir en quelques années, 3 cas de récidive de variole chez des Européens à Pékin.

Le *typhus exanthématique*, à incubation très courte, à forme toujours très grave, tuant en moyenne 60 p. % des malades, se montre en même temps que la variole. Les années de disette, il est particulièrement grave : ce fut le cas pour l'épidémie de Pékin, de 1895, car la misère était très grande dans tout le nord de l'empire à la suite de la guerre Sino-japonaise.

Contre toutes les maladies épidémiques, les infortunés Célestes sont désarmés. Ils les subissent philosophiquement. Cependant, quand la mortalité est trop grande, que la ville s'effraye, on a recours, pour arrêter le mal, aux processions, comme chez nous au moyen-âge. On fait des sacrifices à toutes les divinités et à tous les génies bienfaisants. Des souscriptions circulent : tout le monde s'inscrit pour une somme supérieure à la somme versée ; car il est admis qu'on peut essayer de « carotter » les dieux. Les souscripteurs reçoivent des reçus qu'ils collent au-dessus de leur porte, espérant arrêter l'entrée de la maladie chez eux. Enfin, quand ces moyens ne réussissent pas, on change la date de l'année : si la maladie survient ordinairement en mars, par exemple, on décide que l'année à ce moment est déjà à son dixième mois : et les Chinois sont convaincus que le génie du mal s'apercevant qu'il s'est trompé de date, qu'il est de 7 mois en retard, n'hésitera pas à quitter la ville.

Si les maladies ne sont pas plus fréquentes dans les grands centres, c'est que les Chinois font de l'hygiène sans le savoir, qu'ils sont des gens sobres, ayant une alimentation hygiénique et que, surtout, ils ont dans le climat sec et froid du nord de la Chine et dans le soleil deux précieux auxiliaires de l'hygiène générale.

Les Célestes font de l'hygiène sans le savoir, grâce à leur habitude de boire surtout de l'eau bouillie (infusions). Quand on a vu les puits de Pékin ou de Moukden, on comprend combien pareille précaution est sage. Les puits n'ont pas de margelle : leur orifice se trouve au ras du sol : il n'y a pas de pompe, on puise avec un seau d'osier qu'on laisse tomber dans l'eau. Aussi la pollution de celle-ci est-elle de règle.

Le Chinois est plutôt végétarien : plus par nécessité que par goût, mais ses moyens ne lui permettent guère de manger de la viande. Il consomme un peu de porc, de la volaille et se nourrit surtout de riz, de millet, de sorgho, de maïs et de farine de fro-. ment, dont il fait des galettes à la pâte peu ou pas levée. Il fait aussi une très grande consommation de légumes crus et conservés à la saumure.

Les deux facteurs de la santé sont la sécheresse et le soleil. Le nord de la Chine est un pays à températures extrêmes. L'hiver est très rigoureux : les températures de 15, 20 degrés sont de règle la nuit. La sécheresse y est extrême pendant 8 à 9 mois de l'année : de septembre à mai il ne tombe pas une goutte d'eau. Ajoutez à cela un soleil radieux en tout temps, un soleil d'Afrique égaré dans une contrée septentrionale.

Dans cette atmosphère privée d'humidité, la puissance réductrice-bactéricide de la lumière est considérable. Cette puissance réductrice se constate très facilement quand on séjourne beaucoup dehors. J'ai pu en faire la remarque, surtout pendant l'hiver et au printemps, en Mantchourie, au cours de la dernière guerre. Les sujets châtains deviennent presque blonds et les blonds se décolorent presque totalement. On peut, de ces exemples, conclure à l'action de la lumière sur les germes en suspension dans l'air... »

Si le climat se continue extrême, pourtant atténué, dans la Chine centrale, il n'en est plus de même près des côtes méridionales ; en général, la température n'a pas des écarts très accentués ; la moyenne de Canton, en été, est de 27°, celle de l'hiver de 14° ; on y observe également quelques neiges et des petites gelées. La moyenne annuelle des pluies est d'environ 2 mètres.

Le Japon « Daï Nippon », le grand soleil levant, forme le centre d'un vaste archipel qui ne compte pas moins de 3.800 îles dont la superficie totale couvre 380.000 kmc. Il touche au Nord aux régions glacées du Kamchattka et au Sud aux îles chinoises de la zone torride. Essentiellement montagneuses les îles nippones sont pour la plupart volcaniques et sujettes à des tremblements de terre ; les pics culminants atteignent 1500 à 4000 mètres ; certains sont couronnés de neiges éternelles.

Un tel développement territorial, des courants océaniques aux eaux attiédissantes ou glacées, des vents périodiques tantôt chauds comme ceux du Pacifique, tantôt froids et desséchants, comme ceux qui lui viennent du continent asiatique, des altitudes variées constituent au Pays d'Oya-Sima (les huit grandes Iles) une grande diversité de climats, des contrastes frappants, des étés perpétuels, comme dans les Riou-Kiou, ou des hivers polaires comme aux Kouriles.

Toutefois à ne considérer que ses caractères les plus saillants, le climat général peut se résumer comme suit : « Climat Océanique à humidité tropicale atténué par l'établissement de quatre saisons bien tranchées : Un hiver moyennement froid et parfois d s vents polaires violents, un été chaud avec des oscillations d'un jour à l'autre et des alternatives de vents secs ou pluvieux ; saisons séparées par un printemps pluvieux assez long et un automne tiède et variable. »

Tokio a des étés chauds ; 23° en août, 21° en septembre; des hivers tempérés avec quelques jours de neige : moyenne de température variant de 6° à 6 1/2. Il y pleut beaucoup au printemps, souvent des journées entières ; Tokio reçoit annuellement en moyenne 1 m. 86 de pluies. « Le climat, ou plutôt les climats du Japon, écrit LOMBARD, peuvent être considérés comme remarquablement salubres et contribuent à donner aux habitants une constitution vigoureuse et qui pourrait l'être davantage, si leur alimentation était plus substantielle. Les maladies se guérissent plus facilement qu'ailleurs et s'accompagnent plus rarement de symptomes inflammatoires très intenses ; les traumatismes sont également moins graves et guérissent plus rapidement. A l'exception du *choléra*, de *la variole* et des *ophtalmies*, on peut dire que les épidémies sont rares et bénignes. Aussi a-t-on désigné quelques portions du Japon comme Sanatoria pour les Européens affaiblis par les maladies contractées dans les régions tropicales du voisinage. »

PATHOLOGIE

Le *paludisme* rare dans les îles septentrionales, devient de plus en plus fréquent à mesure que l'on avance vers les îles orientales ; mais jamais il ne revêt les formes graves observées dans la Chine méridionale.

La *fièvre thypoïde* est, en général, très répandue ; elle est endémique à Tokio et cela n'a rien d'étonnant dans un pays où l'on pratique systématiquement l'épandage et où l'eau des boissons est souvent fournie par la rivière la plus proche où même le ruisseau des rues.

Des *entérites* diverses, encore mal étudiées, affectent plus de la moitié de la population aux changements de saison. Les *maladies parasitaires de l'intestin* sont nombreuses ; on y signale de plus l'*ankylostomiase*, une grande proportion de *bilharziose*, de la *filariose*, de l'*hématochylurie* (surtout dans les îles du Sud). La *trichinose* a occasionné quelques épidémies chez des étrangers qui avaient mangé du porc de provenance chinoise ; les *distomatoses* y causent de grands ravages et, d'après Kassurada, dans la province d'Okayama 65 p. 100 des habitants seraient infectés de divers distomes. Il existe, au Japon, une *affection dysentériforme*, appelée *Ekiri*, qui frappe presque exclusivement les enfants ; suivant les régions cette maladie emporte de 3o à 5o p. 100 des petits malades. Tour à tour considéré comme de nature parasitaire, il semble actuellement démontré que l'Ekiri est dû à un bacille spécial, le bacille d'Ito.

La *variole* a, de tout temps, été la maladie dominante : de terribles épidémies y font encore de nombreuses victimes ; seules, les populations des grands centres peuvent avoir recours à la vaccination.

La *rougeole*, appelée *fakisa*, y détermine une grande mortalité : mais. par contre, la *scarlatine* est exceptionnelle. Le Japon étant le pays du vent et de la poussière, et les rues étant toujours encombrées d'ordures ménagères, l'atmosphère est saturée d'impuretés et les *affections catarrhales de l'arrière gorge et du larynx* y sévissent avec une intensité extraordinaire.

Les *affections respiratoires*. souvent d'origine *grippale*, éclatent au printemps : en été, les *bronchites* sont fréquentes, les *pneumonies* ne sont pas rares, mais les *pleurésies* sont l'exception.

La *phtisie* est très répandue. mais on note la rareté de la *tuberculose cutanée* et l'absence de *lupus* ; on parle peu de *tuberculoses osseuses et articulaires* dans ce pays.

Le *rhumatisme articulaire aigu* tient une grand place dans la pathologie japonaise et les *affections cardiaques* fréquentes lui sont souvent attribuées.

Le *béribéri (Kakke)* et la *lèpre* sont signalés dans presque toutes les îles.

L'*éléphantiasis* n'est pas très répandu, pourtant la filaire de Bancroft est assez répandue dans les provinces méridionales.

On ne connaît pas le *rachitisme* au Japon, alors que dans la Chine, à latitude égale, cette maladie atteint les 3/4 de la population.

Le *diabète* et la *goutte* sont rares, les Japonais prenant une alimentation presque exclusivement végétale : mais ils sont sujets au *cancer*, aux *néphrites*, à l'*anémie*. aux *hydropysies des séreuses* ; ils accusent le régime végétarien de créer une prédisposition spéciale à ces dernières affections, aussi viennent-ils de modifier l'alimentation des hommes de leur armée par un régime plus riche en matières animales.

Scheube a signalé les *bubons d'emblée*. sorte d'*adénite chronique* que certains croient de nature paludéenne et que d'autres considèrent comme une manifestation de la filariose.

Les ouvriers qui travaillent la laque sont exposés à un *eczéma prurigineux*. plus ou moins persistant, des parties découvertes dit « *eczéma de la laque* » qui est produit par les vapeurs que dégage la laque surchauffée ; d'habitude peu grave. il se guérit après la suspension du métier. mais. chez certains, un œdème du cou et de la face a pu occasionner des accidents mortels.

La *Shima mushi*, ou *fièvre fluviale du Japon*, est une affection fébrile et éruptive, considérée, par certains, comme de la peste atténuée ; pour d'autres, comme une infection résultant de la morsure d'un acare rouge analogue à notre rouget d'Europe. Elle frappe les individus occupés à la récolte du chanvre, dans une région située sur les bords de deux rivières de l'île Nippone, la Shima Nogawa et l'Amonogawa ; après une période de fièvre de 40 à 41° et délire, avec céphalalgie, inappétence et prostration, des lymphangites avec ganglions engorgés de l'aîne, du cou et de l'aisselle et plaies escharotiques, les malades présentent, dès le deuxième septenaire, un exanthème à papules rouges sombre, qui se généralise à tout le corps et qui dure quelques jours. A la fin de la deuxième semaine, la fièvre tombe et l'état général redevient meilleur ; la mortalité est d'environ 15 pour 100.

La race jaune, surtout au Japon, est prédisposée aux *affections nerveuses ;* la religion synthoïste, avec ses extases mystiques. ses unions intimes de dévots avec les divinités, prépare à l'*hystérie*, aux *folies mystiques*, à la *monomanie erotique*, par contre la *mélancolie* est l'exception.

Ce peuple, extrèmement sensible aux plaisirs de la chair, n'éprouve pas la moindre hésitation à se suicider ; nulle race au monde ne présente autant de cas de morts par suicides et cela depuis les temps les plus reculés. La forme la plus employée est le *Harakiri*, ou mort par l'ouverture de l'abdomen d'un coup de poignard ; les nombreux moyens de se suicider font partie de l'éducation des Japonais des deux sexes, depuis les princesses jusqu'aux gens du plus bas peuple. La plupart des auteurs attribuent cette habitude du suicide à une sorte de délire de la sensibilité, ou à une éducation religieuse voulue....

L'*épilepsie* est également d'une fréquence extrême ; par contre, il est difficile de rencontrer un *tabétique* ou un *paralytique général*, quoique la *syphilis* soit très répandue (mais on sait que l'alcoolisme y est rare).

On appelle *Kubisagari* une affection particulière, sorte de

vertige paralysant, qui atteint un grand nombre de paysans
des provinces septentrionales, notamment dans les environs
de Homori et de Iwateken, se traduisant par des désordres
oculaires (ptosis, diplopie et hypérémie de la papille), par une
gêne dans les mouvements de la langue et des lèvres, d'où
difficulté de la parole, de la mastication et même de la déglutition :
par une parésie des muscles de la nuque, du dos, de la région
fessière, des mains et des pieds. Ces accidents se reproduisent par
crises et finissent par entrainer des états paralytiques persistants ; ce qui fait surtout l'étonnement de la plupart des
observateurs, c'est la nature endémo-épidémique de la maladie
qui atteint presque uniquement les ouvriers des fermes.

Au Japon, le peuple des campagnes et même celui des
villes industrielles est misérable ; il ne mange pas toujours
à sa faim et, s'il est capable de beaucoup de travail et
d'énergie, il doit sont endurance probablement à son admi-
ble climat, à une hygiène corporelle soignée, à l'usage des
bains chauds et à la propreté minutieuse des habitations.
Cependant cette propreté qui a tant impressionné les voyageurs est surfaite : ainsi le nettoyage des maisons n'a réellement lieu que 2 fois par an ; quotidiennement, la ménagère
se contente d'un époussetage soigneux qui ne fait que changer
la poussière de place. De plus, les ustensiles de cuisine et
de table ne sont jamais lavés à l'eau bouillante et au
savon ; en général c'est au ruisseau voisin qu'aura lieu le
nettoyage. Ce même ruisseau reçoit en même temps que les
débris des repas, les ordures ménagères y compris les excré-
ments; jamais la vaisselle n'est essuyée, on la laisse sécher
spontanément à l'air sur une planche ou même sur le sol.

Le Japonais fournit une somme de travail bien supérieure
à celle des ouvriers de l'Occident et les directeurs d'usines
abusent impitoyablement du travail des femmes et des enfants
qui sont, pour ainsi dire, vendus ou loués par les parents.
On sait combien, au Japon, la femme est traitée comme
chose négligeable ; même dans la haute société, l'épouse, la
fille ou la sœur sont considérées comme servantes du chef
de la famille. La fameuse maxime « Nanson Johi » (l'homme
est vénérable, la femme n'est rien) résume parfaitement l'opi-

nion générale. Les parents sont maîtres absolus de leurs enfants, surtout des filles : sont-elles jolies, on ne les loue plus aux usiniers comme bêtes de somme ; assez souvent c'est aux tenanciers des nombreuses maisons de prostitution qu'elles seront destinées.

Tous les voyageurs ont parlé de ces étonnantes villes d'amour, « les Yoshiwara » ; il n'est pas de localité, si petite soit-elle, qui ne possède une de ces maisons de prostitution.

La mentalité sexuelle du Japonais diffère totalement de la nôtre : les hommes se rendent dans ces « maisons d'amour » sans que l'épouse ne s'indigne jamais, habituée à voir autour d'elle les autres femmes considérer l'homme comme le maître absolu ; dans la demeure familiale, sous les yeux et avec l'agrément de leur femme légitime, les Japonais introduisent volontiers une concubine et l'épouse ne s'étonnera pas des privautés que son mari se permettra avec elle. L'adultère n'existe que pour la femme ; quand celle-ci reste stérile, les enfants concubinaires prennent rang d'héritiers.

Le nu ne produit pas du tout sur l'esprit du Japonais l'effet qu'il est susceptible de produire sur l'imagination d'un Européen ; en été, à la campagne surtout, hommes, femmes et enfants, travaillent côte à côte presque nus et, dans les villes, tous les voyageurs ont pu voir en commun, aux bains publics, les gens des deux sexes et de tous âges complètement nus.

Nous empruntons au Munchener medizin Wochenschreft, 1908, n° 17, de très curieux renseignements : « C'est en 1867 qu'a été installé à Yokohama, le 1er hôpital destiné aux courtisanes, qui, du même coup, furent astreintes à des visites sanitaires ; elles ont lieu tous les cinq jours. Dans les centres populeux, les grands quartiers ont souvent leur hôpital spécial.

« Ainsi, à Tokio, dans le quartier de Tokio-Yoshiwara, les propriétaires des maisons publiques ont fait construire un hôpital qui est le modèle du genre. Ils doivent, en outre, d'après le règlement de police, faire tout leur possible pour ramener leurs pensionnaires dans les voies de la vertu... Ces femmes contractent un engagement de 3 ans et reçoivent une somme de 250 à 1.500 fr. qui est versée à la famille au moment de l'entrée en service. La très grande majorité de ces malheureuses, environ 90 %, ne se sont résignées à la prostitution que pour tirer momentanément leurs parents de la misère... aussi, le suicide est-il fréquent parmi elles ; la honte qu'elles éprouvent en est souvent le motif.

Le service médical a eu à examiner en 1906 : 5.033 courtisanes qui avaient reçu en tout 1.537.885 visiteurs ; la *syphilis* a été notée 443 fois, le *chancre mou* 3.527 fois et la *blennorragie* 2.396 fois ; aussi, le nombre de ces filles est-il sans cesse renouvelé. Dans toute l'étendue du territoire japonais, on compte 10.700 maisons d'amour et plus de 100.000 geishas ou maïkos.

Les Japonais estiment qu'avec cet encasernement officiel, la syphilis est en décroissance ! !

« J'ai vu, dit Scheube, très rarement chez les Japonais, des *syphilides maculo-papuleuses*, ce qui s'explique peut-être par la couleur sombre de la peau ; mais j'y ai observé des éruptions pustuleuses impétigineuses au début de la période tertiaire. Très fréquemment, presque constamment, surviennent plus tard des douleurs ostéocopes et articulaires à la période secondaire et les manifestations tertiaires sont d'ordinaire précoces *(gommes, ulcères et ostéites)* ». Vincent estime que la mortalité du fait de la syphilis atteint 6.5 % du chiffre total des décès. Le *paludisme* et la *syphilis* faciliteraient la formation d'*aortites chroniques* très communes au Japon. Les sources minérales sont nombreuses ; beaucoup atteignent la température de 50 degrés et même au-dessus, ce sont celles recherchées par les *rhumatisants* surtout si elles sont sulfureuses. On y voit alors accourir les *syphilitiques* et les malades atteints d'*affections cutanées ;* ce sont les trois seules catégories de malades à qui l'usage du bain ne soit pas interdit, un préjugé populaire contre-indiquant la balnéation chaude ou froide aux individus atteints d'affections fébriles. Il n'est pas rare alors de voir des malades chroniques couverts de crasse jusqu'à leur guérison ! La femme, habituellement si soigneuse de sa chevelure, néglige complètement celle-ci aussitôt qu'elle tombe malade. Comme on le voit, à côté de grandes qualités, les Japonais n'ont qu'une civilisation encore de surface ; dans les villages, à part l'habitude du bain, ils diffèrent peu, quand au fond, de leurs sordides voisins les Chinois.

4° *Climat de la zone tropicale* avec deux saisons : l'une des pluies d'avril à septembre ou saison chaude, l'autre de sécheresse d'octobre à mars ou saison froide.

Mais dans les régions du littoral l'année se divise plutôt en 3 périodes : l'hiver de janvier à mars avec une température basse (au-dessous de 20°), l'été ou saison chaude d'avril à septembre (pendant laquelle on peut observer des maxima de 40°), les orages sont alors particulièrement pénibles surtout en mai et les pluies tombent en abondance jusqu'à fin d'août ; enfin l'automne, d'octobre à janvier, est la saison agréable par excellence, à cause de la sécheresse de l'air et de la fraîcheur des nuits.

La peninsule Indochinoise fait suite à l'Asie centrale et se continue par la presqu'île de Malacca, jusqu'aux approches de l'équateur, il semble naturel de comprendre dans une vue d'ensemble tout le bloc des terres situées entre la mer de Chine et le golfe du Bengale, embrassant ainsi l'Indochine française, le Siam et la Birmanie ; à la presqu'île de Malacca, nous rattacherons les îles de la Sonde et les Philippines.

Péninsule Indochinoise. — Le climat de l'Indochine est celui de la zone tropicale, il est dans la dépendance étroite des moussons. La mousson du Nord-Est, sèche et fraîche, souffle du mois d'octobre à mars ou avril ; la mousson pluvieuse du Sud-Ouest, d'avril ou mai à septembre. C'est entre ces deux saisons, en mars et avril, que la chaleur est surtout pénible. On comprend d'ailleurs que sur un développement de 20° en latitude, le régime doit subir quelques modifications ; il ne faut pas oublier en effet, qu'entre la pointe méridionale de Malacca et le Tonkin septentrional, il y a la même distance qu'entre Gibraltar et l'Ecosse. Ainsi, en Annam, la mousson du Nord-Est est un vent de mer et c'est surtout en hiver que tombent les pluies, tandis que le vent du Sud-Ouest est un vent de terre. De même, il faut se garder de croire à l'uniformité absolue de la température en Indochine.

La Cochinchine a deux saisons tranchées, mais presque également humides ; tandis que le Tonkin jouit de saisons de transition entre les extrêmes de chaud et les extrêmes de froid, comme l'automne et le printemps de nos régions, correspondant aux deux moussons du Nord Est et du Sud-Ouest. En général, les écarts de température augmentent au Sud et au Nord. Ils sont entre l'hiver et l'été de 2° seulement à Saïgon, de 11 à Hué et de 17 à Hanoï.

Au Tonkin, la mousson d'été qui est ici un vent local, amène des orages qui produisent une très grande chaleur ; les nuits sont souvent aussi chaudes que le jour. La température des mois d'été monte à 30° et au-delà, jusque 40°; l'hiver au contraire est frais, le thermomètre marque ordinairement 14°, exceptionnellement 7°.

Dans le Delta, il ne descend jamais au-dessous de 10°. Les moussons dotent l'Indochine d'un régime pluvial très abondant ; la moyenne annuelle des pluies est de 1ᵐ48 à Bangkok, de 2ᵐ11 à Saïgon, de 2ᵐ53 à Rangoun.

« Toute la côte de Birmanie est arrosée à l'égal du Bengale ; certaines vallées reçoivent annuellement jusqu'à 6ᵐ d'eau. Au Tonkin, les pluies sont rares en été, mais elles sont accompagnées de violents orages; des pluies d'août ont donné jusqu'à 10 cm. d'eau en 24 heures. Cet état hygrométrique, joint à la haute température, donne au delta un caractère d'humidité extrême et rend le climat très pénible pour l'Européen.... De là, cette lourdeur lasse qui nous tombe aux épaules et nous courbe, anéantis ; de là, la fatigue des poumons, haletants, comme dans une étuve.

Les variations brusques dans l'état atmosphérique amènent des typhons fréquents, particulièrement violents pendant l'hiver. En 1882, la mer s'éleva de 8 m. 50 au dessus du niveau ordinaire des hautes marées. Plus de 100.000 cadavres furent retrouvés dans les provinces méridionales » (M. Dubois).

Dans son ensemble, le climat n'est pas malsain, certaines précautions permettent d'y vivre à l'abri des maladies locales ; le Tonkin, une grande partie du Cambodge, du Laos et du Yunnam, présentent des régions absolument salubres ; cependant l'Indochine ne sera jamais une colonie de peuplement, la chaleur humide de son climat et sa population déjà très dense, du moins dans tous les pays de plaines et sur le littoral, l'en empêchent. Pourtant, on ne peut pas dire d'une façon générale, que l'acclimatement y soit impossible pour l'Européen ; un régime prudent, l'observance d'une hygiène rigoureuse, une grande sobriété, le port de vêtements de nuit, la prudence dans le choix des habitations en évitant surtout de séjourner dans les régions basses et marécageuses, loin des ruisseaux dormants, permettent au colon de se fixer dans cette riche colonie.

De toutes nos possessions Indochinoises, c'est dans la région méridionale *(Cochinchine et Cambodge)*, que le climat à la fois chaud et humide, est particulièrement difficile à supporter. Cette région était jadis le type de nos colonies les plus insalubres ; mais actuellement son assainissement est presque réalisé, grâce à des sacrifices énormes et à une administration soucieuse de la santé de ses administrés et qui, depuis le gouvernement de M. Doumer, n'a cessé de seconder les efforts de nos médecins du cadre de l'Indochine.

La saison la moins bonne s'étend de juin à novembre, le thermomètre ne descend pas au dessous de 30°, même la nuit, et monte parfois à 38° ; c'est l'époque de la mousson du Sud-Ouest, pendant laquelle les pluies tombent à peu près tous les jours, et parfois avec une violence inouïe ; en juin-juillet, les orages redoublent de violence, c'est l'époque la plus pénible à supporter ; puis après une petite saison sèche de quelques semaines, en août, les pluies s'établissent régulièrement jusqu'en octobre. Enfin, de novembre à mai, souffle la mousson du Nord Est, c'est la grande saison sèche ; toutefois, la chaleur et l'humidité sont encore assez fortes, la moyenne du jour est de 19 à 20°, mais les nuits sont assez fraiches.

L'époque la plus favorable, pour se rendre en Cochinchine, est celle qui s'étend de décembre à fin février ; les nuits sont de 17 à 23°, cependant, pendant le jour, le thermomètre atteint encore 30°. Puis avril, mai et juin ont des chaleurs pénibles. Le climat du Tonkin est, en général, plus facile à supporter et plus salubre, de décembre à mai (saison fraîche), le climat ressemble assez à celui de Côte-d'Azur (17°), par contre, de mai à septembre (saison pluvieuse), la température monte à 38°, et les nuits sont alors fatigantes.

Le climat du *Cambodge*, dont la température moyenne est de 27°, est réputé moins difficile à supporter que celui de la Cochinchine.

Au *Laos* enfin, le climat passe pour être en général très sain, la température varie entre 5 et 30 degrés.

Le climat du *Yunnam* est tout à fait spécial ; un temps nuageux règne pendant les 5 mois d'hiver ; il en est de même pour les régions basses du *Haut Tonkin*. Mais à mesure que l'on s'élève dans les régions montagneuses, le soleil perce les nues et un vent sec, souvent chargé, comme à Pékin, de cette fine poussière jaune, remplit toute l'atmostphère. En été, le climat est à la fois tiède et sec à partir de 2000 mètres ; l'hiver a quelques neiges et dès le mois de mai, les orages viennent détremper les plateaux qui se transforment en marais si propices à la culture du riz (et à l'éclosion des moustiques !).

A Saïgon, le thermomètre monte à 34°, 35° en avril-mai et ne descend guère au-dessous de 17° en décembre ; la température moyenne annuelle est de 28°.

A Pnom-Penh, on note 39° en été et 18 à 20° en hiver.

A Hué, la chaleur en mai est intolérable, la température monte souvent à 38° à l'ombre.

Hanoï, sur la rive droite du fleuve Rouge, à 120 kil. de la mer, joint à une salubrité réelle tout le confort d'une grande et belle ville européenne ; le thermomètre monte à 35° en juin et descend à 12° ou 14° en décembre ; la moyenne annuelle est de 24°.

D'après Rey, « on trouve au Tonkin : 1° 5 bons mois, de novembre à fin mars ; 2° 5 mauvais mois, de mai à fin septembre ; 3° deux mois passables, avril et octobre. »

L'époque la plus favorable pour se rendre au Tonkin est la fin d'octobre.

PATHOLOGIE

Le *paludisme* est général ; toutefois les territoires montagneux, boisés ou incultes, et les plaines couvertes de broussailles ou de forêts, sont plus meurtrières que les centres habités situés dans les régions basses cultivées ; c'est surtout pendant le mois de mai et juin qu'on est plus exposé à contracter la malaria.

La *bilieuse hémoglobinurique*, rare dans l'Indochine, se rencontre cependant dans le Haut-Tonkin, où elle cause tous les ans quelques décès.

Les *dysenteries* ont des formes nombreuses : depuis la dysenterie amibienne jusqu'à la dysenterie bacillaire, on rencontre toutes les formes de transition et, parmi les diarrhées, la plus connue est la *diarrhée chronique de Cochinchine*, analogue à la sprue de l'Inde ; la mortalité infantile du fait de ces diarrhées, semblables à celles qu'on observe en France, est très élevée. Les *abcès du foie* reconnaissent presque toujours une complication de la dysenterie amibienne ; toutefois ce sont les Européens qui lui paient le plus lourd tribut.

La *variole*, surtout terrible au Laos, occasionnait une effrayante mortalité ; mais, actuellement, la vaccination étant pratiquée assez régulièrement, les épidémies se font moins graves et moins meurtrières dans les centres administratifs (Cochinchine, Tonkin).

La *fièvre typhoïde* n'est pas très maligne et revêt rarement la forme épidémique ; quantité de fièvres, dites typho malariennes, sembleraient plutôt être des paratyphoïdes.

Les *fièvres climatériques*, les *troubles gastro-intestinaux*, l'*helminthiase*, les *distomatoses*, complètent la liste déjà si longue, des affections du tube digestif.

L'Indochine est un des principaux centres d'endémicité

pour le *béribéri* (binh-thang : maladie d'enflure) ; cependant. grâce à une alimentation plus variée. les soldats annamites n'en sont plus si souvent atteints.

La *syphilis* est très répandue et paraît avoir souvent une origine extra génitale, le chancre initial est souvent volumineux et se complique parfois de phagédénisme, les accidents secondaires sont peu apparents, les plaques muqueuses, en particulier, sont d'une extrême rareté ; les accidents tertiaires, en revanche. sont précoces et souvent de nature maligne : placards tuberculo-crustacés, rupia, coryza syphilitique. ozéne et jetage, douleurs ostéocopes. hyperostoses. Les cicatrices laissées par les ulcérations syphilitiques. se couvrent quelquefois de *kéloïdes*. d'autres fois se rétractent et produisent des déformations et des atrésies au niveau des orifices naturels (bouche. narines, méat, etc.); la perforation du voile du palais, la glossite tertiaire. sont d'une extrême rareté, ainsi que l'hépatite et l'orchite syphilitiques ; les affections *parasyphilitiques (tabes. paralysie générale)* font totalement défaut.

La *syphilis héréditaire* est fréquente et frappe surtout la peau et les os, produisant l'effondrement du nez, les malformations du crâne, l'incurvation des tibias en lame de sabre, des cicatrices péri-buccales ou fessières. La triade d'Hutchinson ne s'observe jamais au complet ; l'ouïe reste normale, la kératite interstitielle est rare, les dents sont généralement bien conservées. Les complications cardiaques sont l'exception.

« Là, comme dans toute l'Indochine du reste, l'indigène est manifestement moins touché au cœur que l'Européen ; ce dernier étant moins sobre et généralement plus débilité par le paludisme et le rhumatisme... » Le *rhumatisme* affecte plus le Cambodgien que l'Annamite.

Le *tétanos* entre pour une assez grande part dans la mortalité des nouveaux-nés.

Les *affections respiratoires* frappent souvent les indigènes à l'époque des changements de saisons ; la *bronchite* surtout est commune, la *pneumonie* beaucoup plus rare ; mais il n'en est plus de même dans les régions montagneuses du Haut-Tonkin. où la *pneumonie* est fréquente chez les tirailleurs annamites. La *grippe* n'est pas encore très répandue ;

cependant elle se répète depuis quelques années, à Hanoï et à Saïgon notamment. La *tuberculose* fait beaucoup de victimes et souvent c'est le paludisme qui, en affaiblissant le terrain et en congestionnant les poumons, favorise la tuberculisation de ceux-ci. Dans ces régions d'étuve, la *phtisie* est toujours rapide. Les *affections des veines* s'observent assez fréquemment, en particulier les *varices* ; l'*ulcère variqueux* est commun, les *hémorroïdes* atteignent bon nombre d'Européens et sont probablement en rapport avec les *affections du foie*.

L'*hématochylurie* et les *néphrites* sont souvent signalées, ainsi que de nombreuses dermatoses : *tokelau, pian, bourbouilles, furonculoses, herpès, eczémas, vitiligo, pityriasis versicolor, teigne, gale*.

Le *Khi-Huen* est une affection de la peau, observée par JEANSELME, dans le Laos et en Annam ; elle est caractérisée par une Kératose diffuse de la face palmaire des mains et de la face plantaire des pieds. Le *Ki-mo* (sale bouton) dont souffrent les Laotiens est encore une affection cutanée indéterminée.

On signale presque partout l'*ulcère annamite* et la *jambe de Cochin* (éléphantiasis).

Les *conjonctivites granuleuses* et *purulentes* sont d'une fréquence inouïe ; plus de la moitié de la population porte des lésions oculaires produites par ces deux maladies.

L'*adénite chronique* ou bubons d'emblée atteint souvent les paludéens.

La *rougeole* est bien connue des indigènes ; au Cambodge surtout, où elle est appelée Kantchril, les enfants chaque année meurent dans des proportions considérables (70 p. 100 de la moyenne des décès).

La *dengue*, d'importation, serait peut-être endémique maintenant, au Cambodge.

Les *oreillons* endémiques dans toute la péninsule n'ont pas un caractère de grande gravité.

La *fièvre récurrente* a été introduite au Tonkin par des coolies chinois venant du Petchili. A Bac-Giang, à Giason, à Dong-Thon, à Haï-Duong, à Bac-Ninh, à Nam-Dnih, la mortalité de ce fait est très élevée. Cette fièvre spirillaire est également répandue en Annam.

Le *diabète* et la *goutte* sont rares chez les indigènes qui souffrent plutôt de *scorbut* et de *purpura hémorragique*.

On note quelques cas d'importation de *diphtérie*, surtout au Tonkin. Tous les ans, la *rage* fait un très grand nombre de victimes. elle était connue en Cochinchine avant l'arrivée des Européens, mais le Laos paraît jusqu'ici indemne.

Serpents. — Dans l'Indochine le cobra est rare. mais le bougare, l'ophiophagus elaps. le trimeresurus et le bothrops viridis sont communs et déterminent surtout des accidents au moment des pluies.

Depuis de longs siècles, le *choléra* est endémique au Tonkin. en Annam et en Cochinchine. Il s'y manifeste de temps en temps. particulièrement au printemps et en automne.

La *peste*, d'introduction récente en Indochine, fit sa première apparition par voie de terre (Long-Tchéou-Lang-Son) ; mais. grâce à des mesures sanitaires, elle fut rapidement éteinte. En 1906, elle pénétra à nouveau au Tonkin. cette fois par voie de mer et s'étendit à nombreux ports du littoral. Actuellement, on signale tous les ans quelques nouveaux cas, non seulement au Tonkin. mais encore dans les ports de la Cochinchine. du Cambodge et de l'Annam du Sud ; elle semble maintenant installée à demeure en Indochine. La population européenne n'en a pas encore souffert, mais il n'en est pas de même pour les indigènes.

Le Yunnam est un foyer permanent de *peste* qui menace constamment les provinces méridionales de la Chine et de l'Indochine : en 1894, elle fit 180.000 victimes à Canton et 20.000 à Hong-Kong. Jusqu'à présent. le Tonkin s'est assez bien défendu de ce côté.

D'après le Dr WOLLEY, dans la région de Bangkok, les anophèles. les culex, et les stegomyia sont très abondants ; la *malaria* y cause de grands ravages, mais les cas de *filariose* sont très rares. Parmi les *dysenteries*, il a surtout noté la *dysenterie amibienne*, une *diarrhée causée par le Cercomonas hominis* et une *distomiase due à l'Opisthorchis sinensis*. Les distomatoses sont nombreuses et fréquentes comme sur tout le littoral de la mer du Bengale, de la mer de Chine jusqu'en Corée.

Les tumeurs habituellement rencontrées dans les diverses races indochinoises sont les *sarcomes*, les *carcinomes*, les *épithéliomes*, les *lipomes*, les *kéloïdes* et les *fibromes*.

L'*Ankylostomose* sévit dans toute l'Indochine, le Siam et les Indes, elle est connue en Chine, au Japon, à Formose, à Java et à Bornéo...

Les Indes. — « Vaste plateau d'une altitude de 400 à 1000 mètres, bordé d'un étroit littoral maritime et rattaché par une bande de plaines basses au grand massif thibeto-himalayen. On peut donc le diviser en trois régions bien distinctes : 1° la région montagneuse du nord, c'est-à-dire l'Himalaya et les chaînes du N.-O. et du N.-E. ; 2° la plaine ; 3° le plateau péninsulaire. » Aussi, l'Inde possède-t-elle tous les climats depuis celui du pôle, dans le Haut-Himalaya, celui de l'Europe, chaud ou tempéré, sur le plateau central et celui du Tropique dans le Bengale, le long du Gange, aux bords de l'Indus et sur tous les littoraux.

PATHOLOGIE

Choléra. — Le Dantec écrit : « On a cru jusqu'à ces derniers temps que le seul foyer du choléra était l'Inde anglaise, parce que ce pays a été le point de départ de presque toutes les maladies d'Europe ; mais, lorsqu'on étudie la maladie en Extrême-Orient, on voit qu'il existe d'autres foyers endémiques, comme l'Indochine et les Indes Néerlandaises...; signalé dans l'Inde dès les temps les plus reculés... le choléra ne devait pas toujours rester cantonné dans l'Inde. Après avoir fait quelques victimes dans la vallée supérieure du Gange et du Brahmapoute, il tombe avec une violence inouïe sur Jessore (19 août 1817) et enlève 60.000 personnes en quelques semaines ; les malades tombaient foudroyés dans les rues de Jessore, les fugitifs transportent le choléra à Calcutta, puis à Bombay et bientôt toute l'Inde est contaminée. En trois ans, l'épidémie fait trois millions de victimes.

Pour la première fois, le choléra sort de son foyer d'origine par les deux grands ports de l'Inde : Calcutta et Bombay, qu'on pourrait appeler « les ports d'attache du choléra ».

Partant de Calcutta, le choléra voyage dans deux directions : 1º de Calcutta, il passe en Indochine et, par Singapour frappe, d'une part, le Siam, la Cochinchine, le Tonkin, la Chine (1821), le Japon (1823) ; d'autre part, les Philippines, les Célèbes, les Moluques (1821). 2º : de Calcutta, le choléra est transporté à Maurice, d'où il passe à la Réunion et à Zanzibar.

De Bombay, le choléra pénètre dans le golfe Persique, à Bassora, et de là s'irradie, d'un côté vers la Syrie, de l'autre vers la Perse, et s'arrête à Astrakan (1823). Deuxième exode (1827-1837). Le choléra prend, pour la première fois, la voie de terre et voyage avec les caravanes (les Mahométans chiïtes, très nombreux en Perse et dans l'Inde, sont contraints, par les exigences de leur religion, à transporter leurs morts dans les villes saintes de la vallée de l'Euphrate : Kerbela et Nedjef. A ces cadavres, portés à dos de chameaux sous un soleil brûlant, s'ajoutent les corps des pèlerins tombés en route, si bien que les caravanes deviennent à la fin, suivant l'expression de FAUVEL. « de véritables charniers ambulants ». Même les maisons servent de tombeaux et la terre qu'on en retire pour faire place aux morts, se débite en gâteaux talismaniques aux pèlerins. L'industrie des habitants consiste à inhumer les cadavres qu'on leur apporte de toutes les régions du monde chiïte. On comprend de quel danger pour la salubrité publique, sont ces charniers. (E. Reclus-H. Monod).

Parti de l'Inde en 1827, il pénètre ainsi dans le Thibet en 1828, en Perse en 1829. Là il se divise en deux courants : un courant septentrional qui pénètre en Europe par Astrakan. remonte le cours du Volga et envahit l'Europe de l'est à l'ouest : un courant méridional qui, faisant un coude vers la Mecque, envahit l'Egypte et le nord de l'Afrique, et vient rejoindre à l'ouest le courant venu du nord.

D'Angleterre, le choléra est transporté à Québec (1832), par les émigrants irlandais, et, de là, se propage dans toute l'Amérique du Nord, jusqu'au Pacifique à l'ouest, et jusqu'au Golfe du Mexique au sud (1833). France. 100.000 victimes (1832). 3me exode : (1841-1850). Exode à la fois par terre et par mer. Né dans le royaume de Lahore en 1841, le choléra se répandit dans l'Inde entière et sortit par mer. par ses deux ports d'attache : 1° Calcutta pour marcher vers l'est et pour envahir la Chine (1841), et les Philippines (1842) : 2° Bombay pour débarquer à Bassora (1846). faire un coude vers la Mecque avant d'envahir l'Egypte et le Nord Afrique jusqu'au Sénégal.

Par terre. le choléra suivit la route des caravanes. Afghanistan, Perse. gagna les bords de la mer Caspienne. pénétra en Russie par Astrakan, remonta le Volga et. comme dans la première épidémie. envahit l'Europe de l'est à l'ouest.... en Amérique du Nord (émigrants irlandais) ravage jusqu'aux Antilles inclusivement. — France 1848-1849. 110.000 victimes.

— En 1851 réveil en Silésie. gagne Moscou, France. Angleterre, Etats-Unis. Amérique du Sud et Crimée...

4ᵐᵉ exode : 1892. Parti de Hurdwar, lieu de pélerinage indien, atteignit Hérat, Mesched. de là diffusa dans toute la Perse. pénétra en Russie par Bakou, et s'étendit rapidement jusqu'à Moscou et St-Pétersbourg.

Le choléra de 1908, qui fit de nombreuses victimes en Russie, fut encore d'origine indienne par Samarkand et le Farghana.

Les foyers indiens de *peste* sont au nombre de deux : 1º Guhrwal, qui paraît être le foyer primitif de la peste dans l'Inde ; 2º Pali, séparé de l'autre par 7 à 800 milles de pays intermédiaires qui ne présentent pas de cas de peste ; Pali serait plutôt un foyer secondaire. La peste de Pali a présenté une particularité digne d'être relevée : elle s'accompagnait fréquemment d'hémoptysies et d'inflammation du poumon. Ces complications avaient été déjà signalées lors de la peste noire du XIVᵉ siècle. La peste qui a éclaté à Bombay en 1896 et qui n'est pas encore éteinte, semble avoir été importée par un navire venu de Chine, chargé de marchandises infectées. L'épidémie commença dans le quartier Mazagon voisin des docks et du port. (Le Dantec).

Paludisme. — Christy estime à 5 millions le nombre des Indiens qui meurent tous les ans, soit de la malaria, soit de ses suites.

Dans l'Inde. la *fièvre rémittente bilieuse* a été décrite sous deux noms différents: fièvre des jungles, si le malade avait pris sa maladie dans ces immenses plaines inondées qui s'étendent aux pieds de l'Himalaya : fièvre du Teraï, s'il avait contracté son affection dans les grandes forêts qui couvrent les flancs himalayens. Sur les rives et l'embouchure du Gange, sur la côte de Malabar et Ceylan. les fièvres ont une gravité exceptionnelle.

On signale dans ce pays une *adénite chronique* frappant le plus souvent les ganglions inguinaux et cruraux, plus rarement les ganglions auxillaires. Cette affection survient toujours sans traumatisme d'aucune sorte. chez des individus atteints de paludisme chronique.

Stephens et Christophus ont trouvé des villages aux pieds

de l'Himalaya où le nombre des enfants infectés de *paludisme* variait de 40 à 72 pour 100. La *bilieuse hémoglobinurique* est totalement inconnue.

La *dysenterie* est d'une fréquence extrême, ainsi que les *abcès du foie* dont souffrent les soldats anglais servant dans l'Inde ; d'après FAYRER, elle enlèverait 14,5 pour 100 des enfants de l'Inde.

MOORE (diseases of Indien) décrit une *diarrhée chronique* toute différente de la dysenterie chronique, dont les symptômes sont identiques à ceux de la diarrhée de Cochinchine, le chiffre de la mortalité serait de 10 p. 100.

La *sprue* serait une autre diarrhée, accompagnée d'aphtes, qui atteint les Européens habitant plus particulièrement les hauteurs, et à laquelle peu de colons échappent. *Les embarras gastriques* a calore et les *insolations* frappent un grand nombre d'individus. Les *parasites intestinaux* sont nombreux ; on signale également les *Distomatoses*, la *Biblarziose*, l'*ankylostomose*, la *trichinose*.

La *typho-malarienne* est également fréquente : le *typhus* n'est pas inconnu.

La *variole* a son maximum d'intensité et de mortalité dans la saison sèche.

La *rougeole* enlève beaucoup d'enfants chaque année ; tandis que la *scarlatine* a été observée et seulement chez des Européens.

Quelques épidémies d'*oreillons*, de *grippe* et de *coqueluche* sévissent à travers tout le pays atteignant aussi bien les Européens que les Indiens.

La *dipthérie* n'est pas endémique : elle y fait peu de victimes. Les Indes anglaises sont un grand foyer de *dengue*, d'où elle sort fréquemment pour envahir Aden, Zanzibar, etc...

Le « relapsing fever », fièvre récurrente ou fièvre spirillaire, paraît endémique dans tout le nord de l'Inde ; elle s'échappe de temps en temps à bord des navires émigrants, et c'est de cette façon qu'elle a été, à maintes reprises, introduite à la Réunion et à Maurice.

La *fièvre ondulante* est endémique dans nombreux ports de l'Inde.

Le *Kala-azar*, ou fièvre noire, est une maladie meurtrière

qui règne dans l'Assam, entre le Brahmapoute et les collines du Garo. La dénomination de fièvre noire provient plutôt, dit LE DANTEC, de la saleté repoussante des malades que d'une pigmentation exagérée de la peau ; cette splénomégalie tropicale est encore appelée fièvre dum-dum.

MANSON décrit sous le nom de *cirrhose biliaire* de l'enfance, une affection qui frappe le 1er âge, dans les principales villes de l'Inde et en particulier à Calcutta. La guérison est rare, à peine en compte-t-on 6 sur 400 cas ; affection plus fréquente dans les familles indiennes que musulmanes ; ne paraît relever ni de l'alcoolisme, ni de la syphilis, ni du paludisme ; elle débute habituellement par un développement du foie, puis viennent des vomissements alimentaires et de la diarrhée : le teint du malade est jaune, ses gardes-robes sont pâles, son urine foncée, enfin il survient de l'ascite, avec œdème des pieds et des mains. Mais, chez l'adulte, la *cirrhose hépatique* s'observe fréquemment surtout dans la classe pauvre, le nombre d'alcooliques étant incalculable. La *tuberculose* est connue dans l'Inde de temps immémorial ; surpeuplement, malpropreté des gens et des locaux, insalubrité de l'habitation dans laquelle ne pénètre souvent ni air, ni lumière ; alimentation végétale insuffisante et de mauvaise qualité, boissons fermentées du cocotier donnant un acool d'affreuse qualité ; toutes ces causes réunies, jointes au paludisme et à la syphilis, viennent aider l'action phtisiogène du climat du littoral et des abords des fleuves, tropical et excessivement humide ; toutefois la *tuberculose osseuse et articulaire* n'est pas très fréquente et le *lupus* semble totalement inconnu.

Ce pays est celui qui contient le plus de *lépreux* ; la *syphilis* atteint la majorité de la population et dans les Indes anglaises le nombre des individus de race blanche atteints *d'affections vénériennes* est plus considérable que dans les autres contrées de l'Extrème-Orient. La blennorragie n'est pas très grave chez l'Indou, il en est autrement du chancre mou.

Les *aortites chironique*s sont souvent observées et relèvent généralement du paludisme et de la syphilis.

Dans l'Inde, la *pneumonie* a une répartition géographique

inverse de celle du *rhumatisme* ; rare sur la côte. elle est plus fréquente sur le haut plateau et les régions monta-gneuses, particulièrement dans les vallées himalayennes. Dans ce pays ravagé si fréquemment par la famine, les épidémies acquièrent des caractères terribles de gravité.

Les *bronchites* emportent un grand nombre d'enfants et de vieillards.

L'*emphysème* est fréquent même chez les adolescents.

L'*érysipèle* serait assez rare. mais les lymphangites sont des plus communes.

Le *tétanos* tue une grande partie des nouveau-nés.

Le *scorbut* et le *Béribéri* sont endémiques et redoublent au moment des famines. On a décrit sous le nom de *fièvre de Nasha* une maladie caractérisée par une congestion de la muqueuse nasale au niveau de la cloison ; la fièvre élevée s'accompagne de courbature, de douleurs de tète et d'épaules. de myosis ; cette affection bénigne est rare en hiver ; elle guérit en quelques jours mais récidive souvent. C'est également dans l'Inde qu'on a étudié pour la première fois, le *rhinosporidum kinealyi*, parasite trouvé dans une tumeur papillomateuse pédonculée, grosse comme un pois, implantée sur la cloison nasale d'un Indien.

Le *clou de Bombay* est l'affection décrite habituellement sous le nom de bouton d'Orient; on sait actuellement qu'elle est produite par une Leishmania.

Il apparut à Calcutta, pendant les saisons fraîches, 3 épi-démies d'*hydropisie* qui disparaissaient avec les premières chaleurs. La même maladie fut observée dans les pays de montagne à 5.000 pieds d'altitude (Shillog et Assam). A Cal-cutta, la maladie resta limitée à certains quartiers sans envahir la ville.

Les *affections nerveuses* sont nombreuses chez ce peuple débilité; l'*hystérie* surtout revêt des formes les plus variées ; les Yoguin (appelés à tort fakirs), peuvent se plonger dans un état cataleptique qui leur permet de vivre sans prendre d'aliments pendant un certain temps. L'épilepsie et l'aliénation mentale ne sont pas rares.

Le *diabète* atteindrait particulièrement les Indiens riches, grands amateurs de sucreries, on accuse également l'alimentation trop exclusivement végétale. Dans la région des montagnes. notamment celles de l'Himalaya. les *goîtreux* sont nombreux.

A Cochin, un si grand nombre d'individus sont porteurs d'*éléphantiasis*. qu'on l'a surnommé la *jambe de Cochin*.

L'*hématochylurie* est souvent signalée dans l'Inde.

La *Filaire de Bancroft* se trouve dans le sang de nombreux Indous.

La *Filaire de médine* se rencontre également un peu partout.

Le *pied de Madura* était si fréquent qu'il fut longtemps considéré comme une maladie spéciale au pays ; on sait maintenant qu'il existe en dehors de l'Hindoustan. La gale, l'impetigo, l'ecthyma, l'eczéma, le psoriasis et nombreuses affections de la peau sont pour la plupart entretenues par la malpropreté indigène. Quelques auteurs ont signalé des cas d'*Ainhum*, mais cette affection n'est pas beaucoup répandue comme en Afrique.

Le *Ghamachu* dont souffrent beaucoup d'Indiens, ne serait qu'une variété de *lichen tropicus*, compliqué plus ou moins de *furonculose*.

Le *Paranghi de Ceylan* ressemble au *frambœsia* ; cependant il serait plus particulièrement synonyme de syphilis. Cette affection se déclare parfois sous forme d'épidémie, telle celle constatée à Assam en 1894 par Powel : « au point d'inoculation, dit cet observateur, il se développe un tubercule qui est rapidement suivi par une éruption semblable sur tout le corps. Le temps qui s'écoule entre le tubercule primaire et le secondaire est indéfini, mais toujours plus court que dans la syphilis. Au microscope, les coupes pratiquées dans la tumeur. démontrent qu'on se trouve en présence d'un papillome ».

L'Inde est le pays où les serpents font le plus de victimes, en 1903 on compta près de 25.000 victimes. Les plus répandus sont le *cobra capello, le bongare et le Daboie. La rage* est très rare.

La Presqu'île de Malacca et les Iles ont un climat tropical et particulièrement humide ; nulle part au monde l'influence de la mer ne le rend plus égal ; il n'y a pas plus de 2 degrès entre la moyenne de l'hivernage et de celle de l'été (25° et 27°). La saison des pluies s'établit en décembre et finit fin juin, les orages quotidiens y donnent des pluies torrentielles, la chaleur est alors accablante ; puis la saison sèche s'établit, il y pleut moins, mais les orages y déterminent encore constamment des pluies plus courtes. Le soleil apparait qui sèche tout en un instant. De 1 heure à 5 heures de l'après-midi les chaleurs y sont les plus fortes.

Le séjour est dangereux à la côte où les marécages entre-tiennent des nuées de moustiques, mais sur les hauteurs, la température varie entre 20° et 30° degrés et le séjour y est plus salubre.

La pathologie comprend le *choléra*, le *paludisme* et les *affections dysentériformes*, *sprue*, *variole*, *rougeole*, *rhuma-tisme*, *pneumonie*, *phtysie*, *beriberi*, *syphilis*, *dermatoses nom-breuses* (tokelau, Kératoses, palmaires, pemphigus, etc.).

L'ARABIE et la SYRIE nous intéressent surtout par les dangers qu'elles·font courir à l'Europe dans la propagation du *choléra* et plus particulièrement maintenant depuis qu'un chemin de fer réunit le Hedjaz à la Turquie.

Le Hedjaz est cette province de l'Empire ottoman dont la capitale, La Mecque, est le lieu de pélérinage des musulmans du monde entier. Cette terre est pleine de souvenirs de Mahomet, aussi est-elle vénérée dans le monde musulman à l'égal de la Palestine dans le monde chrétien. On estime à 400.000 le nombre des pèlerins qui, tous les ans, se rendent à La Mecque. Les arrivages se font par mer et par terre.

1° *Arrivages par mer*. — 45,000 pèlerins en moyenne arri-vent par mer à Djeddah et Yambo, de tous les points du globe : Chine, Malaisie, Inde, Perse, Zanzibar, Egypte, Tur-quie, Tunisie, Algérie, Maroc. En 1890, 142 vapeurs arrivèrent à Djeddah chargés de pèlerins. De Djeddah à La Mecque, il y a 72 kilomètres qui se font en une ou deux nuits à âne ou à chameau.

2° *Arrivages par terre*. — Le plus grand nombre de pèlerins arrivent à la Ville Sainte par voie de terre. Organisés en grandes caravanes, ils suivent cinq routes principales :

1. Route de Syrie pour les pèlerins turcs (trois mois de voyage).
2. Route du Caire pour les caravanes d'Egypte.
3. Route de Mésopotamie pour les caravanes du Tigre et de l'Euphrate (deux mois de voyage).
4. Route de Nedjed pour les caravanes du golfe Persique.
5. Route de l'Yémen pour les caravanes du Sud.

3° *Pèlerinage*. — En mettant le pied sur la terre du Hedjaz, tout pélerin revêt immédiatement l'Irham, qui se compose de deux pièces de toile blanche, dont l'une le couvre jusqu'à la ceinture, et dont l'autre est jetée en écharpe sur les épaules.

A partir de ce moment, et pendant le pélérinage entier, le pèlerin doit avoir la tête et le torse nus. L'absence de couvre chef rend l'insolation fréquente. Ainsi, en 1890, on compta 2500 cas d'*insolation* le jour de la prière à Arafat, montagne sur laquelle Adam et Eve vinrent se réfugier après avoir été chassé du Paradis terrestre. Le lendemain de la prière d'Arafat, a lieu la fête des Courbans (sacrifices). « C'est à Mina, qu'Allah arrêta Abraham sur le point d'immoler son fils et désigna à ses coups une brebis cachée dans un bosquet voisin. C'est en souvenir du sacrifice d'Abraham que chaque pèlerin égorge à Mina un ou plusieurs animaux, suivant ses moyens. Des centaines de mille d'animaux sont tués ce jour-là. Le sang ruisselle partout dans la vallée, et il ne faut rien moins que cette chaleur torride du Hedjaz pour assécher le sol et s'opposer à la putréfaction de ces nombreux cadavres.

Les riches égorgent 8, 10, quelquefois 20 chameaux, les pauvres un mouton, souvent même une poule. Puis, ce sont des orgies, un véritable gavage, au cours duquel des hommes, qui se contentent habituellement d'un peu de riz ou d'une poignée de dattes pour toute nourriture, mangent, dévorent ce jour-là, jusqu'à la satiété la plus complète. Spectacle unique au monde que celui de ces 400.000 êtres humains réunis au même lieu, pèlerins, chameliers, femmes publiques, esclaves et marchands d'esclaves, boutiquiers apportant des marchandises de toutes les contrées du globe, saltimbanques, jongleurs, cuisiniers ambulants. etc., immense foire où les peuples les plus divers. les races les plus opposées se mêlent et s'unissent pour se livrer à tous les dévergondages. Les fêtes de Mina durent trois jours, pendant lesquels le Coran autorise tous les excès, absout toutes les fautes » (Alix).

Vers la fin du troisième jour, les pélerins qui n'ont pas visité le tombeau de Mahomet à l'aller, s'organisent en caravanes pour se rendre à Médine; puis toute la ruche humaine s'éparpille sur les routes des caravanes, on s'embarque à Djeddah ou à Yambo pour effectuer le voyage de retour. Il est impossible de connaître le chiffre des décès parmi les pélerins, mais il doit être considérable, car il n'y a pas que les hommes bien portants qui se rendent dans les lieux saints de l'Islam, il y a aussi de nombreux malades qui viennent demander la guérison au prophète. Alix évalue le nombre des décès à 20 p. 100 en temps ordinaire, à 30 p. 100 en cas d'épidémie. Cette proportion donne pour l'année 1890, *36.000 décès cholériques et 68.000 décès par d'autres maladies.* On comprendra désormais, quel danger constitue pour l'Europe le pélerinage du Hedjaz et Hart a raison d'appeler La Mecque. la station du relai du choléra entre le Bengale et l'Europe ». (Le Dantec).

Morbidité et mortalité générale aux Colonies

Il n'est pas possible d'établir pour chaque Colonie, une statistique de la morbidité ni de la mortalité pour la population indigène : mais les renseignements que nous avons puisés dans les documents parlementaires, concernant la morbidité et la mortalité dans les troupes coloniales (éléments blancs et éléments indigènes) permettent de nous rendre compte des diverses conditions sanitaires influant sur la santé des hommes occupés dans la plupart des colonies tropicales : ils auront aussi cet avantage de montrer, par comparaison, la différence des effets que ces conditions provoquent chez les Européens et les indigènes.

Voyons d'abord ce qu'il en est pour la morbidité générale. Tandis que pour les Européens le total des entrées à l'hôpital et à l'infirmerie s'élève à 11 50 pour 1000 hommes, il n'est que 5.28 pour les indigènes, soit moins de la moitié.

Ce sont surtout les jeunes soldats, qui sont touchés, ainsi que le prouve le tableau ci-dessous relatif aux troupes européennes :

Officiers	237 o/oo
Sous-officiers	468 —
Soldats de moins de 21 ans	1.531 —
— 21 à 25 ans	1.282 —
— 25 à 30 ans	11.57 —
— 30 ans et au-dessus	971 —

Mais il est intéressant de connaître cette morbidité par colonie ; c'est ce que fournit le tableau suivant où nos possessions sont rangées dans un ordre de morbidité croissante, celle-ci étant rapportée à 1000 hommes de troupes coloniales européennes :

Inde	5oo
Tahiti.	666
Nouvelle-Calédonie	815
Annam et Tonkin.	991
Cochinchine.	1.162
Afrique Occidentale	1.223
Madagascar.	1.263
Antilles	1 479

Cet ordre n'est plus le même, et le taux de la morbidité reste beaucoup moins élevé lorsque l'on considère les troupes indigènes :

Cochinchine.	410
Madagascar.	411
Inde	445
Afrique Occidentale	461
Annam et Tonkin.	616

Dans les troupes coloniales européennes, le *paludisme* constitue le facteur nosologique entraînant le plus d'indisponibilité : 252 o/oo. C'est la *blennorrhagie* et les *maladies de l'appareil digestif* qui suivent avec 88.6 o/oo et 87,4 o/oo, puis la *diarrhée* (70 o/oo), le *chancre mou* (59,2 o/oo) ; viennent ensuite la *laryngite*, la *bronchite*, la *syphilis*, l'*anémie*, la *dysenterie*, etc.

Dans les troupes indigènes, la physionomie pathologique n'est pas sensiblement différente. C'est encore le *paludisme* qui entraîne le chiffre d'hospitalisations de beaucoup le plus élevé et qui tient la tête dans le classement des maladies observées au point de vue de leur fréquence. Il se présente avec une morbidité de 104,9 o/oo. Viennent ensuite : la *bronchite* avec 32,5 o/oo, les *maladies des yeux* (24,3 o/oo), la *blennorrhagie* (23,9 o/oo), la *diarrhée* (20,5 o/oo), les *maladies de l'appareil digestif* (19,2 o/oo), le *chancre mou*, les *maladies de la peau*, le *béribéri*.

Voici maintenant les détails de même ordre en ce qui concerne d'abord la mortalité des Européens, puis la mortalité par Colonie, en ne considérant que les décès par maladie :

Officiers 12.9 0/00
Sous-officiers . . . . . .   13,6 —
Soldats de moins de 21 ans .   »   —
—   de 21 à 25 ans . .   7,9 —
—   de 25 à 30 ans . .   8,0 —
—   de 30 ans et plus .   13,9 —

Ce qui donne une mortalité moyenne pour les Européens de 10 °/₀₀.

La mortalité moyenne des troupes indigènes est un peu plus élevée : 11.7 °/₀.

Les colonies se classent ainsi qu'il suit dans l'ordre de la mortalité générale croissante pour 1.000 hommes de l'effectif total des troupes coloniales européennes.

Inde . . . .   »
Tahiti . . . .   »
Antilles 3.1
Nouvelle-Calédonie 8.6
Madagascar 12.1
Annam et Tonkin 12.4
Cochinchine   15
Afrique occidentale 22.6

De même que pour la morbidité, l'ordre de mortalité générale croissante est changé et les chiffres sont notablement différents, si l'on considère les troupes indigènes, ainsi que le montre le tableau suivant :

Inde 8.4
Annam et Tonkin 9.2
Madagascar 15.2
Afrique Occidentale 18.1
Cochinchine   25

Ce sont, comme on le voit, les Antilles et Tahiti qui se présentent avec la mortalité la plus faible pour les Européens, et le même phénomène s'observe d'ailleurs chaque année : la *Cochinchine et l'Afrique occidentale restent, au contraire, parmi les Colonies les plus éprouvées.*

Pour ce qui est des troupes indigènes, la Cochinchine arrive au dernier rang, offrant, et cela comme tous les ans, la mortalité la plus élevée.

Au point de vue de la *mortalité* par diverses maladies c'est *pour les Européens*, le *paludisme* qui arrive en tête avec 230 o/oo ; la *dysentrie* vient ensuite avec 180 o/oo, puis la *fièvre bilieuse hématurique* (90 o/oo), *l'hépatite suppurée* (76 o/oo).

Pour les troupes indigènes, le *paludisme* est relégué au second plan, laissant la 1re place au *béribéri* (206 o/oo). Après le paludisme (136 o/oo) viennent les *maladies pulmonaires* (104 o/oo), *le choléra* (67 o/oo), la *dysentrie* et la *tuberculose* (45 o/oo).

EUROPE

Si l'on jette les yeux sur la statistique sanitaire générale, on pourra se rendre compte qu'en Europe et particulièrement en France, les maladies les plus meurtrières sont :

En France en 1906, il y a eu sur 778.400 décès :

par Débilité sénile	103.374
Pneumonies, bronchites, etc.	99.839
Tuberculose (pulmonaire, etc.)	87.091
Maladies organiques du cœur	49.889
Hémorragie et Ramollissement cérébral	47.446
Diarrhée infantile	41.699
Cancer	27.306
Débilité congénitale	24.421
Mort violente	26.259
puis viennent Fièvres typhoïdes	5.453

Rougeole, Coqueluche, Diphtérie 9.000 (dont 3.000 pour chacune environ).

Les grandes maladies meurtrières sont en France au nombre de sept :

1o *Les Maladies inflammatoires de l'appareil pulmonaire*, dont la plus grande part revient aux refroidissements ou à la grippe ;

2o La *tuberculose* ;

3o Les *Maladies organiques du cœur*, dont la plus grande part relève du rhumatisme ;

4⁰ Les *Hémorragies et Ramollissement du cerveau* qui reconnaissent en général comme causes principales l'alcoolisme et la syphilis ;

5⁰ Les *Diarrhées infantiles* dues le plus souvent à la mauvaise alimentation des nourrissons :

6⁰ Le *cancer*, deux fois plus fréquent à la ville qu'à la campagne ; 7⁰ enfin la *fièvre typhoïde*.

Dans les autres pays d'Europe, c'est l'Autriche qui compte le plus de décès par *tuberculose*, puis viennent par ordre décroissant de fréquence. la Hongrie, l'Irlande, la Finlande, la Norwège, la Belgique, l'Allemagne, la Suisse, l'Écosse, la France, le Danemarck. l'Angleterre et enfin l'Italie.

L'Angleterre qui passait jadis pour contenir le plus de tuberculeux a entrepris avec énergie une campagne d'assainissement des habitations, elle ne néglige rien dans la lutte contre le grand fléau ; grâce à son admirable organisation sanitaire et à l'éducation prophylactique de toutes les classes de la société, elle finira par être la nation la moins éprouvée.

L'Italie doit à son merveilleux climat son petit nombre de phtisiques.

Pour le *cancer* c'est la Suisse qui arrive la première en tête comme fréquence. puis les Pays-Bas, les États Britanniques, la Norwège. la France, l'Autriche. l'Allemagne et l'Italie.

La *fièvre typhoïde* est en diminution dans tous les pays d'Europe. seules, la Serbie. l'Irlande et l'Italie lui paient toujours un lourd tribut.

Le *typhus exanthématique* est également en diminution partout, on le rencontre encore en Irlande, en Autriche-Hongrie, en Angleterre et en Écosse (mais dans des proportions moindres).

Le *Paludisme* ne donne plus lieu qu'à un très petit nombre de décès, sauf toutefois en Italie, en Roumanie, en Serbie et aux Pays-Bas.

La *Variole* disparait de plus en plus en Europe sauf en Autriche-Hongrie et en Belgique.

La *Rougeole* également moins meurtrière se rencontre surtout en Angleterre, en Belgique, en Autriche-Hongrie, en .

Italie, en Allemagne. en France. en Suisse, aux Pays-Bas.

La *Scarlatine* diminue de gravité en Angleterre. en Norvège, en Allemagne ; par contre elle augmente en Suède. en Autriche-Hongrie ; elle semble stationnaire dans les autres pays.

La *Coqueluche* cause toujours une assez forte proportion de décès dans tous les pays. Pour la *Diphtérie et le Croup.* depuis l'emploi presque généralisé du serum antidiphtérique. la diminution du nombre des décès est énorme, seule l'Angleterre leur paierait encore un lourd tribut.

La *Grippe ou Influenza*, dont le foyer originaire semble être le Turkestan. occasionnerait, depuis l'épidémie de 1890, tous les ans de grands ravages dans tous les pays de l'Europe occidentale et septentrionale.

CONCLUSIONS

Nous disions au début de ce travail que, grâce aux découvertes contemporaines dans le domaine de la pathologie exotique, il était permis aujourd'hui de prétendre à l'assainissement des régions réputées jadis impropres à toute colonisation.

Nous avons cité nombreuses localités antérieurement décimées par la fièvre jaune, le paludisme, le choléra et la maladie du sommeil, qui ont maintenant pour ainsi dire rayé de leur table de mortalité les décès occasionnés par ces diverses maladies : démontrant ainsi toute l'influence que peut exercer sur les effets du climat de la zone paraéquatoriale et sur les maladies régnantes de ces contrées, l'adoption des règles d'hygiène judicieusement comprises et rigoureusement appliquées.

Il est maintenant établi, qu'avec des précautions appropriées, un séjour temporaire dans les pays mêmes de la zone équatoriale n'est nullement incompatible avec le maintien d'une bonne santé.

Nous avons vu, au cours de notre voyage à travers les climats chauds du globe, que les maladies contre lesquelles l'Européen avait le plus à se défendre étaient le paludisme, la dysenterie, la fièvre jaune, la variole, le choléra et la fièvre bilieuse hémoglobinurique.

Mais, en somme, toutes ces maladies sont des maladies inévitables qui doivent disparaître devant les progrès de l'hygiène Nous dirons donc, avec M. Le Dantec, que le jour où la zone chaude sera débarrassée de toutes ces endémies, elle doit devenir non seulement habitable, mais encore colonisable pour la race blanche.

En attendant, nous allons exposer les règles de prophylaxie

et d'hygiène les plus conformes avec les données récentes de la science : elles nous permettront de nous soustraire à l'effet des climats anémiants des tropiques et aux maladies régnantes ou tout au moins d'en atténuer la gravité.

Pour s'acclimater aux pays chauds, il faut être bien trempé au moral comme au physique, savoir observer une hygiène sévère, modifier son genre de travail pour ménager ses forces, changer son alimentation, son genre de vêtement et de coiffure, choisir son habitation ; enfin, il faut avoir des notions sur l'étiologie des maladies tropicales, afin de se soustraire systématiquement à l'action des agents microbiens, parasitaires et climatériques. « Les conquêtes scientifiques récentes, en nous révélant la véritable nature des maladies exotiques jusqu'ici mal connues, ont permis de préciser les conditions favorables à leur développement et à leur mode de propagation, et d'indiquer par déduction les moyens de les arrêter ou de les détruire ».

Aux Colonies, plus que partout ailleurs, connaître c'est prévoir et prévoir c'est triompher.

L'âge le plus propice est compris entre 25 et 35 ans, avec maximum de 40 ans ; il faut aussi avoir un fonctionnement régulier de tous les organes, et n'avoir pas eu de maladies antérieures sérieuses, un moral solide dans un corps sain ; il faut être de complexion sèche, de forte ossature, musculeux sans embonpoint ; il faut avoir la poitrine bien développée.

Les obèses, les lymphatiques, les bilieux, les sanguins, les névrosés, les dégénérés, les cardiaques, alcooliques, dyspeptiques, rhumatisants, arthritiques, diabétiques, néphrétiques, anémiques, syphilitiques mal soignés, les individus atteints de dermatoses chroniques, les tuberculeux, les paludiques et tous ceux qui présenteraient des maladies aiguës, seront en danger aux pays chauds. On connaît l'influence aggravante de la malaria sur la tuberculose : le catarrhe de l'oreille moyenne ne permet pas aux hommes de partir dans les contrées infestées de paludisme, car l'usage de la quinine provoque des récidives ou aggrave les otites.

Les enfants au-dessous de 5 ans résisteront rarement à l'action déprimante des chaleurs humides ; seuls les enfants de la classe aisée, entourés de tout le confort et de soins éclairés auront quelque chance d'y croître.

La femme y sera sujette à des irrégularités menstruelles (la jeune fille plus particulièrement). On connaît la fréquence des avortements chez les Anglaises dans l'Inde, avortements résultant des métrorrhagies habituelles aux régions tropicales.

L'hygiène comportera sous les Tropiques, outre les soins de propreté nécessaires pour l'entretien d'une bonne santé en Europe, des ablutions fréquentes. Les bains auront une durée très courte de 3 à 5 minutes, à la température de 20° en moyenne (matin et soir) et seront suivis de frictions sèches.

Des lotions chaudes boriquées ou bichlorurées à 1/2000e seront le meilleur traitement des points irrités : on pourra les faire suivre d'applications de poudre de tannin ou de talc.

Les mains seront fréquemment lavées, ainsi que les orifices naturels et les pieds qui seront en outre garnis de chaussures bien protectrices.

C'est par les pieds que se font la plupart des infections (lymphangites, éléphantiasis, tétanos, onyxis, puce chique, craw-craw, dragonneau, bouton d'Orient, ulcères annamites, piqûre de serpents, etc...)

L'eau, non seulement celle des boissons ou celle qui sert au lavage des ustensiles de cuisine, mais encore celle qui sert aux ablutions, fera l'objet de toute notre attention, car non seulement la plupart des microbes ou des parasites pénètrent dans l'organisme par ingestion, mais il est établi que la filaire de Médine, la bilharzia, le craw-craw, l'ancinaire, etc., pénètrent directement par les téguments et que microbes et œufs de nombreux parasites peuvent aussi pénétrer par les muqueuses des cavités nasales, rectales, etc...

En tous cas, l'eau sera de préférence employée bouillie ; les moindres plaies seront pansées avec autant de minutie que s'il s'agissait de grandes blessures ; il faudra se souvenir qu'un grand nombre d'affections se propagent par les linges lavés en commun, sans être ébouillantés, comme cela se pratique si fréquemment aux Colonies : aussi aura-t-on soin de faire bouillir et laver séparément le linge qui doit être en contact direct avec le corps (furonculose etc.).

Les vêtements dans les pays chauds doivent être minces, amples et de préférence de couleur assez claire, les vêtements Kaki (couleur jaune, rouge ou brûnatre) sont ceux qui protègent le mieux contre les rayons solaires; il ne doivent serrer ni au cou, ni à la taille et ne gêner en rien les fonctions de la peau; la flanelle est un mauvais tissu qui empêche l'évaporation de la sueur, elle irrite la peau et provoque l'éclosion de la furonculose; il faut lui préférer un tricot de coton léger; une chemise de flanelle de coton très fine, un caleçon fin, de chaussettes de coton, un pantalon large et un veston de toile compléteront le costume.

Les chaussures devront être, pour la brousse, en cuir fauve et les jambes bien protégées par des jambières ou des bandes molletières, aussi bien pour éviter les piqûres des puces et des reptiles que celles des plantes épineuses. Pour la ville, surtout en saison sèche, les souliers pourront être en toile avec semelle de cuir.

Le casque est de toute nécessité, aussi bien pour l'homme ou la femme que pour l'enfant. Il doit être « vissé » sur la tête et ne sera même pas enlevé pour les salutations. Le casque en liège ou en sureau avec bords larges pour protéger le front, les yeux, les tempes et la nuque, est indispensable; il doit être fait de telle façon qu'un courant d'air puisse s'établir entre la coiffe intérieure et les trous d'aération du sommet (1).

Le port de lunettes avec verres d'urane jaune ou rouge est souvent d'un grand secours ; ces nuances paraissent supérieures aux verres fumés et procurent toujours un réel soulagement.

Les vêtements de nuit sont, dans la plupart des colonies à température variable, aussi utiles que les vêtements de jour.

(1) Dans nos colonies d'Asie et d'Afrique le casque est indispensable. Dans les colonies d'Amérique et d'Océanie on peut s'en passer, et l'industrie locale fournit des chapeaux du genre Panama ou Wallis ; cependant, il est prudent d'avoir, au moins, un casque en réserve. Dans l'Amérique Centrale et l'Amérique du Sud, le casque est presque inconnu.

sinon plus. si l'on songe que bien des affections. la dysenterie entre autres. n'ont souvent pour cause qu'un refroidissement nocturne. Cet office de protection contre le froid des nuits sera parfaitement rempli par un pantalon et une veste de flanelle de coton (pyjama). En tout temps, il est bon de se protéger le ventre par une ceinture légère de flanelle. milaine. mi-coton.

L'habitation. même temporaire. sera toujours élevée sur un sol asséché : de préférence on choisira un plateau sec, bien ventilé, généralement à l'altitude de 200 à 1000 mètres. Les façades principales seront tournées au Nord et au Sud : la construction élevée à 1 m. 50 ou 2 mètres au dessus du sol, sera entourée de tentes ou de vérandas : la toiture sera haute et séparée des pièces par un faux grenier où l'air circulera librement. Il faut éviter comme matériaux la tôle ondulée qui transforme l'habitation en fournaise le jour et en glacière la nuit.

L'alimentation dans les pays chauds doit être conforme au climat et au pouvoir digestif. La ration militaire pèche par l'excès des viandes et des graisses, celle de beaucoup de civils tendant à imiter l'alimentation de l'indigène. laquelle est trop uniformément végétale et pas assez substantielle. expose à l'anémie, à la débilitation. au béribéri ? et à la dysenterie.

On ne peut fixer de règles en pareille matière. mais la ration type. telle que la recommandent MM. Kermorgant et Reynaud pourrait servir de guide :

Pain	. . . .	700 gr.
Viande fraîche	. . . .	500 gr.
Ou conserves ou poisson	. . . . .	300 gr.
Vin.	. . . .	50 centilitres.
Légumes secs : { Riz haricots	. . .	40 gr.
{ Lentilles	. . . .	30 gr.
Légumes frais	. . . .	450 gr.
Graisse	. . . .	20 gr.
Café	. . . .	50 gr.
Thé.	. . . .	10 gr.
Sucre (de canne de préférence)	. . .	60 gr.
Sel .	. . . .	30 gr

Accessoires : condiments (poivre, achards, piments, vinaigre, huile). Légumes frais ou julienne pour la soupe. Fruits à l'occasion.

Cette ration donne en principes élémentaires : albumine 159,05 ; graisse 37,35 : hydrates de carbone 547,05.

Nous ne saurions trop insister sur la qualité de toutes premières marques que doivent avoir les conserves, lesquelles ne s'altèrent que trop rapidement déjà.

« Les aliments mal préparés sont aussi dangereux que les
» aliments mal choisis, à cause de la série d'indigestions qu'ils
» provoquent et qui, par leur répétition, finissent par porter
» atteinte à la résistance individuelle. Il faut rejeter les parties
» trop grasses et trop fibreuses qui sont difficiles à digérer.
» prolonger la cuisson et ne faire entrer dans leur assaison-
» nement que peu de matières grasses, acides ou irritantes.
» Pour combattre l'inappétence qui se produit si rapidement
» aux pays chauds, il faudra varier l'alimentation, donner peu
» de ragoûts et s'en tenir de préférence aux viandes bouillies
» et roties, agrémentées de légumes frais et de purées. —
» Si les ressources dont on dispose sont restreintes, on s'in-
» géniera à présenter les mêmes mets sous des formes diffé-
» rentes. On usera avec modération des condiments tels que :
» achards, canelle, kari, poivre, piments, etc..., afin de relever
» le goût des aliments sans arriver à l'irritation des voies
» digestives, que l'abus de ces substances ne tarderait pas à
» provoquer. Autant que possible, les repas devront avoir
» lieu toujours aux mêmes heures, afin d'assurer le bon fonc-
» tionnement des organes de la digestion. Enfin, les fonctions
» de cuisinier seront dévolues aux indigènes ; ce ne serait
» pas sans courir de graves dangers pour sa santé, qu'un
» blanc séjournerait devant un fourneau : il deviendrait rapi-
» dement anémique. » (KERMORGANT & REYNAUD).

BOISSONS. — Sous l'influence de la chaleur excessive et des transpirations abondantes la soif s'exagère. Il serait dange-reux de limiter la ration d'eau au-dessous du taux physio-logique : cependant l'excès de boissons fatigue l'estomac, amène l'atonie de cet organe et aboutit à la congestion du foie et à l'exagération de la fonction biliaire.

La recherche d'une bonne eau et la prohibition des boissons alcooliques sont les premières règles d'hygiène pour les coloniaux.

Il n'y a pas que l'eau ingérée en nature qui soit à conseiller aux colonies. les infusions (avec eau bouillante) de café. de thé. cacao. etc. sont très recommandables ainsi que le vin en petite quantité.

Mais si l'eau fournit la meilleure boisson à l'Européen aux colonies. elle peut aussi être pour lui un grand ennemi. car elle joue un rôle important dans la genèse d'un grand nombre de maladies.

Il nous suffira de rappeler qu'elle peut servir de véhicule aux germes de la dysenterie, de l'hépatite. de la fièvre typhoïde, du choléra, aux œufs d'ascaris, aux embryons de tenia, de dragonneau. à la bilharzie, à l'ankylostome. aux filaires diverses. aux douves hépatiques.

L'eau qui sert à laver les légumes, les verres et autres ustensiles de ménage. est aussi dangereuse que l'eau des boissons.

Il ne nous est pas possible d'énumérer ici tous les procédés qui nous permettent de reconnaître qu'une eau est propre à la consommation : nous nous limiterons aux conseils les plus pratiques pour préserver le colon des dangers que peut occasionner une eau contaminée.

L'eau doit être limpide. inodore, fraîche. d'une saveur agréable : elle doit bien cuire les légumes et faire mousser le savon. Mais une eau ayant ces qualités peut cependant contenir nombreux germes de maladies.

Les eaux doivent provenir de source. ou de puits creusés en couches profondes. en terrains bien homogènes. loin des agglomérations humaines ou des terres cultivées soumises à la fumure. A défaut d'eaux de source, les eaux de pluies peuvent être utilisées à la condition qu'elles n'aient pas été recueillies sur des toits ou des citernes où s'accumulent et pourrissent des débris de végétaux : elles devront. être recueillies sur des baches ou toitures entretenues en état de propreté parfaite.

L'eau des rivières est souvent souillée par des immondices

de toutes sortes ; elle devra toujours être prise en amont de toute habitation.

Dans tous les cas, aux Colonies, les eaux devront être stérilisées par l'ébullition prolongée ou à défaut être filtrées, (bougies Chamberland, filtres Berkefeld, Chabrier, Lapeyrère etc.) ce dernier procédé n'étant encore qu'un moyen d'épuration incomplète.

Les autres procédés peuvent parfois rendre service, mais en cas d'urgence ; les plus connus sont :

1° L'alunage (10 à 25 centigr. d'alun par litre d'eau) qui clarifie les eaux limoneuses.

2° Le traitement par le permanganate de potasse jusqu'à légère coloration.

Le procédé du Professeur VAILLARD (du Val de Grâce) syniodules, est rapide, simple et assez sûr, le principe de ce système est l'emploi de l'iode à l'état naissant ; l'opération se trouve très simplifiée par l'usage de comprimés bleus d'iodate de soude ioduré et de comprimés rouges d'acide tartrique ; il suffit de jeter dans l'eau la quantité de ces comprimés déterminée par l'instruction ; leur dissolution simultanée donne immédiatement naissance à de l'iode qui détruit presque instantanément tous les germes vivants. On laisse agir l'iode pendant 10 minutes, puis on neutralise avec des comprimés d'hyposulfite de soude, l'eau reprend aussitôt sa couleur claire et son goût naturel.

Ces quelques considérations sur la prophylaxie des maladies transmissibles par l'eau. nous amènent à passer en revue les autres mesures prophylactiques qu'il faut connaître pour lutter d'une façon efficace contre la propagation des infections dans les pays chauds. On devra non seulement avoir présente à l'esprit la notion de contagion ; mais surtout se souvenir de leur mode de transmission.

Pour la fièvre jaune, par exemple, le virus amaryllogène n'est rien, le Moustique est tout.

Nous diviserons donc (avec le Dr MISER) les maladies exotiques en :

1° *Maladies transmissibles par des insectes parasites de l'homme et des animaux :*

Peste (puce du rat surtout) ; Typhus récurrent (punaise) : Lèpre (peut-être punaise, acare de la Gale, Culex ?)

2° *Maladies transmises par les moustiques :*

Paludisme (anophèle) ; fièvre jaune (*stégomyia fasciata*) : filariose (*culex*).

3° *Maladies transmises par les mouches :*

Trypanosomose (Tsé-tsé) ; choléra (mouche domestique, etc.) (CHANTEMESSE).

4° *Maladies transmises par l'eau :*

Choléra ; dysenterie ; dracunculose ; bilharziose ; ankylostomose.

5° *Maladies transmises par une érosion de la peau :*

Pied de Madura, éléphantiasis, érysipèle, etc.

6° *Maladies d'origine alimentaire :*

Béribéri ; lathyrisme ; atriplicisme ; empoisonnement par les poissons ; empoisonnement par la farine de manioc ; scorbut.

7° *Maladies causées par des morsures d'animaux venimeux ou par des végétaux toxiques ou parasites :*

Envenimation ; Fièvre des tiques ; Dermatomycoses : Pied de Madura ; etc.

8° *Maladies parasitaires dont l'agent de transmission n'est pas encore connu, mais qui est probablement un insecte :*

Bouton d'Orient ; Kala Azar ; Verruga du Pérou ; Fièvre ondulante (de Malte) ; Pian ou frambœsia.

MALADIES TRANSMISSIBLES PAR LES MOUSTIQUES

Le *Paludisme* est occasionné par l'introduction dans l'organisme d'un protozoaire « le Plasmodium de LAVERAN » qui est transmis de l'homme malade à l'homme sain par la piqûre de certains anophélidés.

Rare dans le nord de l'Europe, il sévit cependant quelquefois sur le littoral des Pays-Bas, et jusqu'en Laponie ; plusieurs foyers s'échelonnent aussi le long du littoral Atlantique ; il devient plus fréquent sur les côtes méditerranéennes ainsi qu'en Pologne, en Hongrie, en Roumanie, dans les îles de l'Archipel grec et en Turquie. Tout le littoral africain lui paie un lourd tribut ; les régions basses et marécageuses de l'intérieur en sont infestées. En Amérique, on le rencontre, çà et là depuis le 50ᵉ degré de lat-Nord jusqu'au 20ᵉ degré de lat-Sud. En Asie, toute la partie méridionale et les grands archipels qui s'y rattachent sont également des foyers endémiques justement redoutés. Les Iles de la Sonde, des Célèbes, des Moluques, la Nouvelle Guinée, les Philippines, les Nouvelles-Hébrides et la côte septentrionale d'Australie n'en sont pas épargnées. Cependant les Iles Loyalty, la Nouvelle-Calédonie et la Polynésie ont échappé jusqu'à présent aux fièvres paludéennes.

La prophylaxie consiste à protéger les malades de la piqûre des moustiques et à détruire ces insectes.

On verra plus loin comment on doit employer la quinine préventive.

La *fièvre jaune* dont le germe est encore inconnu est également transmise par la piqûre des culicidés (le stegomyia fasciata).

La prophylaxie consistera à empêcher les malades d'être piqués ; en outre, il sera indispensable d'obtenir la destruction de ces moustiques.

Dans tous les cas on leur fera la guerre par l'asséchement ou le comblement des marécages et de tous lieux humides, ce qui les privera du milieu nécessaire à leur reproduction.

Pour éviter la stagnation des eaux, on en facilitera l'écoulement au moyen du drainage ; on desséchera par le warpage (1), on comblera toute dépression de terrain, aussi petite soit-elle ; il n'est pas jusqu'aux tonneaux à eau des maisons, les boîtes de conserves vides, les tessons de bouteilles, qui ne puissent retenir un peu d'eau stagnante et devenir des foyers favorables à l'éclosion des moustiques.

La vallée de la Somme a vu ses épidémies de fièvre intermittente disparaître depuis que les tourbières de la région d'Amiens à Abbeville ont été supprimées, par suite de la dérivation des marais dans les rivières et la transformation des eaux stagnantes en eaux courantes.

---

(1) WARPAGE. — Utilisation du limon marin que les hautes marées rejettent à l'embouchure des fleuves et que l'on maintient en place par des écluses ou des claies.

On peut encore combler les marais en y faisant arriver le limon des fleuves (colmatage des étangs de Vic et de Narbonne).

L'assèchement peut aussi être réalisé au moyen des plantations d'eucalyptus globulus qui absorbent une grande quantité d'eau, de pins maritimes, de tournesol, de Filao, etc...

La *destruction des larves et nymphes de moustiques* peut être obtenue par le pétrolage des eaux, ce qui empêche la respiration aérienne de ces larves et nymphes. Une mince couche de pétrole à la surface des eaux est suffisante; la dose généralement employée est de 15 centimères cubes par mètre carré; le premier pétrolage doit être fait au printemps avant l'éclosion des moustiques; puis on le renouvelle toutes les deux ou trois semaines.

Un autre procédé paraît donner de bons résultats au Texas ; il consiste dans l'agitation constante des eaux au moyen des grandes palettes actionnées par des moulins à vent.

Dans les maisons, il faut faire la chasse aux moustiques le matin, alors qu'ils sont au repos sur les murs, plafonds, vitres et moustiquaires (on sait qu'ils ne piquent généralement que la nuit) puis on pratiquera des fumigations de poudre de pyrètre ou d'anhydride sulfureux, etc.

Enfin, les individus sains se préserveront de la piqûre des moustiques en protégeant leurs habitations au moyen de grillages métalliques à toutes les ouvertures, avec les mailles n'ayant pas plus de 1 mm. 5 de largeur ; 2ᵉ en protégeant leurs lits avec des moustiquaires 3º en protégeant leurs personnes à l'aide de voilettes et de gants épais, dont ils auront soin de se munir pour sortir le soir. Certaines substances qui ont pour effet d'incommoder les moustiques et de les empêcher de piquer, sont également utilisées dans certains pays ; en Laponie, par exemple, où l'on pratique des onctions de goudron ; en Californie, où l'on emploie la pommade au pétrole aromatisé ; dans le midi de la France où l'on utilise la teinture de pyrètre ; à Taïti, où l'on fait des onctions avec du « monoï » ou huile odoriférante. Ailleurs, on emploie les décoctions de chiendent, la macération de quassia amara.

L'habitation sera bâtie sur pilotis, au sommet ou sur le flanc d'une colline, loin des cases des indigènes qui, comme on le sait, sont toujours entourées de débris de toutes sortes. L'eau d'alimentation sera inaccessible aux moustiques (couverture des puits par des toiles métalliques, etc.). On évitera toute rétention des eaux ménagères dans le voisinage des maisons. à l'intérieur desquelles seront installés des pankas ou ventilateurs qui, en produisant des courants d'air, chassent les moustiques. Le soir. on fera brûler des bois divers, de la poudre de pyrètre, du formol (brûleurs guasco), etc.; enfin, certains pièges ont été imaginés, tels que les lanternes-pièges entourées de pétrole.

La *protection des individus infectés* contre la piqûre des moustiques aura pour résultat d'enrayer la propagation des germes.

L'isolement rigoureux des malades dans des chambres aux ouvertures garnies de toiles métalliques, avec moustiquaires, et la destruction des moustiques compléteront les grandes mesures qui s'imposent dans tous les pays à endémies ou au moment des épidémies.

Mesures spéciales au paludisme. — Dans les contrées à paludisme il est imprudent, aussitôt le coucher du soleil, de sortir non protégé par des voilettes et des gants.

Les grands remuements de terre, travaux de terrassements divers. réveillent incontestablement les épidémies (moustiques et ouvriers étrangers déjà contaminés): il est bon d'en être prévenu. Si l'on peut, on n'emploiera pour les terrassements et défrichements que les individus immunisés ou les gens de couleur.

L'administration de la quinine préventive est un fait admis aujourd'hui par tous les médecins coloniaux ; on la donnera quotidiennement à la dose de 15 centigr. PLEHA la donne à la dose de 50 centigr. tous les 5 jours.

Le chlorhydrate est le sel de quinine le mieux supporté par l'estomac et le plus habituellement employé pour les injections hypodermiques.

Pilules, 0,10 centigr. : cachets, 0,25 centigr ; comprimés, 0,10, 0,15 et 0,25 centigr.

Injections hypodermiques :

    Bichlorhydrate de quinine : 5 gr.

    Eau distillée stérilisée : 10 c.c.

    1 c.c. = 0,50 cent.

La Filariose est l'ensemble des désordres pathologiques résultant de l'introduction dans l'organisme humain de parasites appelés Filaires.

Les Filaires sont nombreuses : la plus importante est la Filaria sanguinis hominis (ou filaire nocturne), transmise de l'homme malade à l'homme sain par l'intermédiaire de la piqûre des culicidés.

La prophylaxie de cette maladie consistera, outre le pansement des plaies, dans la désinfection des objets souillés et de l'urine. On préservera les malades de la piqûre des moustiques et l'on s'efforcera d'obtenir la destruction de ces diptères.

Dracunculose. certains auteurs pensent que la filaire de Médine (ver de Guinée), est inoculée par les moustiques ; ici encore, la prophylaxie consisterait dans la destruction des moustiques et la protection des malades et des individus bien portants.

Fièvre jaune. — Voici les mesures qui, prises à Rio de Janeiro et à la Havane, firent disparaître en peu de temps les épidémies de fièvre jaune qui décimaient ces colonies :

On fit couvrir de toiles métalliques toutes les caisses à eau potable, drainer et assécher les cours humides ; arroser de pétrole tous les jours, la surface des bassins et autres réservoirs d'eau ; on interdit sous les peines les plus sévères, le dépôt près des habitations de baquets, boîtes de conserves, tessons de bouteilles, etc., où l'eau pouvait s'accumuler et les moustiques y pondre. La Havane fut divisée en 8 districts surveillés par des brigades d'agents sanitaires (Stegomyia mosquito Brigade) qui visitaient chaque maison une fois par mois, drainaient les cours humides et pétrolaient les flaques d'eau ; 28000 litres de pétrole étaient ainsi consommés et le sont encore chaque mois pour cet usage.

De plus, dès qu'un cas de fièvre jaune est signalé la déclaration en est obligatoire, le directeur du service sanitaire se rend dans la maison contaminée, fait isoler le malade dans la chambre qui lui convient le mieux et dont il fait sur le champ munir les portes et fenêtres de toiles métalliques. En général, cet isolement est réalisé parfaitement 2 heures après la déclaration des cas de maladie au département sanitaire. Puis un gardien est chargé de voir si personne n'entre dans les chambres d'isolement, si l'on prend les précautions nécessaires pour en ouvrir et fermer les portes et si l'on n'y laisse entrer que les 3 ou 4 personnes immunisées, et seules autorisées à approcher le malade. En même temps, une brigade d'agents désinfectent les autres pièces de l'habitation, ainsi que les 3 ou 4 maisons voisines ; on clot hermétiquement portes et fenêtres, on brûle de la poudre de pyrètre (20 gr. par m. cube) et 3 jours après on ouvre, on balaie le sol puis on brûle les balayures et les corps de moustiques ; s'il y a décès, on procède à l'inhumation rapide du cadavre dans une fosse profonde avec désinfectants (lit de chaux vive ou antiseptiques).

Ce service commença à fonctionner à la Havane le 27 mars 1901 et, depuis cette époque, il s'est bien présenté quelques cas isolés, mais on n'eut à déplorer aucun décès par la fièvre jaune ».

La destruction des moustiques, l'isolement des malades, l'inhumation rapide dans la chaux vive ou la crémation des cadavres, paraissent des mesures prophylactiques généralement suffisantes.

Cependant il est encore des cas où la contagion pourrait paraître inexpliquée, épidémie de Dakar 1900 où il n'y avait pas de moustiques (Kermorgant), la mort du Dr Chaillou, au Moutoir, à 7 kil. de Saint-Nazaire (absence de stegomyia). Dans tous ces cas, il est presque prouvé que des stegomyia infectés avaient pu vivre dans les effets ou bagages débarqués.

Mais s'il est évident que le stegomyia fasciata soit susceptible de véhiculer le germe ictérode, il n'est pas certain qu'il soit le seul agent de transmission.

Pour la prophylaxie à bord des navires, nous citerons les mesures proposées par le Professeur A. le Dantec :

Délivrance à chaque homme de l'équipage d'une moustiquaire et, à l'homme de garde la nuit sur le pont, d'une paire de gants et d'un voile de tulle pour se protéger les mains et la figure contre la piqûre des moustiques.

Protection des navires indemnes et des habitations en plaçant sur les ouvertures (sabords, hublots, etc.), des cadres mobiles à treillis métalliques.

Extermination des moustiques à bord par le claytonnage ou simplement la combustion du soufre (30 gr. par mètre cube (1).

Voici l'opinion de M. R. Wurtz :

« A l'heure actuelle, on peut dire d'avance si la fièvre jaune peut, ou non, se développer dans un lieu donné, suivant qu'il existe ou non, le stegomyia pathogène dans cette localité. Tout danger d'importation de la fièvre jaune par un bateau, par les caisses ou les malles n'est guère à craindre en effet, là où il n'y a pas de stegomyia, car les moustiques privés d'eau meurent en peu de jours, même quand ils ont été nourris de sang peu de temps auparavant. Ils ne survivent pas au cinquième jour. Par conséquent, dans les bagages qui ont été cinq ou six jours en cours de route, il n'existe aucune chance d'importation de moustiques vivants. Donc, quelles que soient la nature et la provenance des marchandises leur désinfection est inutile. Toutes les mesures doivent être dirigées contre les moustiques et contre l'homme.

Il existe ou non, le stegomyia fasciata dans la localité qu'il s'agit de préserver. De plus, le stegomyia peut s'acclimater, une fois importé, si dans la localité la température moyenne de la nuit n'est pas inférieure à 22°. Dans ces localités, on prendra les mesures générales contre les moustiques que nous avons énumérées plus haut.

Il peut aussi naître des moustiques à bord, provenant de

<hr>

(1) Emploi de l'essence de camphrier contre les piqûres de la mouche Tsétsé — D'après le *Pharmalsevtitcheski journal* (Journal russe de pharmacie), la Compagnie maritime, le Lloyd de l'Asie orientale fait faire actuellement des études sur la question de l'emploi en thérapeutique de l'essence de camphrier — produit volatil qu'on recueille dans la distillation avec l'eau des feuilles de camphrier et non le résidu liquide obtenu dans la préparation du camphre. Cette essence serait un des meilleurs remèdes contre les piqûres de la mouche Tsé-tsé, qui cause la trypanosomiase des troupeaux.

Ces recherches ont été instituées à la suite de ce fait que les paysans du sud de la Chine utilisent cette substance contre les piqûres des insectes.

larves introduites avec l'eau destinée aux chaudières et à la boisson : dans ces cas, le navire pourra faire escale avant que de nouveaux cas se soient déclarés à bord, soit entre seize et vingt et un jours. Dans ces cas, qui sont les seuls où une épidémie de fièvre jaune à bord ait véritablement chance de se prolonger, l'isolement des passagers non immunisés et la désinfection du navire pour détruire les moustiques seraient les seules mesures qui s'imposeraient. »

Fièvre ondulante ou fièvre méditerranéenne
(dite encore de Malte)

On a incriminé tour à tour les moustiques, les mouches, etc., comme agents de transmission du micrococcus mélitensis, microbe de la fièvre ondulante.

Horrock et Kennedy ont montré que si les moustiques pouvaient se charger du micrococcus, ce dernier ne résistait pas dans l'organisme de ces insectes et que dès le 4e jour, on ne le trouvait plus.

Actuellement, avec Clayton, on sait que le lait est le principal agent de contage.

Les chèvres (à Malte surtout) sont très facilement infectées. Or les chèvres de Malte étant réputées très bonnes laitières, étaient exportées très souvent dans les ports méditerranéens. Leur lait servait à la consommation des équipages, d'où les épidémies fréquentes à bord des navires des escadres méditerranéennes.

De plus le micrococcus passe facilement dans l'urine des malades.

La prophylaxie consiste donc à stériliser le lait de chèvre. et à désinfecter les excreta des sujets malades ou suspects.

Dans certains cas il ne faudrait pas hésiter à supprimer les animaux malades.

Maladies transmissibles par des Insectes parasites

La propreté des habitations et des individus est, pour toutes les maladies qui se transmettent de cette manière, d'une importance primordiale. En effet, les parasites ne

pullulent que dans les habitations mal tenues, rarement
nettoyées et occupées par des individus peu soucieux de la
propreté de leurs vêtements et de leur corps.

La présence d'une grande quantité d'animaux nuisibles,
porteurs de parasites, tels que les rats, dans une localité ou
dans une habitation, joue aussi un rôle des plus importants
(R. Wurtz).

Peste

Cette septicémie, endémique dans le nord de l'Inde et dans
le Yunnan, qui ravagea les 3/4 de l'univers, est due à un
cocco-bacille. découvert en 1894, par Yersin. Il est transmis
habituellement par la piqûre de la puce du rat; la période
d'incubation est de 3 à 5 jours.

L'insalubrité des villes et des habitations, la famine, la malpropreté. les excès et les fatigues prédisposent à la contagion ;
celle-ci peut aussi se faire à la faveur d'une érosion de
la peau. par le tube digestif, par les voies aériennes (poussières
de crachats desséchés de malades atteints de pneumonie pes-
teuse). La contagion directe est possible. mais elle se fait plus
particulièrement par l'intermédiaire des puces du rat (pulex
chéopis), plus rarement par la puce de l'homme.

La puce. hôte du rat. peut conserver le cocco-bacille virulent dans son estomac environ 15 jours.

L'eau, les effets, les déjections peuvent servir mais plus
rarement, à la propagation du fléau.

Au point de vue de la prophylaxie de la peste. nous devons
distinguer :

La prophylaxie internationale. la prophylaxie individuelle,
la destruction des rats et la désinfection des effets, literie, etc.

« 1° La prophylaxie internationale (déclaration obligatoire,
» désinfection des navires suspects ou infectés, isolement des
» passagers et des hommes de l'équipage).

« 3 cas peuvent être envisagés : A. — Navires où s'est
» produit un ou plusieurs cas de peste bubonique sans
» mortalité sur les rats. cas de peste se manifestant sur des
» personnes embarquées pendant la période d'incubation ; ces
» cas auront toujours pour caractère d'éclater dans les six

» jours après le départ. Ces navires ne sont pas dangereux
» pour les ports.

« B. — Navires où se sont produits, — toujours sans
» mortalité sur les rats — des cas de pneumonie ou de
» septicémie pesteuses relevant d'un cas initial embarqué dans
» une escale. Ces navires cesseront d'être dangereux pour
» les ports dès le moment où les nfalades auront été conve-
» nablement isolés et les locaux désinfectés.

« C. — Navires où a été constaté de la mortalité sur les
» rats. On ne doit tenir aucun compte ici de la présence ou
» de l'absence à bord de cas humains, puisque ceux-ci
» n'auront peut-être pas même eu le temps de se manifester.
» Ces navires sont extrêmement dangereux pour les ports,
» d'autant plus que la seule cause véritable de danger,
» l'épizootie des rats, demeure la plupart du temps inconnue.»
(CHANTEMESSE et BOREL).

II. — La prophylaxie individuelle, qui comprend, comme
pour toutes les maladies contagieuses, l'isolement et la désinfection, sera complétée par l'inoculation du sérum de Yersin
au malade et à son entourage. L'injection préventive du sérum
de Yersin n'immunise que pour une durée de 12 à 15 jours ;
il faudra donc la renouveler tant que tout danger ne sera pas
disparu (10 cent. cubes chaque fois suffiront).

Le vaccin de Haffkine, à la dose de 2 à 3 centimètres
cubes, peut être employé à défaut de sérum de Yersin.
Toutofois ce procédé est douloureux et si on l'emploie chez
un sujet déjà en incubation de peste, la maladie une fois
déclarée, évolue alors avec un caractère particulier de gravité.

On veillera à la propreté des infirmiers et on exigera des
soins de toilette fréquents : médecins comme infirmiers seront
vaccinés ; il faut que les infirmiers indigènes soient porteurs
de chaussettes et de souliers ; toute personne qui approchera
des malades aura les pantalons serrés à la cheville, les poignets et le cou protégés, pour diminuer les chances de
piqûre. On enduira toutes les parties découvertes du corps
avec une pommade mentholée ou phéniquée à 3 o/o.

Enfin, les cadavres seront enterrés profondément et recouverts de chaux vive.

III. — La destruction des rats, « Dératisation » sera faite le plus tôt possible, soit par les appâts empoisonnés : phosphore, arsenic (moyens dangereux), plâtre et farine qui gonflent et étouffent le rat dès qu'il absorbe de l'eau (procédé douteux) ; soit par les gaz toxiques (vapeurs de sulfure de carbone, oxyde de carbone, anhydrique carbonique, anhydride sulfureux, etc.) Les rats morts seront pris avec des pinces et plongés dans de l'eau bouillante. La guerre aux rats sera complétée par leur destruction au moyen des chiens, des ratières, par le système des primes. Certains auteurs conseillent aussi le sérum de Danyz ; (personnellement ce dernier procédé ne nous à pas paru donner de résultats probants, (îlot Vincent à Tahiti).

La sulfuration quand on peut l'appliquer (cela est particulièrement facile à bord des navires) sera faite de préférence avec l'appareil Clayton ou le sulfoozonateur de Marot et à défaut, par la combustion du soufre dans des vases placés au milieu de cuves contenant de l'eau et loin des marchandises afin d'éviter l'incendie.

On n'oubliera pas de mettre des disques aux amarres du navire et de supprimer les moyens de communication du navire à la terre, les rats pouvant suivre ces voies pour propager l'épidémie.

Nous extrayons dans l'Hygiène Coloniale de M. R. Wurtz :

« Nous résumerons brièvement ici les mesures sanitaires internationales qui s'appliquent aussi bien hors d'Europe qu'en Europe et, par conséquent, de colonies à colonies, ou d'États à colonies.

Le règlement sanitaire international, tel qu'il a été adopté par la conférence de Venise, en 1897, distingue les mesures à prendre hors d'Europe et en Europe pour prévenir et arrêter les épidémies de maladies pestentielles.

Hors d'Europe : la défense des voies de terre est assurée non plus par des quarantaines, qui sont supprimées, mais par des inspections médicales et des postes de désinfection établis à des points de transit bien choisis.

Chaque gouvernement reste d'ailleurs libre de fermer ses frontières aux passagers et aux marchandises.

En Europe : aux frontières terrestres (voies de terre), les quarantaines sont supprimées également, chaque état conservant le droit de fermer une partie de ses frontières.

On dispose, sur les points de transit, des postes sanitaires où les voyageurs subissent une visite médicale. Ils sont ensuite soumis à une surveillance au terme de leur voyage.

La désinfection du linge sale et des vêtements des voyageurs est obligatoire dans les postes frontières. L'importation de tous les objets difficiles à désinfecter et des drilles, des chiffons, linges de corps, vêtements ayant servi, des objets de literie, non transportés comme bagages, peut être prohibée.

La défense sanitaire, en ce qui concerne la *voie de mer*, comporte tout d'abord, les mesures qui doivent êtres prises dans les ports contaminés, au départ des navires.

D'après le règlement de la Conférence sanitaire de Venise, il faut soumettre l'équipage et tous les passagers à une visite médicale rigoureuse, débarquer toute personne suspecte ; des mesures spéciales sont prises pour les navires pélerins, qui sont les véhicules par excellence des maladies épidémiques.

Tous les navires entrant en Méditerranée par le canal de Suez subissent à Suez une inspection sanitaire.

Après la visite médicale, les navires reconnus *indemnes* reçoivent libre pratique immédiate, quelle que soit la nature de leur patente.

Les navires *suspects*, c'est-à-dire ayant eu des cas de peste ou de choléra au moment de leur départ ou pendant la traversée, mais aucun cas nouveau depuis :

Douze jours pour la peste, sept jours pour le choléra, peuvent passer le canal en quarantaine, c'est-à-dire sans avoir de communication extérieure, s'ils ont à bord un médecin et une étuve à désinfection. Sinon ils sont retenus au lazaret des fontaines de Moïse pour y subir la désinfection et le contrôle de l'état sanitaire du bord.

Les navires *infectés*, c'est-à-dire ayant eu la peste à bord depuis moins de douze jours, le choléra depuis moins de sept jours, sont arrêtés aux sources de Moïse.

A l'arrivée en Europe, les navires venus d'un port contaminé doivent subir une inspection sanitaire, à la suite de laquelle ils sont classés en *indemnes, suspects* ou *infectés*. Les premiers sont admis à la libre pratique ; leurs équipages et passagers sont soumis à une surveillance qui durera le temps nécessaire pour compléter *dix jours pour la peste, sept jours pour la fièvre jaune, cinq jours pour le choléra*, à partir du moment où le navire est parti du port contaminé (s'il l'a quitté depuis moins de six jours pour la peste, moins de sept jours pour la fièvre jaune, moins de cinq jours pour le choléra.

Les bateaux suspects subissent la désinfection de la cale, des locaux contaminés, du linge et des objets souillés. L'équipage et les passagers sont soumis à une surveillance de cinq jours à partir de la date d'arrivée du navire.

Quant aux navires infectés, leurs malades sont débarqués et isolés jusqu'à leur guérison, ainsi que les passagers et l'équipage qui sont placés en observation, pendant un temps variable. Elle ne peut dépasser dix jours pour la peste, sept jours pour la fièvre jaune, cinq jours pour le choléra après le débarquement ou après le dernier cas survenu parmi les personnes débarquées. Les locaux infectés, la cale, le linge et les objets souillés sont désinfectés.

Enfin, toutes les fois qu'un cas de peste éclatera dans une maison où à bord d'un navire, on pratiquera la vaccination préventive antipesteuse, en employant le sérum d'YERSIN à la dose de 10 centimètres cubes injectés sous la peau, injection que l'on renouvellera si cela est nécessaire, dix à douze jours après.

L'injection du vaccin d'HAFFKINE se fait à la dose de 2 à 3 centimètres cubes ; elle donne une immunité qui dure plusieurs mois, mais cette immunité n'est pas immédiatement acquise, contrairement à ce qui s'observe avec le sérum d'YERSIN. Si on pense que le sujet est en incubation de peste (la moyenne de l'incubation est de cent vingt heures, cinq jours), on fera, ainsi que le conseille CALMETTE, une injection de sérum d'Yersin, quelques jours après une injection de 3 centimètres cubes de celui d'Haffkine. »

Typhus recurrent

Le typhus recurrent ou fièvre à rechutes est une maladie déterminée par l'inoculation du spirille d'Obermeier dans le sang ; l'agent de transmission pourrait bien être la punaise des lits.

Tictine a constaté la présence de spirilles dans les punaises recueillies sur des matelas servant aux malades en période d'accès de fièvre récurrente.

Les spirilles se conservent très longtemps vivants dans le tube digestif de la punaise, aussi la propagation se ferait-elle facilement dans les familles pauvres et malpropres, où pullullent souvent toutes espèces de parasites.

Les médecins, les infirmiers, les blanchisseuses, les personnes en contact avec les malades, sont frappés dans une proportion considérable.

La prophylaxie consistera dans les soins de propreté, l'isolement des malades, la désinfection des effets, des lits et des habitations. Les vagabonds, porteurs de vermine, seront l'objet d'une surveillance toute spéciale et la désinfection de leurs effets sera faite avant leur incarcération dans les prisons, asiles, ou tout autre dépôt de mendicité.

Lèpre

Bien qu'on ne connaisse pas grand'chose sur le mode de contagion de cette terrible maladie, on ne doit pas négliger les observations de Sabrazès, de Joly, de Wurtz, de Blanchard, de Goddhuk, etc., qui tendent à attribuer aux insectes piqueurs un rôle d'agent possible de dissémination

L'acare de la gale, les puces, les punaises, les mouches et les moustiques seraient le plus habituellement incriminés.

Bien que de nombreuses observations nous incitent à penser que la lèpre n'est pas contagieuse, tout au moins de la façon que l'on comprend la contagion dans la plupart des maladies microbiennes, ne fut-ce que dans l'intérêt même des malades, les plaies seront protégées par des pansements propres, on fera l'isolement des lépreux et l'on désinfectera leurs effets, habitations et tous objets leur ayant appartenu.

Dans les pays où l'isolement n'est pas possible, on leur interdira tout commerce de denrées alimentaires, ainsi que l'usage des véhicules, hôtels et bains publics ; les services sanitaires refuseront l'accès du territoire aux émigrants lépreux. Enfin, l'inspection des écoles, des prisons, des services du gouvernement feront l'objet de mesures complémentaires.

L'exemple de la Nouvelle-Calédonie est là pour nous apprendre qu'il faudra renoncer aux petites léproseries au voisinage des districts ; dans une Colonie, il serait préférable de réunir, dans un seul établissement spécialement aménagé à cet effet, autant que possible situé dans une île, tous les sujets contaminés ; on assurerait ainsi le minimum de communication avec les personnes indemnes et l'on pourrait leur procurer les soins d'un médecin spécialiste.

Prophylaxie individuelle

Besnier conseille : désinfection rigoureuse du nez, de la bouche et de tout le tégument externe des lépreux, occlusion des plaies. Il conseille en outre le port de chaussures pour éviter les inoculations par la peau « Il est permis de croire que c'est aux progrès du bien-être et de la civilisation, et à la disparition plus grande de l'habitude qu'on avait au moyen-âge, de marcher pieds nus ou avec des sandales, qu'est dûe, en même temps qu'aux léproseries, la disparition presque complète de la lèpre en Europe. »

Maladies transmises par les mouches

Glossina palpalis. — La *Tripanosomiase* humaine, dénommée également hypnosie, *maladie du sommeil*, est due à la présence, dans le sang, d'un parasite, le tripanosome de Dutton, transporté de l'homme malade à l'homme sain par une mouche, la tsé-tsé [glossina palpalis, glossina fusca, (Brumpt)].

Les individus porteurs de trypanosomes ne font courir aucun danger à leurs voisins, sauf dans le cas où il existe dans la localité des mouches piqueuses. Par conséquent, pour que la maladie du sommeil puisse se propager, deux conditions doivent se trouver réunies :

1º Des malades atteints de trypanosomiase ;

2" Des tsé-tsé pour inoculer le parasite.

Les mesures à prendre contre les trypanosomiases dans leur marche envahissante et en particulier, contre la maladie du sommeil sont multiples.

La 1ʳᵉ consistera tout d'abord à faire l'éducation des Européens et des indigènes en leur indiquant la façon dont se propage la maladie et, par suite, la nécessité de fuir les berges marécageuses, habitat favori des mouches piquantes et de s'établir dans des terrains secs.

La 2ᵉ qui se présente ensuite à l'esprit, est la destruction de l'agent propagateur, autrement dit de la tsé-tsé.

La 3ᵉ à envisager est la protection de tous les individus, sains ou malades, contre la piqûre des mouches.

La 4ᵉ devra avoir pour effet de prémunir les villages indemnes contre l'importation d'individus malades, partout où il existe des tsé-tsé.

La 5º consistera à déplacer les villages contaminés et à les transporter dans des zones indemnes de tsé-tsé.

A. Destruction des tsé-tsé :

Les instructions données à la mission française de la maladie du sommeil, lui prescrivaient, de rechercher le ou les insectes susceptibles de détruire cette mouche. En attendant que ces recherches aient donné des résultats, il sera possible d'atteindre le but proposé, en recourant aux deux moyens ci-après et en les combinant au besoin :

1º Détruire les broussailles où habitent ces mouches.

2º Supprimer leur alimentation habituelle.

La zone habitée par les tsé-tsé ne s'étend pas en général à plus de 500 m. des cours d'eau, il conviendra par suite de débroussailler les berges sur une certaine profondeur.

Cette mesure a donné d'excellents résultats dans les localités où elle a été appliquée accidentellement, mais elle serait irréalisable si on devait l'étendre à toute la longueur des rives. Le déboisement pourra n'être que partiel et limité aux endroits habituellement fréquentés par les habitants, soit pour puiser l'eau, pour laver le linge ou pour pêcher. Il y aurait intérêt à prendre les mêmes dispositions aux lieux de passage (gués ou bacs) des caravanes ou des troupeaux.

En effectuant le débroussaillement de nuit, les travailleurs seront de ce fait soustraits aux atteintes des tsé-tsé, attendu qu'elles ne piquent que de jour. On y procèdra suivant la méthode indigène, en mettant chaque année le feu aux herbes de la rive, au début de la saison des pluies, époque à laquelle apparaissent les glossines.

L'incinération des herbes et des broussailles est un procédé rapide et peu coûteux ; il présentera, en outre, le double avantage de détruire les mouches et leurs pupes.

Bien que l'on ignore complètement les conditions dans lesquelles s'opère la ponte de ces insectes et les endroits où ils déposent leurs pupes, il est cependant à présumer qu'ils les cachent au milieu des broussailles qui leur servent habituellement de refuge.

Dans l'ignorance où nous sommes des endroits choisis par les tsé-tsé pour assurer leur reproduction, il est impossible de s'attaquer à leurs larves et il ne reste plus qu'à s'adresser à l'insecte lui-même. Ce dernier est très difficile à capturer aux heures lumineuses de la journée, à cause de son extrême agilité. Il se laisse prendre au contraire, plus facilement le matin alors qu'il est engourdi par la fraîcheur de la nuit et que le sang dont il est s'est gorgé la veille rend son vol plus lourd. C'est à ce moment qu'on devra le pourchasser car, s'il se couche tôt, il est relativement peu matinal. La destruction des glossines peut aussi s'opérer par la suppression de leur alimentation habituelle. Pour vivre, elles sont obligées de se gorger tous les deux ou trois jours, de sang des vertébrés ; aussi, les voit-on suivre les troupeaux, harceler les animaux sauvages et disparaître, avec ces derniers des endroits d'où ils ont été chassés.

A. — KOCH, qui a poursuivi l'étude de la maladie du sommeil sur les bords du lac Victoria Nyanza a reconnu que l'estomac des tsé-tsé contenait du sang de crocodile ; aussi conseille-t-il la destruction de ces animaux en supprimant leurs œufs, toujours déposés dans des endroits déterminés, bien connus des indigènes. Il est à présumer que les glossines privées de cette nourriture, y suppléeront en s'attaquant à d'autres animaux ; néanmoins, toutes les rivières de l'Afrique Centrale étant peuplées de caïmans, il y a là une indication précieuse dont il faudra tenir compte.

B. — Pour se prémunir contre la piqûre de ces insectes, les Européens et les indigènes établiront leurs campements, édifieront leurs habitations loin des herbes des fleuves et des marigots. Des puits pourront être forés à proximité des villages, afin d'éviter aux indigènes l'obligation d'aller s'approvisionner aux cours d'eau, dont les rives constituent l'habitat des tsé-tsé. Dans le cas d'impossibilité, les administrateurs ou commandants de cercle recommanderont aux habitants de n'aller à la rivière ou aux marigots que la nuit.

Il est à peine besoin d'ajouter que l'application de grillages métalliques contre les ouvertures des habitations constituera une protection efficace ; cette mesure est difficile à réaliser pour les cases indigènes.

Certaines régions, bien connues des naturels, sont plus particulièrement infestées de glossines ; aussi devra-t-on les traverser la nuit et, dans le cas contraire, protéger contre leurs piqûres les parties du corps habituellement découvertes.

C. — Afin d'enrayer la propagation de la maladie, il est absolument indispensable de soustraire les sujets malades aux piqûres des tsé-tsé. A cet effet, les malades, les suspects et tous les indigènes atteints d'engorgement des ganglions seront isolés dans les pavillons à ouvertures grillagées, à construire dans les localités où règne la maladie. Ils devront être soumis à un examen médical et traités par des injections d'atoxyl, si l'on découvre chez eux des tripanosomes.

L'atoxyl fait disparaître ces parasites du sang, au moins pour un certain temps ; il est, par suite, tout indiqué de soumettre tous les malades à un traitement qui les rende momentanément inoffensifs pour la collectivité avec laquelle ils sont en contact. Etant donné que les tripanosomes disparaissent de leur organisme les gens ainsi traités cessent d'être une source de virus pour les glossines, pour un temps encore indéterminé. Il y a néanmoins grand intérêt à profiter de cette sorte d'immunité conférée par l'atoxyl, d'autant que l'on peut en prolonger la durée par des injections successives. » (Kermorgant).

Mouche domestique (*musca Cæsar*)

Il est actuellement prouvé que les mouches peuvent transmettre un grand nombre de maladies, grâce à leurs pattes et à leur trompe souillées de déjections, pus, crachats. urines etc. (fièvre typhoïde, tuberculose. choléra, dysenterie, etc.)

La *destruction des mouches* s'impose donc plus particulièrement en temps d'épidémies.

Pièges, papiers à la glue etc., serviront à attraper ces agents de dissémination. On protégera les malades par des moustiquaires, ou supprimera les fumiers au voisinage des maisons, on enduira les water-closets de pétrole et enfin on garantira contre elles les aliments. D'après Chantemesse et Borel. quelques gouttes de la solution de formol du commerce jetées sur un morceau de sucre placé dans une assiette est un moyen à essayer.

On sait combien l'ophtalmie granuleuse ou trachome est fréquente en Arabie et en Floride, où les enfants atteints de cette ophtalmie ont les paupières constamment couvertes de mouches. Il faudra garantir les yeux malades par des pansements soigneux et obliger l'incinération de tout ces pansements après usage.

Maladies transmises par l'eau

Nous avons exposé précédemment les précautions à prendre pour éviter la propagation des maladies par l'eau, nous ajouterons qu'il faut empêcher les rivières. sources, puits, etc., d'être souillés par les déjections des malades. Il faudra donc interdire le lessivage dans les endroits où l'eau sert à l'alimentation et même aux ablutions.

Dans toutes les maladies contagieuses on veillera à ce que les excréta et objets divers ayant été en contact avec des malades soient désinfectés pendant et après les épidémies.

MALADIES TRANSMISES GRACE A UNE ÉROSION DE LA PEAU

L'*ankylostomose* est une maladie extrêmement répandue, produite par l'Uncinaria duodénalis, par l'Uncinaria Américana, qui peuvent infecter notre organisme, soit par le tube digestif soit à la faveur d'érosions de la peau.

La prophylaxie consistera à éviter de se baigner dans les endroits qui peuvent contenir l'uncinaire ; de plus, on fera porter des caleçons, chaussettes et chaussures ; les mains seront lavées au moment des repas et les eaux de boissons devront être toujours filtrées. Enfin les endroits infestés (sol, mines, etc.) seront recouverts de produits antiseptiques, il en sera de même pour les matières fécales.

L'*éléphantiasis* à Tahiti paraît causé par l'inoculation du microbe de l'érysipèle (habituellement au niveau des pieds). En effet, cette hyperplasie lymphatique de la peau semble être provoquée par des lymphangites répétées.

Les indigènes atteints d'éléphantiasis sont plus particulièrement ceux qui travaillent pieds nus dans les « tarotières », sortes de marais infects où poussent les racines de tarots qui sont très recherchées pour l'alimentation.

Le port de chaussures serait en ce cas le meilleur moyen prophylactique.

La plupart des auteurs pensent au contraire, que l'éléphantiasis est dû à la Filaria sanguinis hominis —. il faudrait alors détruire les moustiques et protéger les individus contre leurs piqûres (voir Filariose).

MALADIES D'ORIGINE ALIMENTAIRE. — BÉRIBÉRI

Maladie dont l'origine est inconnue se traduisant par des névrites périphériques. avec ou sans œdèmes. et sévissant plus particulièrement aux Indes, en Malaisie, en Indochine, en Chine, au Japon, au Brésil et sur la côte occidentale d'Afrique etc.

Cette affection serait due à l'usage alimentaire continu du riz décortiqué ; MANSON pense que ce riz contient un bacille pathogène ou une toxine encore mal connue ; nous supposons plutôt que c'est une maladie infectieuse, contagieuse d'homme à homme et dont un insecte piqueur pourrait faciliter la contagion.

Quoi qu'il en soit, l'expérience montre que le mieux, est d'isoler les malades, de les déplacer de l'entrepont des navires ou des habitations où ils se trouvaient au moment de la première manifestation, pour les mettre dans un endroit le plus aéré possible et dans des conditions de confort meilleures.

Les soins de propreté et la désinfection des effets. etc... paraissent nécessaires.

L'alimentation sera changée : on donnera surtout des aliments azotés. ou si l'on réserve une place aux hydrates de carbone. on fera prendre ceux-ci sous des formes variées.

Tout dernièrement, M. Noc a émis l'hypothèse que le béri-béri serait causé par un ankylostome, le Necator Americanus ; il conseille le thymol comme médicament spécifique de cette maladie.

Scorbut

Il faut modifier le régime alimentaire, donner des légumes verts, des fruits, des citrons, surtout des vivres frais, éviter le surmenage ainsi que les mauvaises conditions d'hygiène. Les ulcères seront pansés antiseptiquement, la gingivite traitée par des lavages et des attouchements au chlorate de potasse, et aux symptômes généraux on opposera une médication tonique.

Lathyrisme

Intoxication provoquée par l'emploi alimentaire de farines de gesse (lathyrus sativus) déterminant une sorte d'ataxie spasmodique. Cette intoxication serait due à un alcaloïde très volatil, facilement décomposé par la chaleur ; la cuisson de ces farines suffirait à détruire cet alcoloïde, mais le mieux est de les supprimer de l'alimentation.

Atriplicisme

En Chine on mange les feuilles d'arroche (atriplex) en guise d'épinards ; cet aliment de la classe pauvre provoque, à la face et aux mains, des œdèmes suivis de troubles de la motilité, de la sensibilité et de la circulation.

L'exclusion complète de ce végétal en est toute la prophylaxie.

Empoisonnement par le Manioc

Cette euphorbiacée (Jatropha Manihot) dont la racine contient une farine alimentaire très agréable, souvent employée pour l'alimentation des enfants aux pays chauds, peut déterminer des empoisonnements. En effet, l'écorce qui entoure la racine, renferme de l'acide cyanhydrique, et il en est même certaines espèces dont la fécule elle-même serait imprégnée d'un suc vénéreux. C'est surtout l'espèce sauvage qui est la plus dangereuse. De toute façon, quel que soit le manioc employé, la plante cultivée ou la plante sauvage, il est indispensable de dépouiller la racine de son écorce, et de bien la laver dans une eau courante, pour la débarrasser de l'acide quelle pourrait contenir. Enfin de la faire bien cuire.

En Afrique, on se sert de la solution de rocou comme antidote.

Empoisonnement par les poissons

La fausse carangue, la sphyrène, la melette vénéneuse, le tétrodon, surtout celui du Cap, la roussette, la sardine dorée et une foule d'autres poissons des mers tropicales, déterminent des empoisonnements plus ou moins graves avec des symptômes comparables à ceux produits par les champignons vénéneux : démangeaisons, vomissements, diarrhée, petitesse du pouls, refroidissement général.

La prophylaxie consistera à éliminer tous les poissons qui, dans le pays, passent pour suspects aux yeux des indigènes.

Nous avons obtenu de bons résultats du traitement conseillé

par Le Dantec : évacuation du contenu de l'estomac au moyen de la sonde ; injection sous la peau d'un demi-milligramme de sulfate d'atropine.

Il est des contrées, comme Tahiti, où certains poissons ne sont toxiques qu'à certaines époques de l'année seulement (époques de la floraison du corail) et à certains endroits de pêche.

Remy, au Japon, a fait des expériences sur des chiens avec des fougous ; il pense que le poison est contenu dans les organes génitaux (ovaires, testicule).

Maladies causées par des morsures d'animaux venimeux ou par des végétaux toxiques ou parasites

Serpents : Asie. — L'Inde est le pays des serpents ; les plus redoutables et les plus répandus sont : le Cobra capel, le Bougare, le Daboie ;

On rencontre en Indochine : le Bougare, l'Ophiophagus elaps, le Trimeserusus et le Bothrops viridus ;

En Asie centrale et méridionale, au Japon : le Trigonocéphale ;

En Océanie, dans les îles de la sonde, les mêmes espèces que dans l'Inde ;

En Australie, plus de 73 espèces venimeuses dont les plus redoutées sont : le serpent tigre et le serpent noir.

En Amérique : les Crotales (serpents à sonnettes), les Botrops, le Lechesis mutus ; aux Antilles (Martinique) : le serpent fer de lance.

En Afrique : le Naja haje, la Vipère à cornes et l'Efa (Egypte) ; la vipère heurtante (Afrique australe et centrale) ; la vipère rhinocéros (Gabon).

En Europe, cinq espèces venimeuses : la vipère ammodyte et la vipère aspic en sont les principales.

Prophylaxie et traitement. — Destruction méthodique des serpents, protection des habitations, protection des jambes par molletières, bottes, etc., pour la brousse ; dans certaines contrées on évitera de coucher bas, on suspendra son hamac pour que les reptiles ne puissent y parvenir. Dès qu'un individu est piqué, évacuer le venin par succion (inoffensive, à moins de grandes ulcérations buccales), ou mieux ventouse (après scarification des points d'entrée des crochets venimeux) ; placer au-dessus de la morsure un lien constricteur (1 heure au plus), et neutralisation sur place du poison par injection de chlorure de chaux à 1 p. 60, à son défaut, permanganate de potasse (mesures d'urgence).

Dès qu'on le peut, injection de sérum antivenimeux de CALMETTE, 10 cc. pour l'enfant, 20 cc. pour l'adulte ; on doublera la dose si l'espèce est très venimeuse. Dans les cas très graves, injection intra-veineuse. Le succès est d'autant plus certain qu'on aura injecté aussitôt la piqûre.

Le sérum antivenimeux de CALMETTE est polyvalent ; on peut l'employer contre les piqûres des serpents, vives, crapauds de mer et scorpions.

L'usage de la médication spécifique ne doit pas faire oublier les moyens propres à activer l'élimination du poison qui a pu être absorbé et à combattre les symptômes morbides qui peuvent se manifester : Purgatif, vomitif, diaphorétiques (jaborandi) ; café chaud en abondance, alcool et, en cas de syncope, éther caféine, huile camphrée 1 c. c.

Connaissant le mécanisme par lequel la plupart des maladies exotiques se transmettent à l'homme, il est facile maintenant d'établir une prophylaxie rationnelle, spécifique même.

Cette prophylaxie peut se résumer en quelques grandes lignes qui seront complétées par l'exposé des procédés généraux de désinfection applicables à toutes les maladies infectieuses·

Guerre aux rats, aux moustiques, aux mouches, à tous les parasites.

Propreté, hygiène, épuration des eaux.

Isolement des malades.

Désinfection des malades, de leurs excréta, et de tous les objets ayant été en leur contact.

Désinfection des locaux.

Surveillance des aliments, des abattoirs, etc.

Incinération des cadavres, ou tout au moins inhumation profonde avec couverture de chaux vive, en des endroits choisis, de façon à ce que toute contamination des eaux ou de la surface du sol soit impossible par les dits cadavres.

Les principaux moyens dont nous disposons pour pratiquer une désinfection rapide et peu compliquée consistent dans l'emploi de :

La chaleur sèche à 150° pendant une heure, suffisante pour détruire même les spores les plus résistantes ; mais elle coagule les albumines, détériore les tissus et nécessite des appareils qu'on n'a pas toujours à sa portée aux colonies.

L'ébullition pendant une demi-heure à 100°, détruit les agents pathogènes de toutes les maladies infectieuses.

On pourra augmenter le pouvoir de pénétration de l'eau bouillante par l'addition de lessive de soude ou de borax à 10 pour 100, ou d'un savon alcalin (désinfection des linges, literie, crachoirs, planchers).

L'aldéhyde formique à 40/100 ou formol du Commerce, est un excellent désinfectant, il ne détériore pas les étoffes.

La seule précaution à prendre consiste à éviter sa polymérisation, pour cela il faut avoir soin de lui procurer une humidité suffisante, en plaçant dans les pièces à désinfecter, des appareils produisant de place en place de la vapeur d'eau par ébullition. Dans les pays froids, il faudra également réchauffer l'atmosphère des pièces par des foyers à ciel ouvert.

Un appareil à conseiller est le Fumigator, formé de deux récipients en cuivre, le 1er contenant des matières inflammables, capables de fournir la chaleur nécessaire à l'évaporation de l'aldéhyde formique sec, contenu dans le second récipient au centre de ce composé producteur de chaleur. Il se produit une grande projection de gaz qui désinfectent rapidement et énergiquement: les gaz n'ayant pas le temps de se polymériser.

L'aldogène, présenté par MM. Carteret au Congrès de l'Association Française pour l'avancement des sciences, Clermont-Ferrand en août 1908, semble être excessivement pratique.

L'anhydride sulfureux est un des meilleurs désinfectants de surface, il détruit microbes, puces, punaises, moustiques, rats, etc., mais il ne tue pas les spores. Il est d'un prix de revient peu élevé.

Il ne faut pas oublier que son emploi réclame la présence de l'humidité ; on peut le produire (surtout lorsqu'il s'agit de la désinfection des navires) au moyen des appareils Clayton ou des appareils Marot.

Dans les colonies qui sont dépourvues de ces appareils, se contenter de le produire par la combustion du soufre à l'air libre, dans de grands pots de fer à fond plat, mis au milieu d'un bassin rempli d'eau ; on place le soufre dans le pot en faisant un trou dans le centre, puis on imbibe largement d'alcool et on allume (Il faut 4o à 7o gr. de soufre par mètre cube). S'étant entouré de toutes les précautions pour éviter l'incendie, les ouvertures bien bouchées, on laisse agir pendant 24 à 48 heures. Ces vapeurs sulfureuses, humides et chaudes attaquent les tissus et ne détruisent pas toujours les rats, c'est un procédé inférieur à l'emploi des gaz refroidis et pénétrants des appareils Marot ou Clayton.

Pour désinfecter les excréta on emploie le chlorure de chaux à 10/100 ou l'incinération.

Pour la désinfection des linges et des vêtements, les étuves seront préférées à l'ébullition, elles sont plus rapides et leur force de pénétration est plus sûre.

Pour la destruction des puces, punaises, blattes, moustiques, le pétrole est un excellent parasiticide, mais il est inflammable.

Enfin, pour la désinfection des murs, des plafonds, des meubles, on emploie encore les pulvérisations et les lavages avec une solution de sublimé à 1/1000, ou une solution de phénol à 3 à 5 p. 100, ou enfin une solution de formaline, à 4/100. Cette dernière a l'avantage de n'être pas toxique ; elle peut sans danger se répandre sur les aliments, toutefois, elle leur communique un goût très désagréable.

Maladies Cosmopolites aux Colonies

Tuberculose. — Aucune race n'est à l'abri de la tuberculose ; les juifs cependant paraissent plus résistants, mais cette immunité tient plus à l'observance des règles de l'hygiène qu'à une immunité ethnique.

Par ordre de résistance décroissante, nous inscrivons, après les juifs, la race européenne, puis la race noire, la race arabe la race rouge, la race indochinoise, enfin la race maorie et la race canaque : cette dernière est de toutes la moins résistante.

De nombreux auteurs font intervenir l'abus de l'alcool comme facteur dominant dans la tuberculose ; on a cependant observé des épidémies de tuberculose chez les Mahométans, dont la sobriété est proverbiale (mais dont l'hygiène du corps et des habitations est déplorable).

En Asie, elle est connue de temps immémorial et l'on trouve dans des ouvrages chinois très anciens des descriptions d'une maladie consomptive qui semble être de nature tuberculeuse : au Cambodge, Lo beng (maladie de la toux) désignait la phtisie avant notre conquête ; il en est de même pour le Tonkin, l'Annam, le Siam (Bènh. Bing, Binh, etc.) ; pour les Indes (Ksayarogam, maladie qui dessèche). Actuellement aux Indes et en Indochine elle semble moins répandue qu'en Europe ; toutefois à mesure que les Européens pénètrent plus avant dans l'intérieur, elle augmente de fréquence.

En Australie, les races Papous l'ignoraient, mais la conquête anglaise leur a fait cruellement connaître.

Les races polynésiennes sont en voie de disparition ; elles ne connaissaient pas la phtisie avant l'arrivée des colonisateurs, la tuberculose et la lèpre moissonnent maintenant plus de la moitié de la population ; malheur à l'Européen qui néglige son hygiène, il n'échappera pas à la contagion.

On a vu que les nombreuses peuplades des Amériques lui payaient également leur tribut. Aux Antilles, elle est un des fléaux de la population noire et créole, et en Guyane, elle enlève le quart de la population de couleur. En Afrique, elle semble avoir été introduite avec la colonisation, et gagne de plus en plus dans ces populations arriérées qui vivent dans une promiscuité des plus funestes.

On accuse le climat délibitant des tropiques de provoquer plus facilement la tuberculose du colon européen ; il ne faut pas généraliser, car la vie au grand air, la puissante insolation qu'il y trouve, l'exposeraient moins qu'en Europe s'il observait une hygiène sévère, et s'il ne s'adonnait pas à l'alcoolisme malheureusement si répandu. Cependant le milieu humide et chaud de la zone équatoriale, les brusques variations atmosphériques habituelles aux changements de saisons, la fréquence plus grande des maladies cachectisantes sont des causes favorisantes qu'il serait imprudent de méconnaître.

En effet, la dysenterie, le paludisme, la syphilis, la variole, le choléra, la fièvre typhoïde, les coups de chaleur, les dyspepsies, le surmenage, les excès génésiques sont autant de causes préparantes pour l'infection tuberculeuse ; aussi, doit-on redoubler de précautions aux Colonies ; avec une hygiène bien comprise l'Européen non entaché de diathèse, peut très bien se mettre à l'abri du Fléau universel.

La prophylaxie de la tuberculose est une question d'hygiène publique plus encore que d'hygiène privée ; toute prophylaxie qui ne viserait que l'individu et dont l'application rencontre déjà dans les pays civilisés, des difficultés insurmontables, ne peut être qu'illusoire aux Colonies.

On ne réforme pas du jour au lendemain les habitudes et les mœurs des indigènes, surtout lorsqu'ils sont arriérés et de mentalité inférieure ; c'est aux Gouvernements d'agir sans faiblesse.

En pratique, il n'est guère possible d'isoler les tuberculeux, il ne faut pas songer à empêcher les indigènes d'expectorer partout où ils se trouvent : on a conseillé de prêcher la bonne parole... on prêchera dans le désert... Ce qu'il faut, c'est laisser les choses en état dans les milieux déjà infectés, en veillant, toutefois, à l'assainissement progressif des habitations et diriger ses efforts par ailleurs. Une excellente mesure a été prise de notre temps à Tahiti : l'interdiction de la vente de l'alcool indigènes.

Dans l'administration coloniale et dans les milices, des modifications heureuses ont été introduites ; élimination systématique de tout tuberculeux des régiments indigènes, des emplois du service colonial ou local ; sélection dans le recrutement, etc. Il y aurait également lieu d'imiter les Compagnies minières du Nord de la France qui ont construit des maisons ouvrières confortables, qu'elles louent à bon marché, à condition pour le locataire d'en assurer la propreté ; un inspecteur passe deux fois par semaine et exige le nettoyage et le bon entretien, faute de quoi l'expulsion est prononcée. Ces pratiques ne sont pas impossibles aux colonies, l'indigène étant en général très souple et perfectible ; il apprécierait même mieux que par des discours les avantages du confort et de l'hygiène.

Les enfants seraient placés dans des écoles *ad hoc* édifiées dans des centres salubres et, en quelques années, l'éducation générale serait faite.

Les sociétés de colonisation trouvent plus commode d'employer la main d'œuvre indigène, sans souci du sort des travailleurs ; certains ne reculent même pas à recourir, pour rénumérer les services des ouvriers ou pour stimuler leur bonne volonté, à les payer en alcool de traite. C'est une pratique criminelle qu'un gouvernement sage ne peut tolérer ; il y aurait également lieu d'exiger des grandes entreprises la création d'habitations salubres pour les travailleurs ; l'administration ou le médecin du service local veillerait à l'hygiène de ces quartiers indigènes.

Enfin, dans les centres où ces mesures seraient impossibles à appliquer, on pourrait procéder comme à Dakar, à Kosango (Congo belge), à la Havane, à Panama, à Rio-de-Janeiro, etc., où l'assainissement progressif a été réalisé.

Fièvre typhoïde. — La dothiénentérie est très répandue en Asie : l'Arabie, la Perse, les Indes anglaises et néerlandaises, la Cochinchine, le Tonkin, le Yunnam et surtout la Chine et le Japon lui paient un tribut énorme : cependant le taux de la mortalité y serait moindre qu'en Europe septentrionale. En Australie, en Océanie, elle se montre peu meurtrière. Il en est de même aux États-Unis, aux États de la Plata et du Chili. Dans l'Amérique centrale, aux Antilles et au Brésil, elle revêt la forme typho-malarienne, mais elle semble rare au Mexique. En Afrique, elle sévit fréquemment en Algérie, au Maroc, en Tunisie, en Somalie, tout le long du Nil, et dans l'Afrique Australe. Madagascar est un grand centre d'endémicité, de même la Réunion et Maurice. L'Afrique tropicale n'en est pas exempte ; dans la région des grands lacs, elle aurait un caractère extrêmement virulent. En Europe, on connaît sa grande fréquence et ses formes meurtrières.

En résumé, c'est une maladie infectieuse plus grave dans la zone tempérée que dans la zone tropicale. Elle a souvent un début brusque, le thermomètre monte fréquemment à 40° dès le 1er jour, c'est pour cette raison, qu'aux colonies, on la confond souvent encore avec le paludisme. La fièvre est presque toujours rémittente, les tâches rosées lenticulaires manquent habituellement et la constipation est la règle au début de la maladie ; enfin, les ulcérations des plaques de Peyer font souvent défaut. Le Dr CRÉPIN, d'Alger, dit qu'elle a surtout une forme hépatique, caractérisée par la congestion du foie, par des vomissements bilieux et, en Algérie, il a noté fréquemment des hémorragies intestinales ; la maladie s'annonce par un frisson, elle est souvent accompagnée de troubles psychiques.

La plupart des hygiénistes coloniaux ont remarqué ce fait étrange que la fièvre typhoïde, contrairement à ce qu'on a observé en France, frapperait plus les vieux colons que les nouveaux venus.

« Les médecins anglais ont remarqué qu'aux Indes, les jeunes soldats n'étaient pas frappés aussitôt leur arrivée, mais seulement après deux ou trois années de séjour. »

De plus, la bacille d'Eberth, dans beaucoup de pays chauds doit vivre a l'état latent dans l'intestin, car en dépit de la meilleure stérilisation de l'eau, on voit éclater la dothiénentérie à la suite d'un surmenage, d'un coup de chaleur, d'un repas trop copieux....

On conçoit dès lors que, plus que partout ailleurs, la recherche du bacille d'Eberth dans le sang et dans les selles, ainsi que le séro-diagnostic soient nécessaires : et encore, dans bien des cas, l'agglutination se fait-elle difficilement.

PROPHYLAXIE. — A défaut d'eau de source pure, correctement captée et canalisée, n'employer, en temps d'épidémie, que de l'eau bouillie ou filtrée ou des eaux minérales. Isolement relatif du malade ; stérilisation des linges par ébullition, désinfection des literies, vêtements et du local ; des déjections (avec 1 kil. de chaux pour 4 à 5 litres d'eau).

Les garde-malades auront un costume spécial, lavable et s'astreindront au lavage antiseptique fréquent des mains ; ils ne prendront jamais leurs repas dans la chambre des typhiques.

Dans les Colonies anglaises, les vaccinations de Wright

se généralisent : elles confèrent une immunité qui paraît durer environ deux ans.

Typhus exanthématique, il est extrêmement rare dans les pays chauds, il ne se montre que dans les régions tempérées par l'altitude : il semble plus fréquent tout aussitôt après la période des pluies (Mexico, 2.250 m. d'altitude, Chili, Pérou, Bolivie, à plus de 3.000 m. : montagnes de Kabylie). Pour cette dernière région, des études complémentaires sont nécessaires). Rare en Asie, il est inconnu en Océanie et en Afrique équatoriale.

Prophylaxie. — Isolement d'urgence. désinfection des locaux, des vêtements et des crachats ; séjour extrêmement limité dans les salles de malades ; il sera même prudent de prendre à son égard les mêmes précautions que pour la peste (la piqûre des puces pourrait peut-être ? être une cause de contagion).

Désinfection fréquente des mains et de la bouche : abstention de tout surmenage et de tout excès en temps d'épidémie.

Variole. — Très fréquente dans les pays chauds, elle décime des populations entières où la vaccine ne pénètre que lentement et difficilement. C'est dans les Indes qu'elle exerce principalement ses ravages ; nos possessions d'Indochine voient encore de ces fléaux malgré tous nos efforts, on ne peut encore vacciner partout. Cependant. elle est de plus en plus rare dans les districts voisins des centres où se trouvent nos médecins de l'Assistance médicale indigène.

Les Indes Néerlandaises. la Chine, le Japon, le Siam, le Turkestan, le Thibet. ne sont pas plus épargnés que nos colonies d'Orient. C'est en Asie Mineure et en Perse qu'elle a les caractères peut-être les plus graves ; en effet, dans le tiers des cas elle se complique de gangrène des extrémités et de cécité. La race noire est particulièrement sensible au virus varioleux ; l'endémie règne dans toute l'Afrique. A Madagascar, le vaccin est fabriqué sur place et de nombreux médecins indigènes pratiquent des vaccinations fréquentes, jusque dans les plus petits villages : aussi les épidémies y sont-elles de plus en plus réduites maintenant. Il y a urgence de créer des instituts vaccinogènes au Congo, où rien n'a été fait encore jusqu'à présent.

Dans nos autres colonies de la Guyane. de la Martinique. de la Guadeloupe, de la Réunion, de la Nouvelle-Calédonie et de Tahiti, les tournées de vaccinations ne peuvent suffire ; il n'y a que les habitants, proches des centres médicaux, qui en bénéficient.

En Amérique centrale et méridionale la mortalité est toujours énorme, c'est surtout au Chili et au Pérou que la variole fait le plus de ravages.

Prophylaxie. — En plus de la vaccination et des mesures de désinfection générales, on ne rendra le varioleux à la vie commune, qu'après une desquammation complète achevée par plusieurs bains savonneux et antiseptiques.

- La *Varicelle* est très répandue partout ; elle semble présenter plus de gravité à Tahiti qu'en France ; les vésico-pustules ont parfois la largeur d'une pièce 5 francs et nous avons observé une épidémie de district, où elle prit une forme hémorrhagique ; cependant. il n'y eut pas de cas mortels.

Mêmes mesures de prophylaxie et d'hygiène que pour les maladies infectieuses en général.

La *Rougeole* frappe aussi bien les enfants des indigènes que ceux des Européens ; elle n'est pas endémique aux pays chauds (c'est toujours une maladie d'importation), elle s'éteint généra. lement sur place. Le Brésil. les Etats de la Plata, le Pérou et le Chili connaissent maintenant ses épidémies saisonnières.

Importée à Tahiti en 1902. elle y occasionna une mortalité effrayante.

Prophylaxie : Isolement, désinfection ; les selles, crachats et ustensiles seront désinfectés avec une solution de sulfate de cuivre à 45 p. 1000.

La *scarlatine* s'éteint sur place dans les pays chauds et. comme le typhus, nous avons remarqué qu'elle se propage seulement dans les pays tempérés par l'altitude (Mexico à à 250 m. et certains villages montagneux de Colombie), elle est assez souvent signalée aux Etats-Uunis et à la Plata ; l'Asie centrale et septentrionale (tempérée) semblent l'ignorer.

Prophylaxie : Isolement désinfection, bains fréquents savonneux du malade, qui doit être isolé jusqu'à la fin de la desquammation (environ 40 jours.

La *coqueluche* est rare dans la zone intertropicale ; cependant. elle occasionne des épidémies dans les vallées et les hauts plateaux, en tout cas, elle est due à l'importation.

Prophylaxie : les coquelucheux seront isolés, quoique en général, le diagnostic soit trop tardif pour rendre cette mesure efficace. Il sera utile de stériliser les mucosites expectorées et vomies (sublimé a 1 p. 100), désinfection de la chambre et des literies.

Les *oreillons* existent dans l'Inde, l'Indochine, la Chine, la Corée, l'Australie, à Madagascar, au Congo, en Ouganda et en Guyane.

Prophylaxie : isolement de 15 à 20 jours (mesure souvent illusoire) bains antiseptiques aux termes de la maladie et désinfection.

L'*Erysipèle* est plus fréquent aux membres inférieurs qu'à la face dans la région intertropicale ; nous croyons qu'à Tahiti, il peut à lui seul produire l'éléphantiasis. Le Dantbec vient de faire la même remarque à la Guyane.

Prophylaxie : Isolement et désinfection ; propreté minutieuse de l'entourage.

La *Diphtérie* est excessivement rare en région chaude, c'est une maladie des pays tempérés et des climats froids et humides.

Prophylaxie : Isolement et désinfection très rigoureuse ; il sera prudent de soumettre à des injections préventives l'entourage du malade. Elles ne confèrent, il est vrai, qu'une immunité relative et temporaire, 4 semaines au plus, mais suffisante, cependant, pour circonscrire une épidémie et rendre remarquablement bénins les cas qui se déclareraient chez les personnes inoculées.

Le *tétanos* fait plus de victimes aux pays chauds que partout ailleurs. La côte orientale d'Afrique est peut-être la région où il sévit le plus; il est des contrées en Afrique et en Colombie. où souvent la moindre injection de quinine, même avec les précautions antiseptiques les plus minutieuses. est suivie d'un tétanos toujours mortel.

Prophylaxie : Extrêmement répandu sur le sol (surtout aux

colonies chaudes et humides), le bacille du tétanos est particulièrement abondant daus les déjections des ruminants et des équidés ; aussi, devra-t-on désinfecter d'une façon particulière toutes les plaies (même les plus insignifiantes) du tégument externe et même des muqueuses des cavités naturelles; les plaies anfractueuses surtout, souillées de terre et de fumier, sont celles qui exposent le plus au tétanos.

La prophylaxie est basée sur ces données étiologiques ; il faudra conseiller aux indigènes le port de chaussures et leur faire renoncer à leurs pratiques empiriques. En outre, on devra. à l'exemple de M. Calmétte, après nettoyage minutieux, panser la plaie tétanigène avec du sérum anti-tétanique sec en poudre et recouvrir de pansement stérile. En cas de suppuration, renouveler le nettoyage et le sérum chaque jour jusqu'à cicatrisation. Il sera même sage de faire des injections préventives de sérum antitétanique à la dose de 10 c. cubes, répétées les premier, troisième et dixième jour, afin de maintenir l'immunité jusqu'à épuisement de la toxine en circulation.

La *Rage* est fréquente dans la région intertropicale ; mais il est des Colonies, comme la Nouvelle Calédonie et Tahiti, où elle est inconnue ; cela tient à ce que ces pays sont trop éloignés de tout centre rabique.

L'Australie également en est indemne, grâce aux quarantaines prolongées qu'on fait subir aux chiens importés.

Prophylaxie. — La mise en fourrière et l'abattage des chiens errants, la mise en observation des chiens suspects sont les premières mesures à prendre.

Vaccination, selon la méthode de l'Institut Pasteur, chez toutes les personnes ayant été mordues; la morsure sera pansée aseptiquement avec la liqueur de Labarraque, diluée de son volume d'eau. Même dans les cas douteux, ne pas hésiter à se soumettre au traitement pasteurien; le succès dépend de la rapidité de l'intervention.

Dans les cas où la vaccination pasteurienne est impossible, cautérisation de la plaie au thermo-cautère et pansement antiseptique.

La *morve* se rencontre aussi dans les pays chauds, mais moins cependant que dans nos climats tempérés.

Prophylaxie : Toute personne en contact avec des animaux soupçonnés morveux doit prendre, pour éviter la contamination, des mesures d'antisepsie rigoureuses, toute plaie suspecte doit être aussitôt lavée avec de l'eau phéniquée à 5 p. %; cautériser au thermo-cautère (ou à défaut de la teinture d'iode ?)

Charbon. — Nettoyage des plaies, cautérisation au thermo-cautère, pansement antiseptique ; le sérum anti-charbonneux n'est encore que préventif, ou n'est curatif que dans les premières heures de l'infection.

Une méthode que tous les Gouvernements devraient imposer est la diffusion de la vaccination préventive des animaux.

En tous cas, la viande des animaux morts de charbon ne doit pas être consommée ; leurs corps seront incinérés ou, à défaut, inhumés à une grande profondeur et recouverts de chaux. Désinfection des locaux contaminés ; les peaux, les crins, la laine, provenant d'animaux infectés seront l'objet de mesures de désinfection appropriées.

La *fièvre puerpérale*, occasionnée par les pratiques malpropres des accoucheuses indigènes, emporte un grand nombre de femmes.

Aux îles Tuamotous, les femmes se plongeant dans l'eau de mer aussitôt leur délivrance, y sont moins sujettes qu'à Tahiti où les accouchées font leurs ablutions avec l'eau des rivières.

Pneumococcies — D'après LE DANTEC, la pneumonie se rencontre dans tous les pays chauds. Rare chez l'Européen, elle frappe l'indigène avec une fréquence variable suivant les continents.

Commune au Sénégal, elle est assez répandue dans tout l'Ouest africain pendant la saison sèche et, dans l'Est africain, au changement des moussons, pneumonie insidieuse comme celle des vieillards en Europe ; chez les noirs, elle tend à ss généraliser à toutes les séreuses ; quelquefois, il n'y a pas de manifestations pulmonaires et le virus frappe d'emblée les méninges, donnant naissance à une sorte de méningite cérébro-spinale. Cette forme est particulièrement observée dans les troupes noires des États-Unis.

Dans l'Inde, rare sur la côte, elle sévit sur les hauteurs et en particulier sur les flancs de l'Himalaya. Dans les régions montagneuses du Haut Tonkin, à Java, en Australie, en Amérique, la pneumonie est aussi commune qu'en Europe ; dans l'Amérique intertropicale elle règne à l'état endémique sur les contreforts des Andes.

Prophylaxie. — Les précautions ordinairement employées dans la prophylaxie des maladies infectieuses ne sont pas inutiles ; la désinfection des locaux s'impose dans tous les cas. Le port de la flanelle de coton est à recommander pour les nuits.

Rhumatisme. — Fréquent aux pays chauds, dans les régions basses et humides et dans les vallées, il atteint l'indigène, habituellement peu vêtu, ainsi que le blanc qui néglige les prescriptions hygiéniques ; mais ce dernier est plus exposé qu'en France aux complications viscérales.

Syphilis. — C'est dans les Indes et en Chine qu'elle exerce le plus ses ravages. Le chancre initial et les plaques muqueuses sont rarement décelables, les accidents tertiaires sont précoces et souvent compliqués de phagédénisme ; la perforation du voile du palais n'est pas aussi rare qu'on a voulu le prétendre, par contre, le tabes et la paralysie générale sont exceptionnels.

La syphilis héréditaire est des plus communes ; elle se traduit fréquemment par des lésions osseuses, mais les dents sont ordinairement bien conformées. Dans les races Maorie et Canaque, au contraire, la dentition est toujours touchée.

Au Japon, la syphilis n'est pas pas plus grave qu'en Europe ; on a remarqué simplement que la période secondaire y était généralement moins marquée.

En Afrique, elle est très répandue sur les côtes où elle revêt les mêmes formes qu'en Europe et dans le centre, où elle varie suivant les régions. Dans toute la région du Nil et des Grands Lacs, ainsi que dans les provinces orientales, elle présente les caractères de la syphilis arabe, laquelle est particulièrement grave.

Dans le centre africain et la Rhodesia, elle brûle les étapes, et les accidents tertiaires à forme nerveuse semblent être précoces : on la confond souvent, dit-on, avec la maladie du sommeil avec laquelle le diagnostic est parfois difficile.

En Amérique, la syphilis paraît moins répandue que partout ailleurs ; elle atteint plutôt les descendants de colons espagnols que les indigènes et, contrairement à ce que l'on observe aux Indes, en Afrique ou dans les îles du Pacifique, le tabes et la paralysie générale sont notés assez fréquemment.

Aux Antilles, elle fleurit littéralement ; les cicatrices indélébiles se retrouvent sur la peau et le système osseux de la plupart des indigènes.

En résumé, la syphilis exotique est plus grave que la syphilis européenne ; par contre, en mettant à part l'Amérique, les lésions parasyphilitiques sont totalement inconnues dans les régions chaudes. Un cachet particulier est imprimé à la syphilis dans les pays tropicaux, du fait du paludisme qui vient souvent la compliquer ; les aortites naissent fréquemment de l'action combinée de ces deux grandes causes morbides. Quant à l'alcoolisme, il semble n'être pour rien dans les complications artérielles.

Chancres mous. — Ils se compliquent souvent d'adénite suppurée et de phagédenisme.

BLENNORRHAGIE. — Elle est follement fréquente avec toutes ses complications oculaires.

Dans cet ordre de maladies, la prophylaxie doit s'inspirer des habitudes locales ; les conseils généraux ne suffisent pas.

MALADIES DES APPAREILS

Appareil respiratoire. — La bronchite est observée aussi bien chez les nègres que chez les Indiens de l'Amérique, les Indochinois et les Canaques ; mais de tous, ce sont les nègres qui sont le plus éprouvés.

Appareil circulatoire. — Les cardiaques résistent mal aux climats chauds ; ils sont victimes d'accidents nombreux dont le plus fréquent est la syncope mortelle par insolation.

Ce sont les lésions de l'aorte qui prédominent aux colonies ; le Brésil et l'Inde sont peut-être les deux régions les plus éprouvées ; le Japon viendrait en troisième lieu.

Les *hémorroïdes* s'observent dans toutes les colonies chaudes, aussi bien dans celles où sévissent la dysenterie amibienne et le paludisme, que dans celles où ces deux maladies n'existent pas.

Appareil digestif. — Pour les raisons que nous avons déjà exposées dans la climatologie, en particulier dans les climats à la fois chauds et humides, tout colonial souffre plus ou moins d'affections de l'appareil digestif et de ses glandes annexes.

Sous l'influence de la température élevée, la perte en eau et en chlorures par la sueur est énorme, la soif s'exagère, l'excès des boissons amène la dilatation et l'atonie de l'estomac ; à l'appétit d'abord exagéré, succède une inappétence que les condiments, toujours absorbés en plus grande quantité, ont peine à réveiller, et l'abus des épices ne tarde pas à provoquer une irritation chronique des voies digestives. La dilatation et l'atonie facilitent une pullulation microbienne et des fermentations secondaires, sources d'accidents nombreux : le foie se congestionne, la sécrétion biliaire se fait mal, les toxines imprègnent la glande hépatique, d'où résultent des cirrhoses infectieuses ; le rein se fatigue, devient insuffisant, l'intoxication est profonde et se manifeste à la peau par de l'eczéma, de la furonculose, de l'herpès ; les hémorroïdes sont fréquentes chez les Européens ; elles sont probablement en rapport avec l'état de congestion du foie.

La forme de dyspepsie la plus commune est la dyspepsie atonique avec hypochlorhydrie, qui se traduit au début par un état saburral, des digestions laborieuses, des régurgitations amères, de la somnolence après les repas, du subictère, de la constipation et, plus tard, des diarrhées fétides avec lienterie (Sprue des Indes).

Prise au début, cette affection cède à un traitement et à un régime appropriés, la suppression des féculents, des mets sucrés, des légumes verts crus, des fruits crus et sucrés, du vin, des alcools et des épices, et l'administration de la limonade chlorhydrique au repas, font disparaître les fermentations anormales, les douleurs stomacales et la diarrhée. Plus tard, le retour dans la zone tempérée devient une nécessité.

Appareil génito-urinaire. — L'Européen est plus exposé, aux colonies qu'en France, aux accidents de la lithiase biliaire ; sans compter que le rein est menacé également par le paludisme, la bilharziose, la filariose, etc.

Système nerveux. — Sans exposer à nouveau les conséquences des climats chauds sur le système nerveux, il est utile de signaler les cas fréquents d'hystérie et de neurasthénie chez la femme blanche aux colonies.

La *peau* est, plus que partout ailleurs, l'objet de dermatoses, depuis les bourbouilles, jusqu'aux affections parasitaires les plus diverses (herpès circiné, pityriasis verticolor, caratés, pinta, tokelau, gale, etc...). Les kéloïdes dans les races colorées sont surtout fréquentes et compliquent les blessures les plus insignifiantes ; outre la pigmentation plus ou moins foncée de la peau, les états congestifs du foie, le tempérament cholémique, etc., la scrofule et la syphilis se retrouvent souvent dans les antécédents des kéloïdiens.

Maladies des yeux. — La conjonctivite granuleuse se rencontre partout aux pays chaux ; les complications oculaires de la variole, de la conjonctivite blennorrhagique, y occasionnent de nombreux cas de cécité. L'héméralopie et la nyctalopie sont plus fréquentes entre les 23° 24' 27" et 30° parallèles que dans les régions équatoriales.

MALADIES DYSTROPHIQUES

Diabète. — Rare dans la population indigène exotique (à l'exception des nègres employés dans les plantations de canne à sucre). Le blanc aux pays chauds y est plus sujet que sous son climat ; cela tient peut-être à un travail excessif du foie ou à une excitation plus grande du système nerveux. Les Arabes de la classe aisée font fréquemment du diabète, cela tient probablement à une consommation exagérée de mets sucrés (si variés en Orient).

La goutte. — Le peu d'exercice et l'alimentation trop abondante de la plupart des Européens aux colonies, exposent ceux-ci à cette maladie exceptionnellement observée chez l'indigène dont la nourriture est surtout végétale.

Le Goître : de nombreux foyers endémiques sont signalés dans les montagnes des pays chauds ; il se rencontre dans tous les pays et frappe toutes les races. Plus particulièrement en Asie Mineure, dans l'Himalaya, dans les montagnes de Chine, dans les montagnes du Maroc et du centre africain ; dans les montagnes rocheuses, Thibet, Mongolie, Althaï, région du lac Baïkal, les Alléghanys, la Nevada, ainsi que sur les bords des Grands Lacs et de la baie d'Hudson, dans les vallées du Mexique méridional, au Nicaragua, enfin en Amérique du Sud, où l'endémie a pris dans les vallées des Andes une extension considérable ; l'Australie ne l'ignore pas.

Tumeurs. — On a dit que la race blanche avait ce triste privilège ; il n'en est rien. On a rencontré le cancer dans la race nègre, dans la race jaune, chez les Indiens d'Amérique du Sud comme chez les Canaques.

Tissu adénoïdien. — Les races noires, puis les races jaunes, résistent beaucoup mieux que les races blanches aux affections du tissu adénoïdien (angines, végétations adénoïdes) ; chez les nègres et les Indochinois, les infections intestinales ayant leur origine et leur siège dans le tissu lymphoïde adénoïde (dothiénentérie, dysenterie, appendicite) y sont plus rares et généralement moins graves.

Rachitisme. — En général, cette maladie est rare au Sud de l'Equateur, elle n'existe pas en Australie (pourtant en zone tempérée) pas plus qu'à Madagascar et au Cap ; elle ne semble pas exister au Japon.

C'est une maladie de l'hémisphère nord et qui sévit surtout dans les régions froides et humides ; enfin, sa fréquence serait inversement proportionnelle à la hauteur des pays au-dessus de la mer ; elle serait plus souvent constatée dans les régions riveraines des grands cours d'eau et des lacs.

La Géographie médicale comparée permettra peut-être de jeter un peu de lumière dans la pathogénie du rachitisme. L'opinion classique fait de cette maladie une conséquence des troubles gastro-intestinaux du jeune âge relevant, dans la généralité des cas, d'une alimentation défectueuse ; en France, notamment, il est de coutume de rechercher surtout l'entérite dans les antécédents personnels. Dans les pays tropicaux, où les troubles gastro-intestinaux et particulièrement les gastro-entérites de toutes natures sont si fréquentes, le rachitisme est une exception.

Pour nous, l'air libre et la puissante insolation sont les deux facteurs principaux qui contribuent à sauver les enfants des pays chauds de cette dystrophie osseuse.

L'arbuste des appartements n'a pas la puissante assimilation de celui qui vit à l'air libre; n'en est-il pas de même pour l'enfance? le mal nous paraît être moins dans le tube digestif que dans le manque d'air et de soleil; privée de ces deux éléments climatologiques, la cellule osseuse est incapable de fixer complètement les sels calcaires.

QUELQUES CONSEILS PRATIQUES

Tout individu appelé aux colonies doit savoir qu'il ne lui faut compter que sur lui-même pour organiser son départ, son voyage et son installation à l'arrivée. Même s'il se rend dans une vieille colonie, il doit s'attendre à n'y pas trouver les grandes facilités d'existence et d'aide auxquelles il était accoutumé en France. Le succès de son installation et de son séjour aux colonies dépendra généralement du soin qu'il aura mis à préparer son départ ; rien ne doit être livré au hasard, même dans les détails en apparence les plus futiles. Aussi rapporterons-nous, sous la forme de conseils pratiques, quelques notes extraites de notre carnet de voyage. notes transcrites au hasard des lectures ou rédigées en cours de route.

1° S'assurer avant de partir un Mandataire (ami, parent, notaire, banquier). à qui l'on pourra donner une procuration générale ou partielle pour parer aux affaires urgentes ou pour adresser requêtes, commandes, etc.

2° Choisir autant que possible l'époque la moins malsaine pour arriver aux colonies, afin de mieux s'y. acclimater.

3° Préparer ses bagages de façon à ce qu'il ne manque rien lors de l'installation, qui doit être la plus confortable possible et sans encombrement, si l'on veut éviter le surmenage toujours pénible, dangereux même aux colonies.

En principe, il faut avoir tout l'indispensable dans ses bagages, de façon à pouvoir se suffire par ses propres moyens.

Nous avons personnellement pour habitude de réserver au moins une caisse ou deux contenant quelques vêtements coloniaux, une ceinture de flanelle et un costume en flanelle de Chine, une couverture imperméable, un mobilier pliant strictement indispensable (et moustiquaire) un couteau, une popote avec trépied pour foyer de fortune, quelques conserves de la meilleure qualité et aussi fraîches que possible, une petite pharmacie et quelques objets de pansement.

Pour le reste, nous nous inspirons suivant les renseignements, les lectures et les ressources que semblent pouvoir offrir les pays dans lesquels nous devons nous rendre. Comme il n'est pas possible de donner, même approximativement, des indications pour chacune de nos colonies, nous prendrons comme type l'Afrique équatoriale, la moins bien organisée, la plus pénible par son climat et la moins connue.

Nous avons emprunté au D' BAROT l'inventaire de son équipement, il nous servira de modèle : *« qui peut plus, peut moins »*.

I. — MANDATAIRE (nous n'insisterons pas davantage).

II. — ÉPOQUE DU DÉPART : la saison la plus pénible pour l'Européen aux colonies (St-Pierre et Miquelon exceptées) est la saison chaude ou hivernage (chaleur lourde, pluies, réveil des endémies) ; on devra donc s'arranger pour arriver en saison sèche.

Pour cela, on se souviendra que dans les régions du tropique du Cancer (zone tropicale nord), il faut arriver en novembre ou décembre ; tandis que dans celles du tropique du Capricorne (zone tropicale sud) le mieux est d'arriver en mai ou juin.

Pour la zone équatoriale, il y a 2 saisons de pluies (pot-au-noir) séparées par 2 petites saisons sèches (alizés) : ainsi, en Guyane, en Colombie, etc., il est préférable d'arriver en février, le premier hivernage comprenant avril, mai, juin, et le second hivernage s'étendant de novembre à fin janvier.

Le tableau des saisons dans les colonies françaises permettra de se rappeler les époques de sécheresse et d'hivernage aux pays chauds :

Saisons dans les Colonies françaises

HÉMISPHÈRE NORD :

	Saison sèche	*Saison des pluies*
Antilles françaises	Mi-Décembre-Avril	Mi-Mai-Décembre
Sénégal (St-Louis)	Mi-Décembre-Avril	Mi-Mai-Décembre
Indes françaises	Mi-Novembre-Mi-Avril	Mi-Avril-Mi-Novemb.
Indochine	Décembre-Avril	Mai-Novembre

HÉMISPHÈRE SUD :

Réunion	Mai-Mi-Octobre	Mi-Octobre-Avril
Madagascar....	Mi-Octobre	Octobre-Avril
Nouvelle-Calédonie	Mi-Juin-Fin-Novemb.	Fin-Novemb.-Mi-Juin.

III. — RETOUR, RAPATRIEMENT : En dépit d'une bonne hygiène, il est peu d'Européens qui ne soient sensiblement débilités au bout d'un séjour de 3 à 5 ans dans les pays chauds ; il est alors nécessaire qu'ils s'en éloignent pour quelques mois. A défaut d'un sanatorium local, le retour dans les pays tempérés devient une nécessité pour eux, même lorsqu'ils ont conservé l'apparence d'une bonne santé, le rapatriement d'environ six mois est des plus utiles. Ce retour suffit à redonner la vigueur première, et permettra de reprendre l'existence coloniale.

Les plus grandes précautions sont indispensables aux Européens qui rentrent en France, notamment après un séjour prolongé en pays chaud. Ils devront craindre les refroidissements, soit par l'air, qui provoqueraient des pneumonies, des pleurésies, des ictères; soit par les boissons glacées, etc., qui pourraient déterminer des entérites graves et même des péritonites.

IV. — BAGAGES : Après lecture des données géographiques et climatériques, ainsi que des renseignements spéciaux sur la colonie dans laquelle on doit se rendre, il faut préparer ses bagages. Ceux-ci devront être enfermés dans des caisses solides et cenclées de fer si possible. Il est très important de faire pyrograver bien en vue sur chaque colis une marque spéciale avec les noms, adresses et numéros d'ordre, pour faciliter le groupement la veille et le jour du débarquement ; à l'intérieur de chaque caisse, sur le couvercle, se trouvera inscrit le détail des objets contenus.

On réservera une malle de cabine d'un volume assez réduit, d'une hauteur de 0,35 cent. au plus, qui sera placée à bord dans la cabine du voyageur et sous le lit. Cette malle, dite de paquebot, sera remplie de tout ce qu'on peut avoir besoin au cours de la traversée: vêtements de drap et de toile, chaussures de ville et d'intérieur, chapeau et casque, linge de corps (en abondance), objets de toilette, cravates et mouchoirs, lorgnettes, (appareil photographique), et autres objets d'usage journalier, les autres bagages étant placés dans la cale du navire pour n'être délivrés qu'au débarquement.

Dans la majorité des colonies, on se procure maintenant à peu près tout l'indispensable ; cependant nous avons pour habitude d'emporter :

1° Une caisse pour mobilier pliant strictement indispensable (on peut quelquefois trouver sur place le mobilier d'un fonctionnaire en partance).

2° Une caisse pour instruments professionnels, nous ajoutons outils et matériaux de 1ʳᵉ nécessité (pour travaux d'aménagement, etc.). On peut y adjoindre, mais bien séparés, armes et munitions de chasse ou de sécurité, boussole de poche, chronomètre bien réglé, baromètre, thermomètre (il existe un appareil de poche léger réunissant ces 4 instruments, du prix de 35 fr.).

3° Provisions pharmaceutiques (il en existe de toutes faites pour colonies, cependant on n'acceptera pas d'extraits aqueux, ni alcooliques ; il faut préférer les comprimés ou pilules qui s'altèrent moins).

Notre pharmacie personnelle contient 9 flacons de 400 cmc., ouverture à large goulot à vis, pour comprimés :

1 pour comprimés		Sous-Nitrate de Bismuth.
2 —	—	Sulfate de soude.
1 —	—	Laudanum.
2 —	—	Chlorhydrate de quinine.
1 —	—	Bicarbonate de soude.
1 —	—	Vide pour divers.
1 —	—	Sublimé coloré pour les pansements.

Tous les intervalles sont bourrés par des bandes, du coton hydrophile, etc., comprimés.

6 boîtes contenant des sérums desséchés de l'Institut Pasteur :

1 sérum antidiphtérique.
1 — antitétanique.
1 — antipesteux.
1 — antidysentérique (?)
1 — antivenimeux Calmette.
1 vaccin de Jenner.

Dans un second compartiment, nous avons :

2 boîtes comprimés Calomel à 0,25.
1 — — Chlorhydrate de morphine à 0,01.
1 — — Chlorhydrate de cocaïne à 0,01.
1 — pilules d'opium à 0,05.

Seringues Pravaz et Roux, pinces à échardes et trousse régimentaire dans boîte nickelée, agrafes de Michel, un crayon nitrate d'argent mitigé, etc...

Dans un troisième tiroir : Formulaire colonial réduit, bassins à instruments dans lesquels nous plaçons un flacon permanganate de potasse, tubes vaseline stérilisée, 2 flacons catgut, un flacon de soie stérilisée, une seringue uréthrale, du papier à cigarette pour remplacer les cachets dans la prise de la quinine et autres poudres; gaze phéniquée, amadou, bandes, ouate, sinapismes en boîtes fer blanc... Enfin, on ajoutera, suivant les besoins : antipyrine, caféine, digitaline, ergotinine, iodure de potassium (solution concentrée), ipéca, salycilate de soude, talc, baume du commandeur, etc...

4° Caisses-Equipement : On pourra modifier, ajoutant ou retranchant suivant les besoins (ville ou pays de pénétration).

ZONE ÉQUATORIALE

Équipement I. — De 1,600 à 2,400 fr.

4 cantines tôle fer.	1 caisse Bordeaux blanc.
2 tonnelets étanches.	1 sparklet.
1 hamac ou lit pliant, moustiquaire.	1 filtre grand débit.
1 portoir bretelles.	1 ceinture flanelle.
1 flotteur ou ceinture sauvetage.	4 costumes toile Kaki.
1 tente marquise, double bâche.	4 costumes toile blanche.
1 chaise pliante fer ou bois.	Linge de corps, toile, soie, etc.
1 table pliante fer ou bois.	Linge de nuit, satinette ou cellular.
1 cantine fer, popote.	1 manteau imperméable.
1 réchaud pétrole ou alcool.	1 couverture imperméabilisée.
1 lampe portative à acétylène.	1 couverture caoutchoutée.
1 photophore.	1 casque moelle de sureau.
1 boîte fer avec graines.	1 chapeau double feutre.
6 caisses conserves assorties fraîches.	1 bonnet de police.
	6 cache-nuque.
20 boîtes lait concentré.	1 parapluie.
1 caisse Champagne.	6 paires souliers toile blanche.

1 paire souliers de cuir.
1 paire guêtres.
1 tub caoutchouc.
Aiguilles, fil, ciseaux.
Savons, parfumerie.
Trousse-toilette de voyage.
Glace pliante.
Armes.

Canne alpinstock.
Boussole, etc.
Pacotille indigène bas prix.
Articles bureau, encre en poudre.
Outils, hache, coupe-coupe.
Scie à rouleau, marteau, tenailles, etc.
Harnachement.
Naphtaline.

Équipement II. — De 400 à 800 fr.

2 cantines fer.
1 cantine fer étanche.
1 lit pliant, moustiquaire.
1 ceinture liège.
1 bâche caoutchoutée.
1 marmite popote trépied.
1 lampe à huile de la marine.
3 caisses conserves assorties fraîches.
10 boîtes lait concentré.
6 demi-bouteilles Champagne.
1 sparklet.
1 filtre universel ou un bonnet de feutre filtrant.
1 ceinture flanelle.
1 costume drap.
3 costumes Kaki.
2 costumes de toile blanche.

Linge de corps, toile.
Linge de nuit, flanelle-coton.
1 manteau imperméab e.
1 couverture imperméabilisée.
1 casque insolaire.
1 chapeau feutre.
1 chechia ou casquette.
4 paires souliers de toile.
1 paire souliers de cuir.
2 bandes jambière.
1 cuvette.
Aiguilles, fil, ciseaux.
Savons.
Nécessaire de toilette.
Miroir de poche.
Armes.
Boussole.
Hache, scie.

Dans les pays du littoral ou dans les vieilles colonies, les bagages peuvent être contenus dans des malles ordinaires (1), pourvu qu'elles soient solides, de dimensions et de poids moyens.

Mais dans les pays où le portage est le seul moyen de transport, comme dans l'intérieur de l'Afrique tropicale, par exemple, il faut se souvenir qu'un porteur ne doit jamais être chargé à plus de 25 kilog., car cet homme, quittant sa localité pour plusieurs jours, doit aussi emporter avec lui quelques menus objets et des vivres. Dans ce cas, les meilleurs bagages coloniaux sont les cantines réglementaires (68×34×24) ; bien remplies, elles pèsent généralement 25 à 30 kil.

Quand il n'y a pas moyen de réduire le colis à ce poids et aux dimensions indiquées, il faut le suspendre à une traverse de bambou et le faire porter par 2 ou 4 porteurs, suivant le poids calculé à raison de 22 kilog. par homme.

Dans les pays à la fois chauds et humides, le choix des malles et caisses sera fait de façon à ce qu'elles soient « *légères, solides et surtout bien étanches* ». Outre la cantine zinguée, les malles en tôle d'acier à couvercle bombé et à double fermeture étanche sont les meilleures pour les pays à humidité pénétrante, comme dans ceux de la zone équatoriale.

(1) Une malle zinguée peut, en cas d'urgence, servir de baignoire, etc.

CORRIGENDA

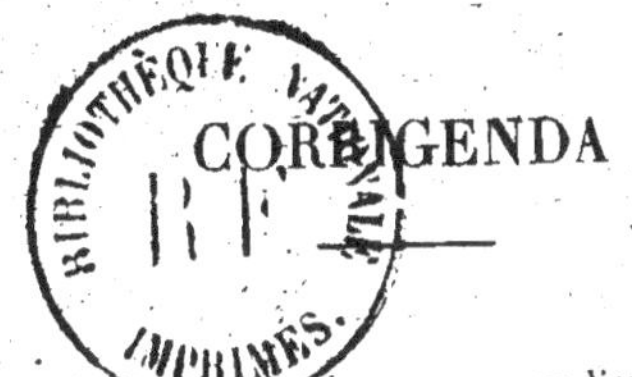

Page 5, 2ᵉ ligne, lire : *témoignées*   au lieu de *témoignés.*
— 15, 3ᵉ — — *bourdonnements* — *bourdonnement.*
— 16, 26ᵉ — — *par l'air est plutôt rare* — *sont plutôt rare.*
— 20, 30ᵉ — — *graves* — *grave.*
— 28, 2ᵉ — — *carreaux des vitres* — *carreaux de vitres.*
— 36, 4ᵉ — — *a frigore* — *afrigores.*
— 46, 14ᵉ — — *fréquentes* — *fréquents.*
— 47, 1ᵉ — — *les cas de mort* — *les cas de mortes.*
— 56, 41ᵉ — — *rails perchés* — *rails perchées.*
— 58, 5ᵉ — — *facteurs aggravants* — *aggravant.*
— 59, 29ᵉ — — *Colmoyotes* — *Colmoyodes.*
— 59, 32ᵉ — — *se rencontre* — *se présente.*
— 62, 26ᵉ — — *le fonds* — *fond.*
— 62, 31ᵉ — — *Costa Rica* — *Cotta Rica.*
— 62, 34ᵉ — — *maladie de l'Amérique* — *maladie l'Amérique.*
— 67, 5ᵉ — — *Botrops* — *Batrops.*
— 81, 14ᵉ — — *on la trouve* — *on le trouve.*
— 83, 4ᵉ — — *papillomme* — *papillonne.*
— 87, 4ᵉ — — *nouveau-nés* — *nouveaux-nés.*
— 90, 30ᵉ — — *id.* — *id.*
— 94, 24ᵉ — — *disparu* — *disparue.*
— 132, 11ᵉ — — *volumineux* — *valumineux.*
— 132, 30ᵉ — — *demandé* — *demandés.*
— 133, 17ᵉ — — *Nous avions* — *Nous avons.*
— 145, 13ᵉ — — *Carpentarie* — *Carpentaire.*
— 147, 13ᵉ — — *signalé* — *signalée.*
— 147, 23ᵉ — — *l'échinoccocose* — *l'échimococcose.*
— 157, 17ᵉ — — *typho-malariennes* — *typho-malarieuses.*
— 157 et 158, à *maladie du sommeil*, lire :

La *maladie du sommeil* n'est pas partout endémique ; cependant on la rencontre à la Petite Côte entre Dakar et Sine Saloum, dans le bassin supérieur de la Haute-Gambie et de la Casamance, à l'intérieur de la boucle du Niger, surtout autour des Voltas, dans la région du Mossi et du Lobi, où elle fait de nombreuses victimes. Dans cette dernière région, les 4/5 de la population des villages encore indemnes il y 6 ou 8 ans, sont disparus. Signalée, en 1819, dans le golfe du Bénin, en 1840, dans la Sierra Léone, elle s'est répandue jusqu'en Afrique équatoriale (Gabon, Congo, Ouganda) et atteint maintenant Mossamédès.

P. 158, 21ᵉ ligne, lire : *nouveau-nés*   au lieu de *nouveaux-nés.*
— 230, 23ᵉ — — *maladies évitables* — *maladies inévitables.*
— 232, 28ᵉ — — *l'uncinaire* — *l'incinaire.*
— 233, 12ᵉ — — *des chaussettes* — *de chaussettes.*
— 244, 3ᵉ — — *indemnes* — *indemmes.*

Lille. — Le Bigot Frères, Imprimeurs-Éditeurs, 25, rue, Nicolav-Leblanc